U0881602

高职高专药学类专业“十三五”规划教材

天然药物化学

TIANRAN YAOWU HUAXUE

彭裕红　卞庆亚　主编

化学工业出版社

·北京·

《天然药物化学》是药学、中药学等药品类专业的必修课，其涵盖的专业知识涉及天然药物中各类化学成分的结构特征、理化性质、提取分离与鉴定的方法及操作技术和实际应用等。另外，还涉及结构测定以及天然活性成分研究的途径和方法等内容。本教材理实一体，在实训指导方面将实训内容划分为单项技能实训、综合技能实训、生产性实训三个模块。

本书可作为高职高专药学、中药学等专业的教材，也可供从事药学相关工作的在职人员继续教育使用。

图书在版编目（CIP）数据

天然药物化学/彭裕红，卞庆亚主编．—北京：化学工业出版社，2017.12（2023.1重印）
高职高专药学类专业“十三五”规划教材
ISBN 978-7-122-30855-9

Ⅰ.①天…　Ⅱ.①彭…②卞…　Ⅲ.①生物药-药物化学-高等职业教育-教材　Ⅳ.①R284

中国版本图书馆CIP数据核字（2017）第260567号

责任编辑：迟　蕾　张春娥　章梦婕　　装帧设计：王晓宇
责任校对：王素芹

出版发行：化学工业出版社（北京市东城区青年湖南街13号　邮政编码100011）
印　　装：北京七彩京通数码快印有限公司
787mm×1092mm　1/16　印张17　字数412千字　　2023年1月北京第1版第5次印刷

购书咨询：010-64518888　　售后服务：010-64518899
网　　址：http://www.cip.com.cn
凡购买本书，如有缺损质量问题，本社销售中心负责调换。

定　　价：46.00元

《天然药物化学》编写人员

主　编　彭裕红　卞庆亚

副主编　吕华瑛　陈　剑　王云云　龙红萍

编　委　（以姓氏笔画为序）

卞庆亚（江苏医药职业学院）

王云云（杨凌职业技术学院）

乌兰巴依尔（新疆巴音郭楞蒙古自治州卫生学校）

龙红萍（湖南中医药大学第一附属医院）

付　伟（南阳医学高等专科学校）

吕华瑛（山东中医药高等专科学校）

李　磊（陕西能源职业技术学院）

李顺源（雅安职业技术学院）

陈　剑（九江学院）

陈　霞（毕节医学高等专科学校）

骆　航（永州职业技术学院）

项贵贤（邢台医学高等专科学校）

彭裕红（雅安职业技术学院）

魏荷琳（乐山职业技术学院）

前言

《天然药物化学》是药学、中药学等药品类专业的必修课，其涵盖的专业知识涉及天然药物中各类化学成分的结构特征、理化性质、提取分离与鉴定的方法及操作技术和实际应用等。另外，还涉及结构测定以及天然活性成分研究的途径和方法等内容。其在先导化合物的发现、中药及民族药物现代化、有效成分应用等方面发挥着极大的作用。同时，《天然药物化学》具有丰富的创新创业教育元素，是能较好地将专业教育与创新创业教育有机结合的课程之一。

本教材面向高职高专药学、中药等药品类专业的学生。在内容方面重点突出天然药物有效成分的结构、性质、提取和分离、检识，并以实例深入剖析、加深理解，力求将内容的选择契合技术技能型人才培养的目标和定位，做到深入浅出、循序渐进、更加条理化；在版式方面以教材向“学材”转化为导向，设计了“学习目标”“目标检测”“思考题”“课堂互动”“相关链接”“拓展提高”等栏目，对于推动翻转课堂、实时诊改等课堂教学方式改革有一定的帮助。每章结束后，归纳了“学习要点”，可以指导学生总结学习内容。本教材理实一体，在实训指导方面打造梯式递进体系，将实训内容划分为单项技能实训、综合技能实训、生产性实训三个模块，供教学中根据需求选用。

限于编者水平，不妥之处敬请读者指正。

编者

2017 年 6 月

目录

绪论

第一章　天然药物活性成分的提取、分离与鉴定方法

第二章 糖与苷类

第三章 苯丙素类化合物

第四章　醌类化合物

第五章　黄酮类化合物

第六章 萜类与挥发油

第七章 三萜及其苷类

第八章　甾体及其苷类

第九章　生物碱

第十章　其他成分

第十一章　天然药物活性成分研究开发

天然药物化学实训指导

模块一　单项技能实训

模块二　综合技能实训

模块三　生产性实训

附目标检测参考答案

参考文献

绪论

学习目标

1. 掌握天然药物化学以及相关名词的概念、天然药物化学研究的对象和内容。
2. 熟悉研究天然药物化学的目的和意义以及天然药物化学的研究方法。
3. 了解天然药物化学的发展历史和研究进展。

第一节　天然药物化学的研究对象和内容

天然药物化学是运用现代科学理论、方法与技术研究天然药物中化学成分的一门学科。其研究对象为天然药物中的化学成分，研究内容包括天然药物中各类化学成分的结构特征、理化性质、提取分离与鉴定的方法、操作技术及实际应用等。另外，还涉及结构测定以及天然活性成分研究的途径和方法等内容。

天然药物是一种广义的概念，实际上包括来自植物、动物、矿物、海洋生物以及微生物等，是药物的一个重要组成部分。自古以来，人类为了求得生存，在与大自然的抗衡过程中伴随出现了一系列寻医问药的活动，《神农本草经》就有记载“神农尝百草，日遇七十二毒，得茶而解之”的美丽传说。在我国，天然药物一般都指中国的中药，由于中药中绝大部分都是植物类药物，所以又称中草药，具有我国自己的特点，并且与中医共同构成了中华民族文化的瑰宝，同时它也是全人类的宝贵遗产。

一、天然药物化学的研究对象

天然药物化学的研究对象是天然药物，天然药物以植物为主，占 87%，另外动物（如土鳖虫、斑蝥等）占 12.3%，矿物（如石膏 $CaSO_4 \cdot 2H_2O$）占 0.6%。世界范围高等植物有 13 万～15 万种，其中药用植物约有 14500 种以上，而活性筛选仅占 5%，化学成分研究则更少。

我国幅员辽阔，纵跨热带、温带和寒温带，自然资源丰富，植物品种繁多，其中种子植物就有 25700 余种，药用植物 12000 多种，常用 5000 余种，是世界上少数几个“生物多样性大国”之一，约占世界总数的 11%。

海洋占整个地球表面的71%，蕴藏着极其丰富的生物资源，是巨大的天然库，现在已成为天然药物研究的热点。我国海域辽阔，生物物种丰富，在海洋区有近700种天然药物资源，如昆布（海带）、珍珠、海马等。海洋中所含生物资源正在得到逐步开发，在目前从陆地植物中发现新骨架化合物概率急剧下降的形势下，海洋生物成为作用机制新颖、化学结构多样化的新药或先导化合物的来源。比如在海洋生物中已发现有多肽类、大环内酯类、萜类、聚醚类等2000多种生物活性物质，从中发现了一批重要的抗癌、抗病毒活性物质，显示出海洋药物研究利用具有十分广阔的前景。

苔藓植物是高等植物中最低级的类群，全世界约有2300种，我国约有2100种。近年来对苔藓的研究发现，其具有大量的高活性抗霉菌、抑制肿瘤生长等活性的结构新颖的化合物。开发利用这一丰富的植物资源，对发现和创制新药具有重要意义。

天然药物中含有多种成分，不同的成分具有不同的作用。根据其作用的不同，可划分为以下几类成分。

1. 有效成分

有效成分指天然药物中有显著生理活性和药理作用，在临床上有一定应用价值的，能用分子式表示，有一定物理常数（如熔点、沸点、旋光度、溶解度等）的单体化合物。如：利血平是萝芙木降压的有效成分；苦杏仁苷是苦杏仁止咳平喘的有效成分；薄荷挥发油中的薄荷醇和薄荷酮是薄荷辛凉解表的有效成分。

2. 辅成分

辅成分指具有次要生理活性和药理作用的成分，它们在临床上也有一定的应用价值。有些辅成分能促进有效成分的吸收，增强疗效，如：洋地黄皂苷能促进洋地黄强心苷的吸收，从而增强洋地黄的强心作用。有些辅成分能使有效成分更好地发挥作用，如槟榔中的鞣质，可保护槟榔碱在胃液中不溶解，而到肠中才被游离出来。在生药鉴定、有效成分测定或在制备药剂时必须考虑它们的存在与性质。

3. 无效成分

无效成分指与有效成分共存，无生理活性，在临床上没有医疗作用的其他化学成分。它们包括纤维素、木栓质、角质、黏液、色素、树脂等。

4. 有效部位

将含有一组结构相近的有效成分的提取分离混合体，称为有效部位。如人参总皂苷、苦参总生物碱、银杏叶总黄酮等。

5. 有效部位群

有效部位群指含有两类或两类以上有效部位的天然药物提取或分离部分。如生脉饮中人参、麦冬、五味子三药合煎后提取到的人参麦冬总皂苷、人参麦冬总多糖、五味子总有机酸三者总的提取部分。构成有效部位群的每个有效部位，如离开这个特定的物质群或离开了特定的复方，也就失去了其有效性。

天然药物一直是人类获得药物的主要途径，之所以能防病治病，其物质基础在于所含的活性成分。然而，一种天然药物往往含有结构、性质不相同的多种成分。鉴定天然药物中具有各种医疗作用的化学成分，就必须进行活性成分的研究。在天然药物中，真正检识出有效成分的品种是不多的，更多的是一些有生理活性的成分。生理活性成分并不一定能完全代表有效成分，且有效成分与无效成分的划分是相对的、发展的，应根据具体的天然药物进行具体分析，才能确定某成分是否是有效成分、辅成分或无效成分。如：鞣质在地榆与五倍子中为有效成分，在大黄中为辅成分，而在肉桂中为无效成分。另外，根据临床用途，有效成分也会变成无效成分，如大黄中的蒽醌苷具致泻作用，鞣质具收敛作用，均为大黄中的活性成分，当临床上用于致泻时，鞣质成为杂质而在加工中被除去。同时应从发展的观点来分析，随着人们的不断实践，特别是现代科学技术的发展，天然药物中越来越多的化学成分被认识，用于药理研究，进而被开发用于临床。原来认为是“无效”成分，现在不少已发现了它们的医疗价值，而成为有效成分了。如：天花粉蛋白质有引产、抗癌作用；香菇多糖对实验动物的肿瘤有明显抑制作用；叶绿素能促使肉芽生长；菠萝蛋白酶有驱虫、抗炎、抗水肿的作用。所以，有效成分与无效成分的划分是相对的。

拓展提高　　　　　　　**一次代谢与二次代谢**

（1）一次代谢过程　绿色植物通过光合作用将 CO_2 与 H_2O 合成为糖类，糖再经不同途径代谢，产生出ATP、NADPH、核糖、丙酮酸等，进一步代谢产生核酸、蛋白质、脂质类等。

（2）二次代谢过程　一次代谢产物在特定的条件下，或作为原料或作为前体，又进一步经历不同的代谢过程，生成生物碱、萜类等化合物的过程。二次代谢产物结构富于变化，其中不少物质具有明显的生理活性。

二、天然药物化学的研究内容

天然药物化学研究天然药物中各类化学成分的结构特征、理化性质、提取分离与鉴定的方法、操作技术及实际应用。另外，还涉及结构测定以及天然活性成分研究的途径和方法等内容，具体包括以下几方面。

（1）各种天然药物化学成分和活性成分的结构特点、理化性质、提取分离方法及结构鉴定等知识，以探索其防病治病的原理，并根据已阐明结构的成分，按植物亲缘关系寻找同类成分，以扩大药用植物资源、发掘新的生物活性成分。

（2）研究有效成分在植物体内随生态环境、生长季节、时间消长以及发育阶段的动态变化，以了解和掌握提高中草药品质的变化规律，为规范化种植（GAP）的研究提供科学依据。

（3）研究中草药在加工炮制和贮藏过程中的成分变化，为保证中草药疗效以及中草药及其制剂质量标准的制定和控制提供科学依据。

（4）研究有效成分的构效关系，以便利用先导化合物进行结构修饰和改造，合成或半合成高效、低毒、安全的新的衍生物。

思考题

（1）天然药物化学的研究内容有哪些？

(2) 天然药物中的有效成分和有效部位有何区别?

第二节 天然药物化学研究的目的和意义

进入 21 世纪，天然药物的研究已经成为热点。研究天然药物有效成分的目的和意义主要体现在以下几个方面。

一、探讨天然药物防病治病的原理

有效成分是天然药物防病治病的物质基础，通过对天然药物有效成分的研究，不仅可以阐明产生功效的究竟为何物质，也为探索防治疾病的原理提供了前提和物质基础。如：现代研究证明，麻黄中的挥发油成分 α-松油醇是其发汗散寒的有效成分；其平喘的有效成分是麻黄碱和去甲麻黄碱；而利水的有效成分则是伪麻黄碱。又如：民间草药鹤草芽驱蛔成分鹤草酚也是我国发现的，现已合成成功。

二、阐明中药炮制的原理

中药炮制是中医药学中的传统制剂技术之一。研究中药炮制前后化学成分或有效成分的变化，将有助于阐明中药炮制的原理、改进传统的炮制方法、制定控制炮制品的质量标准、丰富中药炮制的内容。如对于黄芩炮制的研究：黄芩有浸、烫、煮、蒸等炮制方法，过去认为“黄芩遇冷水变绿影响质量，必须用热水煮后切成饮片，以色黄为佳”。通过对有效成分黄芩苷的研究表明，黄芩在冷水浸泡过程中，其有效成分黄芩苷可被存在于药材中的酶水解成黄芩素，后者不稳定，易氧化成醌类化合物而显绿色。可见，用冷水浸泡的方法炮制，使有效成分损失，导致抑菌活性降低；而用烫、煮、蒸等方法炮制时，由于高温破坏了酶的活性，防止黄芩苷水解，故抑菌活性较强，且药材软化易切片。因此，现代研究为传统的炮制方法提供了科学的理论依据。

三、开辟扩大药物资源，促进新药开发

天然药物的有效成分经分离后，可根据此有效成分的理化性质和鉴别方法，再进一步检测其他动植物中或同一动植物的不同部位是否也存在此成分，如果含有此成分，就可扩大此有效成分的药物资源。这类研究成功的实例很多，例如小檗碱最早是从毛茛科植物黄连中分离得到的，后来在小檗科、防己科、芸香科和罂粟科等其他植物中也分离得到，所以这些植物均可以作为提取小檗碱的原料；麝香酮是麝香的主要有效成分之一，麝鼠香中含有麝香酮，灵猫香中含有与天然麝香相似的化学成分，且具相似的药理作用，可能成为麝香的代用品。抗肝炎有效成分齐墩果酸在工业生产上的原料主要是五加科植物几种楤木的皮、叶和果实，其含量均在 3.6%以下，但在曲莲和雪胆的块根中，齐墩果酸提取率高达 7%～9.5%，是较好的新药源。

开发天然药物有效成分的另一途径，就是根据有效成分的结构特点进行人工合成和结

构改造，以扩大药物资源和创制高效低毒的新药物。至今，人工合成、生产天然药物有效成分的例子很多，如洋金花中的阿托品、茶叶中的咖啡因、黄连中的小檗碱、紫杉中的紫杉醇等主要有效成分，都已用人工合成或半合成的方法获得。对有效成分部分结构进行修饰，开发高效低毒药物方面，也取得一定进展。如香菇中的香菇嘌呤具有降低胆固醇的生物活性，若将香菇嘌呤分子中的羧基转变为酯的结构，其降低胆固醇的活性可提高10倍。又如古柯叶中有效成分古柯碱虽有很强的局部麻醉作用，但是毒性较大，久用容易成瘾。以古柯碱为先导化合物，进行结构改造，合成了普鲁卡因，不但结构较古柯碱简单，毒性也远远低于古柯碱，成为目前临床广泛使用的局部麻醉药。

四、控制天然药物及其制剂的质量

天然药物防病治病的作用，与其有效成分的含量多少有关，而含量受天然药物的产地、采收季节、加工方法、贮存条件的影响而有所变化，故临床疗效往往也随之不同，制剂的质量也难以稳定。为了更好地控制中药的质量，在严格按照中药材生产质量管理规范（GAP）的要求进行中药材栽培、生产，以及严格按照药品生产质量管理规范（GMP）的要求进行中药制剂生产的同时，现在越来越多地应用天然药物化学的检识反应、鉴别方法、各种色谱法以及各种波谱法对中药材及其制剂进行定性鉴别和含量测定，并尽可能对其生产的全过程进行监控。若单以天然药物的产量作为标准，不以有效成分的含量为依据，在进行药效学和临床研究时，是得不出科学的结论的。如果从天然药物中分离出有效成分作为对照品，对药材进行定性和定量测定，则可有效地控制药品质量，确保临床疗效。

五、改进药物剂型，提高临床疗效

制剂的有效性、安全性、合理性，反映了医疗水平和用药效果。应用了几千年的中药传统剂型“丸、散、膏、丹、汤剂”，已不能完全适应现代医学防治疾病的需要。为了提高疗效、降低毒副作用，就必须在研究有效成分的基础上，将中药经过提取分离后，去粗存精，去伪存真，用新技术加工成现代药物剂型。

六、从天然药物中研制高质量的保健品

随着医疗由治病到预防为主的观念的转变，保健为了健康被逐渐重视，采用天然药物的粗提取物或标准化提取物作为天然的保健品或功能食品，将为维护人类健康做出贡献。

第三节　天然药物化学的发展历史及研究进展

一、天然药物化学的发展历史

在远古时代，当人类与大自然抗争，有了身体上的“痛苦”即所谓“疾病”时，就开

始从自然界中寻找被称为“药”的物质来缓解痛苦，由此最原始的“天然药物”就被代代相传下来。这些药物包括来自植物的人参、大黄、当归；来自动物的鹿茸、蟾酥、五灵脂；来自矿物的朱砂、雄黄、自然铜等。天然药物之所以能防病治病，其物质基础在于其中所含的具有活性的化学成分。从天然药物中发现和分离具有活性的化学成分，便是天然药物化学形成初期的特点。我国明代李梴所著的《医学入门》（1575 年）就记载了用发酵法从五倍子中得到没食子酸的过程。书中提到：“五倍子粗粉，并矾、曲和匀，如作酒曲样，入瓷器遮不见风，候生白取出。”据国外文献记载，约 200 年后的 1769 年，瑞典药师、化学家舍勒（K. W. Sheller，1742—1786）才将酒石转化为钙盐，再用硫酸制得酒石酸，成为从天然药物中分离有机化合物的开始。

从天然药物中提取活性成分始于 19 世纪，第一个天然活性成分是 1805 年由德国药师塞图尔（Sertürner）从阿片中提取的吗啡，不仅是人类开始利用纯单体化合物作为药物的标志，也是天然药物化学研究初级阶段开始形成的标志。从此开始了从天然药物中寻找活性成分的新阶段。人们从天然药物中相继发现了大量的活性成分，如士的宁碱（1818年）、咖啡因（1820 年）、奎宁（1820 年）、尼古丁（1828 年）、阿托品（1831 年）、乌头碱（1833 年）。但是，由于受到当时分离技术和结构鉴定技术的限制，天然药物化学方面的研究进展相当缓慢，集中表现在酸性或碱性等易于处理的成分的研究上。发现的活性成分中以生物碱居多，都具有显著的生物活性，仍是目前常用药物。生物碱的研究是天然药物化学发展的开端，各阶段发现新生物碱的数量为：19 世纪中期至 20 世纪中期有 950 种，1952～1962 年有 1107 种，1962～1972 年有 3443 种，目前总数有一万多种。到 20 世纪 90 年代，约 80%的药物都与天然产物有关。有的直接来源于天然产物，有的通过对天然产物进行结构修饰，有的受天然产物结构的启发而设计路线进行人工合成。

天然药物化学发展的第二个阶段，以色谱技术用于天然化合物的分离、纯化为标志。1906 年俄国植物学家茨维特（Tswett）使用碳酸钙为吸附剂、石油醚为洗脱剂，通过柱色谱技术研究植物叶的化学成分，得到 3 种颜色的 6 个色带，并首次提出了“色谱”的概念。在这一方法中，把玻璃管叫做“色谱柱”，碳酸钙叫做“固定相”，纯净的石油醚叫做“流动相”。茨维特开创的方法被称为液-固色谱法。但是，在茨维特提出色谱概念后的 20 多年里却没有人关注这一伟大的发明。直到 1931 年德国的 Kuhn 和 Lederer 再现了茨维特的某些实验，用氧化铝和碳酸钙分离了 α-胡萝卜素、β-胡萝卜素和 γ-胡萝卜素，从此色谱技术开始得到重视。1940 年提出了液-液色谱法，1941 年提出用气体代替液体作流动相的可能。1944 年 Consden 等发展了纸色谱，1949 年 Mecllean 等在氧化铝中加入淀粉黏合剂制作薄层板，使薄层色谱法（TLC）得以实际应用，而在 1956 年 Stahl 开发出薄层色谱板涂布器之后，才使 TLC 得到广泛的应用。之后，毛细管柱气相色谱于 1957 年问世，树立了现代色谱技术的第一个里程碑。20 世纪 60 年代末出现高效液相色谱法（HPLC），80 年代初出现超临界流体色谱法（SFC），90 年代出现毛细管区带电泳法（CZE）。色谱技术在 21 世纪的今天也在不断发展进步，为天然药物化学研究继续建功立业。

天然药物化学发展的第三个阶段，为波谱分析技术广泛应用于天然药物化学成分结构研究的阶段。20 世纪初质谱仪诞生，质谱仪对于测定天然化合物的分子量和分子组成表现出了明显的优势和不可替代性。20 世纪 30 年代，紫外光谱仪的诞生，在天然药物结构分析中的作用是提供天然有机化合物的共轭体系的大小和与共轭体系有关的骨架，阐明共轭体系中取代基的位置、种类和数目。20 世纪 40 年代，世界上第一台红外光谱仪诞生于

Perkin-Elmer公司，并于50年代初开始应用于天然化合物的结构研究，开创了现代谱学技术应用于天然化合物结构研究的先河。从1953年出现第一台30MHz连续波核磁共振波谱仪（CW-NMR）到20世纪70年代初推出的脉冲傅里叶变换核磁共振波谱仪（PFT-NMR），NMR经历了30MHz、60MHz、100MHz、200MHz、400MHz、600MHz及950MHz的发展过程，今天已在天然药物化学领域广泛应用。由于NMR能够提供有关化学结构及分子动力学的信息，所以已成为分子结构解析的一个有力工具，尤其是现在用多核、多维NMR方法来确定蛋白质、多糖、核酸等的三维空间构象。由于NMR技术在天然产物化学成分结构解析上的应用，使天然药物化学结构研究手段发生了革命性变化。目前，几乎没有一种新的天然化合物的结构确定不是由NMR来完成的。

目前，气相色谱-傅里叶变换红外光谱联用技术（GC-FTIR）、气相色谱-质谱联用技术（GC-MS）、高效液相色谱-傅里叶变换红外光谱联用技术（HPLC-FTIR）、高效液相色谱-质谱/质谱联用技术（HPLC-MS/MS）、高效毛细管电泳与电喷雾电离质谱的在线耦合、高效液相色谱-核磁共振波谱联用技术（HPLC-NMR）等已在天然药物化学研究中有了不同程度的应用。1980～1989年，从天然药物研究中发现新的化合物已有800多种。随着科学技术的不断进步，天然药物化学也不断地加快发展起来，从2000年以来，每年研究发现新化合物1000多种。发现的新化合物数目繁多，应用范围也逐渐扩大，且不再以治疗疾病为主。

二、天然药物化学的研究进展

1. 生物活性成分研究

天然成分的提取、分离、结构鉴定及药理作用的研究在中药化学研究中占较大比重。其中，既有在传统中药原有药用功能的基础上进行活性成分提取、分离的研究工作，也有在主要活性成分已清楚的传统中药中，发现新的活性成分并进行提取、分离的研究工作。对上述两类工作中得到的化合物单体进行结构鉴定，并选用适当的药理模型开展进一步试验，进行活性评价及作用机理探讨，寻找作用靶点。将药物结构和作用机理有机地结合起来，以阐明其活性，为新药研发奠定基础。此外，植物化学成分的研究在天然药物活性成分研究中也占较大比例，包括道地药材化学成分的提取分离、结构鉴定，以搞清其含有的成分类型；活性化合物的合成旨在探索含量极微而生物活性强、疗效好的化合物的合成或半合成方法，以解决天然动植物资源有限、供需不足的矛盾。

2. 分离方法的研究

一种先进技术方法的突破，往往可以极大地推进相关学科的发展。寻找简单易行、选择性强、可定向分离目标化合物的方法，是天然药物研究的重要内容之一。天然药物的一般研究路线为：提取—粗分离（不同极性的几个部分）—药理筛选—分离活性部位（或单体）—结构鉴定—构效关系研究/药理作用（机理）研究。具体项目由于研究目的不同，对此过程会有所取舍。随着科学技术的发展，在这一过程中除了使用植物化学研究常用的提取分离技术和结构鉴定技术外，许多新的、精密准确的分离方法不断地发明和发展起来，质谱和核磁新技术近年也有较大发展。这些方法和技术的研究，使得许多结构复杂的微量成分也可获得纯品并确定其化学结构，这极大地丰富了天然药物的来源。

3. 半合成与合成药物的研究

时至今日，以植物药物为主的天然产物仍然在包括我国在内的许多国家与地区为疾病防治和健康保健起着重要作用。天然产物同时还孕育了近代医药，是新药研发重要的物质基础。天然产物还以其复杂新颖的化学结构为有机和药物化学家提供了极佳的研究内容。生物活性的天然产物经常作为"先导化合物"而进入创新药物研究领域，并发挥着独特的作用，与组合化学平分秋色。

紫杉醇（taxol）已于1992年底被美国FDA批准作为抗晚期癌症的新药上市，对从植物中提取鉴定的活性先导化合物进行结构改造、优化和半合成研究，得到一系列的紫杉醇衍生物，进而进行临床实验，这样就有可能在将来发现更强活性的紫杉醇衍生物，并同时解决天然产物原料受限的障碍，这在天然产物结构改造和半（全）合成方面具有广泛的应用前景。

4. 生物学的研究

利用细胞和组织培养技术将植物的分生组织进行离体培养和植物的无性繁殖，从生物反应器中培养植物生产某类化合物；利用代谢产物的发酵和转化器官的扩增研究生产活性成分；利用基因工程研究找出形成植物活性成分的"关键酶"，再选择合适的载体、受体的适当部位和适当发育时期予以表达以提高某类成分含量；利用转基因生物（如转基因大肠杆菌、酵母菌等）作为反应器以生产外源基因编码的产物；利用生物转化技术对一些天然先导化合物的结构进行修饰，得到不依赖自然资源的目标或前体化合物。

5. 构效关系的研究

这是天然药物研究的又一重点内容，主要有天然药物单体化合物的构效关系研究，以及把构效关系研究与生物活性成分研究结合起来的研究工作。其目的在于以活性成分为先导物，合成一系列同类化合物，用适当的药理模型筛选以期得到高效低毒的新药；或者根据构效关系研究的结果，利用计算机分子模拟与辅助设计的方法设计高活性分子，利用X射线衍射研究分子的立体结构参数，发现化合物基团的改变对化合物立体构象、物理化学性质、分子内张力以及生物活性的影响。此外，构效关系的研究中还包括应用计算机分子图形学及计算化学进行综合性研究，分析比较活性分子与弱活性乃至无活性分子的构象差异，与疗效确定的先导物进行比较，探讨生物分子的活性构象，并逐步进行优化，寻找新型高活性、低毒性药物。

学习要点：天然药物化学是运用现代科学理论、方法与技术研究天然药物中化学成分的一门学科。其研究对象为天然药物，研究内容包括天然药物中各类化学成分的结构特征、理化性质、提取分离与鉴定的方法及操作技术、实际应用。还涉及结构测定和天然活性成分研究的途径和方法等内容。研究天然药物化学是为了探讨天然药物防病治病的原理、阐明中药炮制的原理、开辟扩大药物资源、促进新药开发、控制天然药物及其制剂的质量、改进药物剂型、提高临床疗效、从天然药物中研制高质量的保健品。天然药物中含有多种成分，不同的成分具有不同的作用。天然药物中有显著生理活性和药理作用，在临床上有一定应用价值的，能用分子式表示，有一定物理常数（如熔点、沸点、旋光度、溶解度等）的单体化合物叫有效成分。有效成分与无效成分的划分是相对的、发展的，应根据具体的天然药物进行具体的分析。

目标检测

一、单项选择题（每个题对应5个选项，每题只选择一个最佳答案）

1. 天然药物化学的研究内容不包括（　　）。

A. 天然药物中化学成分的结构特征、理化性质

B. 天然药物中化学成分提取分离与鉴定的方法、操作技术及实际应用

C. 天然药物中化学成分结构测定

D. 天然药物中活性成分研究的途径和方法等内容

E. 天然药物中化学成分在体内的代谢

2. 有效成分是指（　　）。

A. 含量高的成分

B. 能够提纯的成分

C. 具有生物活性的单体化合物

D. 无副作用的成分

E. 天然药物中的化学成分

3. 不属于天然药物化学研究任务的是（　　）。

A. 探讨天然药物防病治病的原理

B. 对药物的结构进行改造

C. 开辟扩大药物资源，促进新药开发

D. 控制天然药物及其制剂的质量

E. 改进药物剂型、提高临床疗效

4. 在天然药物化学的发展历程中，（　　）技术推动了天然药物化学研究进入化学成分结构研究的阶段。

A. 色谱

B. 波谱技术

C. 化学分离技术

D. 萃取技术

E. 气相色谱技术

5. 对于天然药物化学的发展，表述不正确的是（　　）。

A. 寻找先导化合物是天然药物化学研究的任务

B. 天然药物化学是一门综合性、应用性学科

C. 天然药物化学的研究对象是天然药物中的化学成分

D. 天然药物化学研究的天然药物中的有效成分

E. 天然药物化学的研究有助于开发保健食品

二、简答题

1. 天然药物化学研究的内容有哪些方面?

2. 如何理解有效成分和无效成分?

（龙红萍）

第一章

天然药物活性成分的提取、分离与鉴定方法

学习目标

1. 掌握溶剂提取法、萃取法和沉淀法的基本原理和操作技术。

2. 熟悉溶剂的极性及溶剂选用原则，吸附色谱、分配色谱、离子交换色谱原理；柱色谱及薄层色谱的操作技术。

3. 了解天然药物化学成分的鉴定与结构测定方法。

天然药物资源丰富、种类繁多，能够起到防病治病作用的就是有效成分。然而，一种天然药物往往含有结构不同、性质各异、含量差别大的多种化学成分，有效成分和杂质共存。提取就是用适当的方法把有效成分从动物或植物等药材的组织中抽提出来的过程。通过提取得到的提取物多数是包含多种化学成分的混合物，还需要进一步地分离和精制。分离是指运用一定的方法在可能的条件下使提取物中的杂质或各种化学成分分离开来，以此得到纯度更高的活性成分的过程。由于各种天然药物的细胞结构不同、所含成分的理化性质差异以及提取工艺不同，常需根据不同提取对象的性质来选择合适的提取分离方法。

如果寻找的是已知的活性成分或活性部位，只需要大量搜集与之相关的各种文献资料，对比各种提取分离方案，从中选择最优进行运用；如果寻找的是未知的活性成分或活性部位，就需要在查阅相关文献的基础上，用活性测试体系作为指导，不断探索各种提取分离方法并进行对比，同时还要以动物模型筛选、临床验证等作为支撑，才能得到最优方法。天然药物提取分离方法的筛选，对于天然药物有效成分的获得及质量保证具有十分重要的意义。

天然药物有效成分的含量一般都较低，因此对有效成分提取分离的精密度、灵敏度、自动化程度要求越来越高。随着科技的发展，天然药物化学成分提取、分离和结构鉴定方面的新技术、新方法也在不断地更新和普及，发展高效、快速、简单、绿色的提取分离技术及其联用技术成为研究的热点。本章简要介绍提取分离和鉴定的一般原理、方法和操作技术。

第一节 天然药物有效成分的提取方法与技术

天然药物种类繁多、成分复杂，即使是同一品种，如果产地不同，其中所含的化学成分及其含量就会有差异；同一品种，就算产地相同，如果采集时间、加工方法不同，其中

化学成分的含量也不同。为了让提取工作有效、质量可控，在进行化学成分提取工作之前，应重视所用原料的品种、产地、采集季节、加工方法等，对药材原料进行鉴定和检验，同时要查阅有关文献资料，了解前人对该样品及同属或同类样品中化学成分的提取条件以资借鉴。在药材的前处理中，需注意不同的原料应该采用不同的干燥方法，粉碎的粒度大小应根据原料的种类、性质和提取分离工艺的要求而确定，这样才能提高提取效率。同时，对各类化学成分进行定性预实验，可以大致知道原材料中含有哪些类型的化学成分，便于选择合理的提取方法。

提取是研究天然药物有效成分的基础工作。经典的提取方法有溶剂提取法、水蒸气蒸馏法、升华法等。后两种方法的应用范围有限，大多数情况下采用溶剂提取法，操作形式有浸渍法、渗漉法、煎煮法、回流提取法、连续回流提取法等。随着科技的发展，一些新的提取方法不断应用到天然药物提取中，如超临界流体萃取、超声波辅助提取、微波辅助提取、酶辅助提取等。

一、溶剂提取法

溶剂提取法是指根据天然药物中各成分在溶剂中溶解性的差异，选用对活性成分溶解度大而对不需要溶出成分溶解度小的溶剂，将有效成分尽可能完全地从药材组织内溶解出来的方法。溶剂提取法是提取天然药物有效成分最常用的方法之一。

1. 基本原理

即溶剂加到经过前处理的天然药物中，经过渗透、溶解、扩散三个阶段完成提取的过程。首先，溶剂分子不断地运动扩散，将药材组织润湿并渗透进入药材组织细胞内，这个过程称为浸润。然后，渗透进药材组织细胞内的溶剂不断溶解药材细胞内的可溶性成分，这个过程是将细胞内可溶性成分不断以分子、离子或胶体离子等形式分散于提取溶剂中的过程，称为溶解。最后，由于浓度差和渗透压的平衡，细胞内外溶剂不断地相互交换，即溶解了可溶性成分的溶剂不断渗透到细胞外，而细胞外的溶剂又不断地进入到药材组织细胞中溶解可溶性成分，这个过程称为扩散。如此多次往返直至细胞内外溶液浓度及渗透压达到动态平衡，就可以把所需要的有效成分尽可能完全地提取出来。提取完全后将溶解了可溶性成分的溶剂过滤出来，在药材组织中加入新溶剂继续进行提取，重复2～3次，合并几次提取液，浓缩回收溶剂，就得到了含有效成分的总提取物。

2. 药材的预处理

不同溶剂、不同成分进行提取，药材粉碎程度不同。以水为提取溶剂时，可将药材粉碎成粗粉，以有机溶剂提取时，可粉碎成细粉；糖、蛋白质等极性化学成分含量较高的药材和含水量多的药材，如需提取其中的脂溶性成分，需先将药材干燥后再用非极性溶剂提取；油脂含量高的药材，如需提取其中的亲水性成分，需先脱脂、脱蜡处理后再用水、乙醇等极性较大的溶剂进行提取。

3. 溶剂的选择

选择适当的溶剂提取天然药物的活性成分是溶剂提取法的关键，提取溶剂的选择要遵循四点：一是要对所提取成分溶解度大，对杂质溶解度小；二是要与所提取成分不发生意外化学变化；三是沸点适中，容易回收；四是经济易得，使用安全。

选择的原则依据化学成分和溶剂之间“相似相溶”的原理。“相似”即化学成分和溶剂在分子大小、结构、空间构象、极性等方面相似，“相溶”即化学成分和溶剂彼此互溶。在提取过程中，通常的说法是“极性相似的互溶度大”。分子的极性是指分子的电荷分布不均匀，或者说分子正负电荷中心没有重合。分子的极性取决于分子内各个键的极性以及它们的排列方式。分子的极性对物质的溶解性有很大影响，极性分子易溶于极性溶剂，非极性分子易溶于非极性溶剂。

对于一些简单的分子也可以根据其本身的结构判断其是否有极性，影响化合物极性的因素通常有两点：一是化合物分子母核大小（碳原子数多少），分子大，碳原子数多，极性小，表现亲水性弱、亲脂性强；分子小，碳原子数少，极性大，表现亲水性强、亲脂性弱。二是取代基极性大小，在化合物母核相同或相近的情况下，化合物极性大小主要取决于取代基极性大小，取代基极性越大，则化合物极性越大，表现亲水性越强、亲脂性越弱；取代基极性越小，则化合物极性越小，表现亲水性越弱、亲脂性越强。对于溶剂分子极性大小，目前尚无一个公认准确的量化标准，但比较常用的是根据物质的介电常数来判定，介电常数越大，极性越大。天然药物化学常用溶剂的极性强弱顺序可表示如下：石油醚＜四氯化碳＜苯＜二氯甲烷＜三氯甲烷（氯仿）＜乙醚＜乙酸乙酯＜正丁醇＜丙酮＜乙醇＜甲醇＜水。

根据极性大小顺序，通常将溶剂分为水、亲水性有机溶剂、亲脂性有机溶剂三大类，将各类常用溶剂的相关特性归纳如表 1-1 所示。

表 1-1 各类常用溶剂特性

溶剂类型	常用溶剂	适用范围	优点	缺点
水	酸水、碱水	大多数苷类、糖类、氨基酸、蛋白质、生物碱盐、鞣质、小分子有机酸、亲水性色素等	穿透力强、价廉、易得、安全无毒	提取液易发霉变质、浸出时间长、浓缩时间长、水溶性杂质多
亲水性有机溶剂	甲醇、乙醇（常用）、丙酮	除蛋白质、淀粉、果胶、油脂等极性较强或亲脂性较强的成分以外的大多数极性成分、亲脂性成分	价廉、易得、提取成分全面、易浓缩、易回收、提取液保存时间长	易挥发、易燃、有一定毒性
亲脂性有机溶剂	石油醚、氯仿、乙醚、乙酸乙酯	萜类、甾体类、油脂、树脂、挥发油、某些游离生物碱、苷元等	选择性强、提取纯度高、易浓缩、易回收	穿透力弱、易挥发、价格昂贵、有毒

虽然从天然药物中提取活性成分时遵循“相似相溶”的选择原理，但由于天然药物中化学成分组成复杂，且各成分之间相互影响，所以在实际提取工作中，情况要复杂得多，需要根据出现的具体问题再进行分析规划，很难有固定的具体模式。

4. 影响因素

溶剂提取法的影响因素有溶剂的选择、溶剂的用量、药材粉碎度、浓度差、提取的温度、提取的时间、提取的次数等。其中，溶剂的正确选择是提取的关键因素。需要考虑的是，溶剂的用量一般为药材原料的 6～10 倍，过多造成浪费、过少提取率低；药材的粉碎度要视所用溶剂和药材自身性质而定，如含淀粉、纤维素多的根茎类宜切成小段、薄片或粉碎成粗颗粒；提取温度根据药材成分耐热情况而定，一般不能超过100℃；提取时间一般热水提每次以0.5～1h为宜，乙醇提每次以1h为宜；提取次数一般为2～3次。

5. 操作方式

溶剂提取法根据是否加热，可分为冷提和热提两种。操作方式主要有浸渍法、渗漉法、煎煮法、回流提取法和连续回流提取法等，具体介绍如下。

(1) 浸渍法

① 概念　浸渍法是指在常温或温热（40～60℃）的条件下用适当溶剂浸泡药材，使其有效成分浸出的一种方法。根据浸泡的温度不同分为冷浸法和温浸法。

② 操作过程及注意事项

a. 冷浸法　取适量药材粗粉，置适宜容器中，于室温条件下，加入一定量的溶剂（水、酸水、碱水、稀醇等）浸泡，不时加以搅拌或振摇。浸渍时间为1～2日或规定时间，过滤后得滤液。注意若要使药材中有效成分充分浸出，一般重复浸提2～3次，第二、三次浸渍的时间可以缩短。合并各次的滤液，静置后滤过，浓缩即得。

b. 温浸法　与冷浸法操作过程基本相同，区别在于温浸法浸渍时需要加热，相比冷浸法，由于浸渍温度升高，浸渍率更高，所以浸渍时间相对缩短并且能提取较多的有效成分。重复浸提的次数和冷浸法相同，需要注意的是浸渍过程中温度一般控制在40～60℃，放置提取液冷却至常温贮存时常常会有沉淀析出，为了保证提取质量，需要将沉淀过滤。

③ 特点　本法操作简单易行，需要时间较长而且浸出率较低。如果选择的溶剂是水，提取液时常发霉变质，因此注意加入适当的防腐剂。

④ 适用范围　适用于有效成分含量高、不耐热或含大量淀粉、多糖、树胶、黏液质的天然药物的提取。

(2) 渗漉法

① 概念　渗漉法是将适度粉碎的药材装入渗漉装置中，由渗漉筒上部不断添加溶剂，溶剂自上而下渗过药材层将药材成分提取出来的方法。

② 操作过程及注意事项　将中药材适度粉碎后放入适当容器中，加入适量规定溶剂（一般每1000g药粉约用600～800mL溶剂）将其润湿，密闭放置15min至6h，待药粉充分膨胀后，将其分次装入底部垫有相同溶剂润湿后的脱脂棉的渗漉筒中（渗漉法的主要设备是渗漉筒或渗漉罐，一般为圆柱形或圆锥形。根据所渗漉药材的膨胀性选择渗漉装置的形状，如果是膨胀性强的药材多采用圆锥形），一层层地装，每层要用木槌均匀压平，不能过松或者过紧，否则，会影响提取效果。药粉装量一般不超过渗漉筒体积的2/3，装好药粉后，在药面上盖滤纸或纱布，再均匀覆盖一层清洁的细石块，以防药材浮起。然后打开渗漉筒下部的出口，从渗漉筒上出口处缓缓加入适量溶剂，让药粉间隙中的空气受压由下口排出。待气体排尽，关闭渗漉筒下端出口，流出的渗漉液倒回筒内，继续加溶剂使其高过药粉表面，加盖放置24～48h，使溶剂充分渗透扩散。浸渍一定时间后，打开下端旋钮，开始渗漉，控制流速（1000g药材每分钟流出1～3mL为慢漉、3～5mL为快漉，实验室常控制在每分钟流出2～5mL；大量生产时，可调至每小时漉出液约为渗漉器容积的1/48～1/24）。一般收集的渗漉液颜色变得很浅或者渗漉液为药材重量的8～10倍，或以有效成分的鉴别试验决定渗漉是否完全，最后经浓缩后得到提取物。操作装置如图1-1所示。

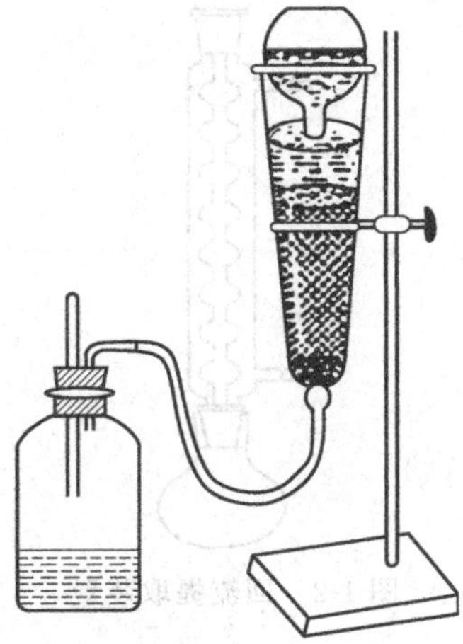

图 1-1　连续渗漉装置

③ 特点　整个提取能保持良好的浓度差，所以提取效率高于浸渍法。但溶剂的消耗量较大、提取时间长。

④ 适用范围　选用的溶剂多为水、酸水、碱水及不同浓度的乙醇。适用于提取遇热容易被破坏、含量较低、易挥发或剧毒性的药材成分，不适用于黏性大的药材的提取。

（3）煎煮法

① 概念　煎煮法是将适当粉碎的药材加水加热煮沸，滤过残渣后得到煎煮液的一种传统提取方法。煎煮法是我国使用最早的提取方法，提取溶剂通常用水，所以又称“水煮法”或“水提法”。

② 操作过程及注意事项　将药材适当粉碎，装入容器中，加水浸没药材并浸泡几分钟，加热煮沸后保持微沸。煎煮一定时间，分离煎煮液，药渣继续依法煎煮 2～3 次至煎煮液味变淡薄，合并各次煎煮液，浓缩即得。如果是少量提取，一般第一次煮沸 20～30min；大量生产，第一次煎煮 1～2h，第二、三次煎煮的时间可酌减。注意所用的容器是砂锅、瓷器、搪瓷器等，忌用铁器或铝器，以免金属和药材化学成分发生化学反应而影响药效。同时，煎煮过程中应适时搅拌，避免药材受热不均影响提取效果。

③ 特点　本法操作简单、提取效率高于冷浸法。但用水作为溶剂溶解范围较大，选择性差，提取的成分杂质较多，且提取液易霉变。

④ 适用范围　适用于在水中溶解、耐高温的有效成分的提取。不适用于具有挥发性、多糖成分含量高的成分的提取。

（4）回流提取法

① 概念　回流提取法是指通过加热用乙醇、氯仿等沸点较低的有机溶剂浸泡着的药材粉末的浸出器，溶剂变为蒸气后通过冷凝器冷凝变为液体又流回浸出器，如此反复直到提取完全的一种提取方法。

② 操作过程及注意事项　将药材粗粉装入圆底烧瓶内，添加溶剂至盖过药面（溶剂的量一般加到烧瓶容积的 1/2～2/3 处），接上冷凝管，自下而上通入冷凝水，在水浴中加热回流一定时间后滤出提取液，药渣再添加新溶剂依法回流 2～3 次；合并滤液，减压浓缩回收有机溶剂后得提取液。操作装置如图 1-2 所示。

③ 特点　本法提取效率高、能够减少有机溶剂的浪费和污染。

④ 适用范围　适用于脂溶性较强、含量少的活性成分的提取，不适用于对热不稳定

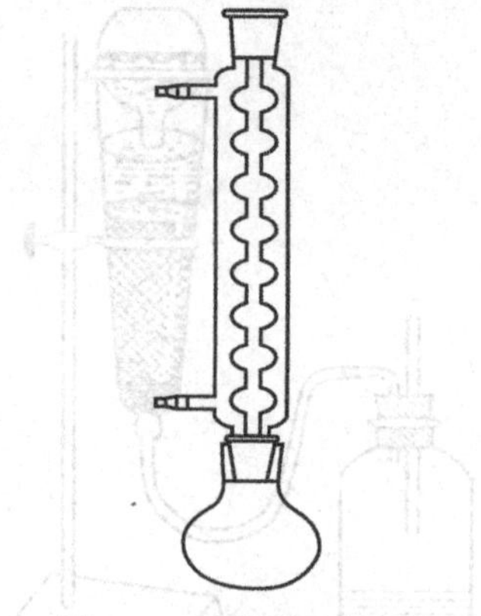

图 1-2 回流提取装置

的成分的提取。

(5) 连续回流提取法

① 概念 又名索氏提取法，是在回流提取法的基础上加以改进的一种提取方法。其主要过程是溶剂受热蒸发，遇冷后变为液体回滴入提取器中，溶剂接触药材实现浸提过程，当溶剂液面高于虹吸管上端时，在虹吸作用下让浸出液流入烧瓶，溶剂在烧瓶内又因受热继续气化后回流，如此不断循环完成整个提取过程。

② 操作过程及注意事项 将适当粉碎后的药粉装入滤纸筒内，注意装入的药粉松紧适度，且药粉装入的高度应低于虹吸管 1～2cm。在圆底烧瓶中加入适量的溶剂加热，使其通过索氏提取器的蒸气上升管（侧管）进入冷凝管，经冷凝变为液体回流进入索氏提取器内浸提药粉中的化学成分，控制加热程度，使回流速度维持在 1～2 滴/s。停止加热后，取提取液进行化学反应或薄层色谱、纸色谱检查以确定提取终点，将提取液浓缩即得提取物。实验装置如图 1-3 所示。

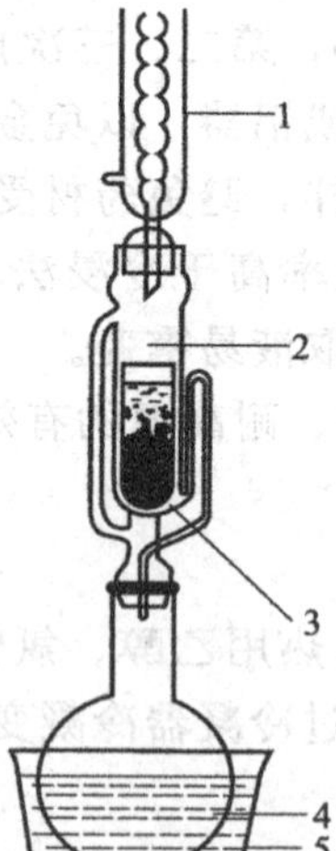

图 1-3 索氏提取器

1—冷凝管；2—提取器；3—药粉；4—蒸馏瓶；5—水浴锅

③ 特点 该法提取效率高、提取较完全、节省溶剂，但提取时间长。

④ 适用范围 适用于脂溶性、耐热成分的提取，遇热不稳定而易变化的化学成分不适用。

二、其他提取法

1. 水蒸气蒸馏法

（1）概念　水蒸气蒸馏法是指通过水加热后产生的蒸汽使药材中挥发性成分随水蒸气一并馏出，经冷凝后得到挥发性成分的提取方法。本法的基本原理是根据道尔顿定律，即相互不溶又不起化学反应的液体混合物的蒸气总压等于该温度下各组分饱和蒸气压（即分压）之和，因此尽管各组分本身的沸点高于混合液的沸点，但当分压总和等于大气压时，液体混合物即开始沸腾并被蒸馏出来。

（2）操作过程及注意事项　将粉碎后的含挥发性成分的药材用水浸泡湿润，体积通常不超过容器的1/3。水蒸气发生器产生的蒸汽通过蒸汽导入管进入蒸馏瓶开始蒸馏（注意蒸汽导入管应插入蒸馏瓶内液体中间距瓶底1cm左右，保证水蒸气与被蒸馏物质充分接触，同时起到搅动作用，并且尽量避免水蒸气在蒸馏瓶中冷凝，可以采取对蒸馏瓶保温的措施），药材中的挥发性成分随水蒸气蒸馏而带出，经冷凝后流进接收瓶。当馏出液澄清透明时，表示蒸馏完成，可停止蒸馏。如果馏出液明显分出油水两层，则静置分层，用分液漏斗将油层分出即得；若馏出液不分层，则选择脂溶性并且沸点较低的溶剂将挥发性成分萃取出来，浓缩回收溶剂即得。实验装置如图1-4所示。

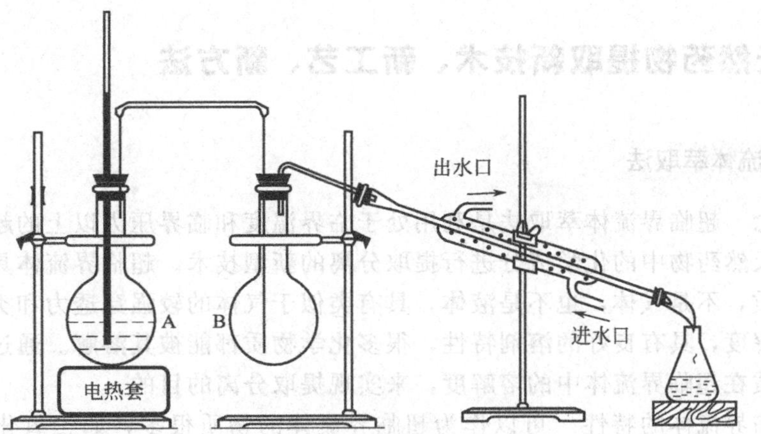

图1-4　水蒸气蒸馏装置

A—水蒸气发生器；B—蒸馏瓶

（3）特点　设备简单、操作安全、不污染环境、成本低、易于推广。

（4）适用范围　适用于沸点多在100℃以上并在100℃左右有一定的蒸气压、难溶或不溶于水，能随水蒸气蒸馏而不被破坏的挥发性成分的提取。主要用于天然药物中的挥发油、某些小分子生物碱和小分子酚性成分，不适用于对热不稳定的成分的提取。

2. 升华法

（1）概念　指通过加热含有升华性成分的药材，将其中的升华性成分提取出来的方法。升华性是指固体物质加热后不经过熔融状态而直接转变为气态，经过低温冷凝又转变为固态的性质。

（2）操作过程及注意事项　将适当粉碎后的药材均匀铺于升华器皿中，在器皿上部放冷凝装置，加热升华器皿使被提取物质升华，升华物质冷凝于冷凝器外表面即得。实验装置如图 1-5 所示。

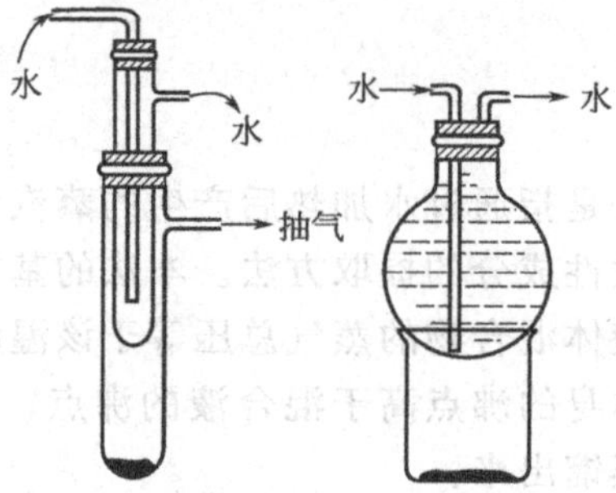

图 1-5 升华装置

（3）适用范围 具有升华性的化学成分，如有些小分子生物碱、香豆素、有机酸等。

（4）特点 操作时间长，易使天然药物炭化，产率较低，不适宜于大规模生产。

课堂讨论：

对比浸渍法、渗漉法、煎煮法、回流提取法、连续回流提取法、水蒸气蒸馏法、升华法的优点、缺点及适用范围。

三、天然药物提取新技术、新工艺、新方法

1. 超临界流体萃取法

（1）概念 超临界流体萃取法是利用处于临界温度和临界压力以上的超临界流体为萃取溶剂，对天然药物中的化学成分进行提取分离的新型技术。超临界流体具有十分独特的物理化学性质，不是气体，也不是液体，具有类似于气体的较强穿透力和类似于液体的较大密度和溶解度，具有良好的溶剂特性，很多化学物质都能被其溶解。通过控制温度和压力来改变物质在超临界流体中的溶解度，来实现提取分离的目的。

（2）超临界流体的特性 可以作为超临界流体的物质很多，如二氧化碳、乙烷、乙烯、甲苯等。二氧化碳的临界温度接近室温，临界压力也不太高，是惰性气体，具有无毒、无味、不易燃、化学性质稳定、价廉、易与溶质分离以及使用安全等优点，是目前天然药物超临界流体萃取中使用最普遍的溶剂。由于其只能适合于提取非极性和中等极性的成分，很难对许多极性大的成分进行有效提取。为增加二氧化碳超临界流体对极性较大成分的萃取效果，常在二氧化碳超临界流体中加入适量的夹带剂如甲醇、乙醇等调节其极性。

（3）操作过程 提取工艺示意如图 1-6 所示。将适当粉碎后的药材装入萃取器（6）中，用二氧化碳反复冲洗设备以排除空气。提取操作时先打开阀门（12）及气瓶阀门进气，然后启动高压泵（4）升压，当升到预定压力时再调节减压阀（9），这时调整分离器（7）内的分离压力，打开放空阀（10）测流量。流量稳定在所需操作条件后，关闭阀门（10），打开阀门（11）进行全循环流程操作，萃取完后从阀门（8）把提取物放出。

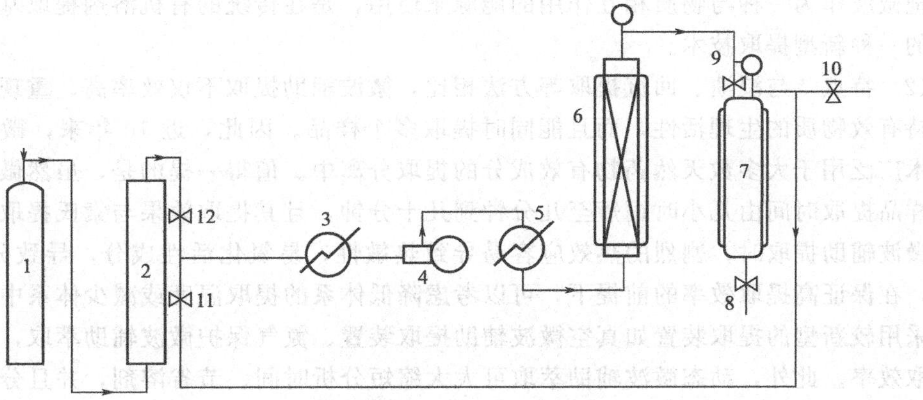

图 1-6 超临界流体萃取工艺流程

1—CO_2气瓶；2—纯化器；3—冷凝器；4—高压泵；5—加热器；6—萃取器；7—分离器；8,10～12—阀门；9—减压阀

(4) 特点 此法克服了传统的提取法费时费力、回收率低、污染严重等缺点，使样品的萃取过程更加快速简便，特别是消除了有机溶剂对人体和环境的危害。

(5) 适用范围 适用于萃取脂溶性、热敏性、挥发性成分。

知识拓展：

早在100多年前，人们就观察到超临界流体的特殊溶解性能。20世纪50年代，美国科学家从理论上提出超临界流体用于提取分离的可能性，并且在大量研究的基础上掌握了超临界流体作为提取分离介质的应用规律。此后，超临界流体提取的研究和应用便蓬勃兴起。但是，直到20世纪80年代初超临界流体提取技术才被引进我国，应用到食品工业和化妆品工业中，主要用于提取天然香料。该项技术在中药中的应用研究起步比较晚，1991年超临界提取技术才应用于中药化学成分提取并研制成功了相关设备，并逐渐成为天然药物化学成分提取的新技术而受到人们的广泛重视，目前已从蛇床子、茵陈、甘草、紫草等天然药物中提取出各种化学成分。

2. 超声波辅助提取

(1) 概念 超声波提取法是利用超声波振动传递能量给药材和溶剂，从而提取出有效成分的方法。通过超声波辐射产生强烈的振动，从而加强药材细胞内成分的释放、扩散和溶解，实现高效、快速提取细胞内的化学成分。

(2) 操作过程 将适当粉碎后的药材置适宜容器中，加入适量溶剂，密闭，放入超声提取器中，选择适当的频率和时间，取出过滤即得提取物。

(3) 特点 提取时间短、效率高、常温操作、适用性广，操作简单易行。

(4) 适用范围 适用于不耐热成分的提取。

3. 微波辅助提取

(1) 概念 微波辅助提取是通过微波强化作用，使有效成分易于溶出和释放的提取技术。把微波作为一种与物质相互作用的能源来使用，是在传统的有机溶剂提取基础上发展起来的一种新型提取技术。

（2）特点　与浸渍、回流提取等方法相比，微波辅助提取不仅效率高、重现性好、可以保持有效物质的生理活性，而且能同时提取多个样品。因此，近 10 年来，微波辅助提取技术广泛用于大多数天然药物有效成分的提取分离中。值得一提的是，虽然微波辅助能够将样品提取时间由几小时缩短至几分钟到几十分钟，且其提取效果与索氏提取相当，但高温微波辅助提取时，剧烈的热效应容易导致热敏性，易氧化活性成分，导致分解损失。因此，在保证高提取效率的前提下，可以考虑降低体系的提取温度或减少体系中的氧气含量。采用较新型的提取装置如真空微波辅助提取装置、氮气保护微波辅助萃取，可以提高其萃取效率。此外，动态微波辅助萃取可大大缩短分析时间、节省溶剂，并且分析物的损失和污染的风险被最小化。无溶剂微波提取，则是在节能减排基础上发展起来的新型绿色分析化学方法。

4. 酶辅助提取

（1）概念　酶辅助提取法是指选用适当的酶与天然药物反应，通过酶较温和地将植物组织分解，从而有利于有效成分提取出来的一种新技术。该法是伴随着酶生物工程的新兴而流行起来的一种提取方法。

（2）特点　通过温和地分解细胞壁及细胞间质中的纤维素、果胶质等成分，减小细胞壁及细胞间质等屏障对有效成分从药材组织中扩散出来的阻力，在许多天然药物提取中得到了广泛应用。该法具有条件温和、杂质易除、得率高等优点，特别适合有效成分含量很低及受溶剂影响较大、易发生结构变化的有效成分的提取。近年来应用于天然药物有效成分的提取、分离和纯化的研究中，并取得了很大的进展。

5. 表面活性剂辅助提取

（1）概念　即运用表面活性剂特殊的亲水和亲脂特性，在天然药物中提取溶解性不好的有效成分的新型方法。在很多天然药物的活性成分中都有良好的应用，如黄酮、生物碱类和挥发油类等。

（2）特点　此法的优点在于能提高提取效率、缩短提取时间、节约成本、安全无毒、环保。常和其他辅助方法联用，能更好地强化提取。如何降低表面活性剂的生产成本、研究性能更好的表面活性剂、研究表面活性剂结构和性能之间的关系，将是未来研究表面活性剂提取的突破点。

6. 半仿生提取

（1）概念　半仿生提取是从生物药剂学的角度，将整体药物研究法与分子药物研究法相结合，通过模拟口服药物经胃肠道转运吸收的环境，采用活性指导下的导向分离方法，也是为经消化道口服给药的制剂设计的一种新的提取技术。

（2）特点　半仿生提取法是近几年在传统天然药物有效成分提取领域提出的新方法。此法在具体工艺选择上，既考虑活性混合成分，又以单体成分作指标，具有有效成分损失少、成本低、生产周期短等特点。在对多个单味中药和复方制剂的研究中，半仿生提取法具有较大的优势和广阔的应用前景。

第二节 天然药物化学成分分离、精制的方法与技术

通过提取获得的提取液体积较大，所含成分浓度较低，故分离精制之前常进行浓缩处理，以提高浓度。浓缩可通过蒸发或蒸馏来完成，具体的方法有蒸发、常压蒸馏、减压蒸馏、薄膜蒸发、反渗透法、超滤法等，得到的黏稠物质常被称为浸膏。浓缩过程中应注意尽量避免不必要的损失，防止热敏性成分被破坏。目前，实验室常用的减压蒸馏装置是旋转蒸发仪，如图 1-7 所示。

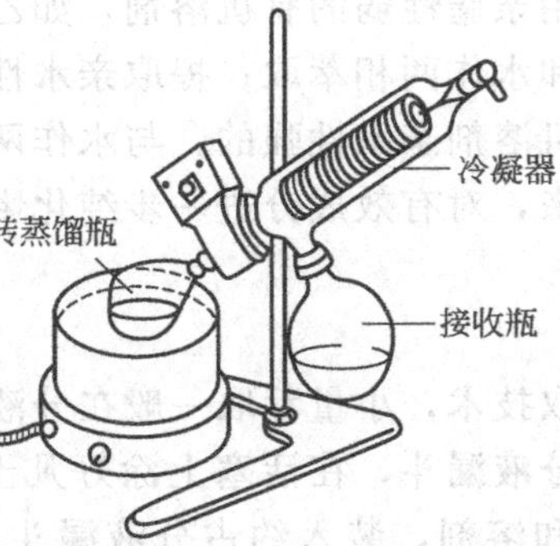

图 1-7 旋转蒸发仪装置

分离是根据提取所得混合物中各成分之间理化性质的不同而分开的过程。精制也是分离过程，是把得到的具有一定纯度的化合物进一步分离纯化的过程。分离过程可粗略分为部分分离、组分分离、单体分离三个阶段。

一、系统溶剂分离法

将提取得到的总提取物，选用 3～7 种不同极性的溶剂，由低极性至高极性分步对总提取物进行提取分离。总提取物中的各种成分在不同极性溶剂中由于溶解度的差异而分离。将总提取物分成若干个部分，是一种常用的部分分离的方法。总提取物常为胶状物，可拌入适量惰性吸附剂如粗硅胶、纤维粉及硅藻土等，低温或自然干燥后粉碎，然后依次用石油醚（或苯）、乙醚、三氯甲烷、乙酸乙酯、丙酮、乙醇和水分步进行抽提，由低极性到高极性分步进行抽提，分成若干部位。此种方法的缺点是操作麻烦、费时并需要大量溶剂，对化学性质不稳定的天然产物应特别注意，尽量避免或减少受热时间长、温度高、强酸强碱等理化性质的影响，以防止有效成分分解、异构化等现象的产生。

二、两相溶剂萃取法

两相溶剂萃取法是利用混合物中各成分在两种互不相溶的溶剂中分配系数的不同而达到分离的一种方法。

将两种互不相溶的溶剂振摇后放置，即可分为上下两个界面层。同种溶质在两个界面

层浓度的比值可用分配系数表示。此数值在一定温度、压力下为一常数。

分配系数（K）可以用下式表示：

$$K=c_u/c_L$$

式中，c_u表示溶质在上相溶剂中的浓度；c_L表示溶质在下相溶剂中的浓度。混合物中各成分在两相溶剂系统中的分配系数差异越大，则分离效果越好。分离的难易程度可用分离因子β表示，β越大，分离越容易。

$$\beta=K_A/K_B\quad(K_A>K_B)$$

一般根据被萃取化合物的性质选择萃取剂，应遵循的原则是：萃取溶剂应与原溶剂产生分层，提取物中的有效成分与杂质的分配系数有一定差异。

实验室常用的有机溶剂有石油醚、氯仿、乙醚、乙酸乙酯、正丁醇等。如果从水提取液中欲分离亲脂性成分，一般多用石油醚、苯、氯仿或乙醚等进行两相萃取；如果是亲脂性较弱的有效成分，则应选用亲脂性弱的有机溶剂，如乙酸乙酯、正丁醇等。例如提取黄酮类成分时，多用乙酸乙酯和水作两相萃取；提取亲水性强的皂苷类成分则多选用正丁醇和水作两相萃取。不过，有机溶剂亲水性强的，与水作两相萃取的效果就不好，因为较多的亲水性杂质也会被萃取出来，对有效成分进一步纯化影响较大。

1. 简单萃取法

这是一种常用的简便萃取技术，小量萃取一般在分液漏斗中进行。

操作技术：选择合适的分液漏斗，在活塞上涂好凡士林，安装好玻璃塞，旋转数圈，使密封，然后装入待萃取物和溶剂，装入约占分液漏斗 1/3 的有机溶剂，盖好塞子，倒转，缓缓振摇 2～3min，放置使其自然分层，静置，使两液分开后开启活塞使下层液放出，而上层液从分液漏斗上端倒出，以免污染。

此操作简便，设备简单，实验室常用，在操作中需注意以下几点：

（1）在两相溶剂萃取操作中，水提取液的浓度最好在相对密度 1.1～1.2 之间，过稀溶剂用量大，过浓萃取不完全，影响操作。一般萃取 3～4 次即可。

（2）每次溶剂与水提取液应保持一定的比例，第一次萃取时溶剂用量要多一些，一般为水提取液的 1/3，以后用量可以少一些，一般为 1/4～1/6。

（3）要避免猛烈振摇，以免发生乳化而影响分层。若已形成乳化，可采取一定方法破乳：①可分出乳化层，再用新的溶剂萃取；②将乳化层抽滤；③热敷将乳化层加温使之破坏；④较长时间放置并用玻璃棒不时旋转搅拌；⑤加入适量氯化钠或滴入数滴戊醇也有助于分层。

用简单萃取法进行分离时，可利用各化学成分的性质差异，通过某种方法使其分配系数发生改变，然后用萃取法进行分离。对于碱性、酸性、两性成分的萃取分离，常选用 pH 梯度萃取法。即利用混合物中各成分的酸（或碱）性强弱不同，相应改变溶剂 pH 使之相继成盐或游离，改变成分在溶剂系统中的分配系数而与其他成分分离的一种方法。例如分离某种有机溶剂中酸性强弱不同的黄酮苷元，可依次用 pH 由低到高的碱液萃取，使成盐而达到分离的目的。又如在纯化水提液中的总生物碱时，可改变溶液的 pH 值，使生物碱游离，再用有机溶剂萃取，与亲水性杂质分离。

2. 逆流连续萃取法

逆流连续萃取法是一种连续的两相溶剂萃取法。本方法是利用两种溶剂的密度不同而自然分层，当分散相液滴穿过连续相溶剂时，溶质在两相间发生传质的原理。逆流连续萃取装置如图 1-8 所示，是用一根或数根萃取管串联制成。管内用小瓷圈或小的不锈钢丝圈填充，以增加两相溶剂萃取时的接触面。将密度小的相液置高位贮存器中，而密度大者则作为固定相置萃取管内，萃取管的数目可根据分配效率的需要来决定选用一根、数根或多根，管内填充小瓷环或小不锈钢丝圈，开启活塞，则高位贮存器中液相在高位压力下流入萃取管，遇瓷圈撞击分散成细滴，增大萃取接触面积，两相溶剂在萃取管内可自然分层。

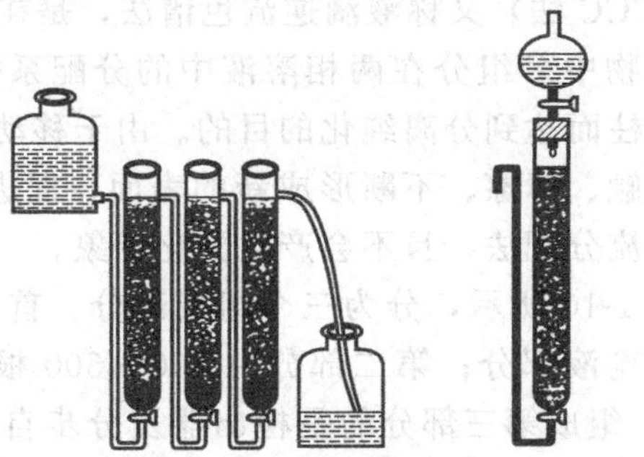

图 1-8 逆流连续萃取装置

该法萃取效率较高，克服了分液漏斗多次萃取的麻烦。可取试样用薄层色谱、纸色谱、显色反应或沉淀反应等进行检查，判断萃取是否完全。

3. 逆流分溶法

当被分离物质在两相溶剂中的分配系数比较接近，用分液漏斗进行多次转移操作十分不便，可改用逆流分溶仪。逆流分溶法（CCD 法）是将混合物在一定的两相溶剂中，经多次移位萃取分配而分离的方法。本法与逆流连续萃取法原理相似。此法所采用的逆流分溶仪是由若干只管子组成，在两相溶剂系统中进行反复多次的振摇、静置、分离和转移等萃取步骤，使分配系数不同的成分达到分离。

CCD 法是一种多次、连续的液-液萃取分离过程。如图 1-9 所示，在多个分液漏斗中装入密度小的固定相，然后在 0 号漏斗中加入密度大的流动相，振摇使充分混合，静置分层后，分出流动相移入 1 号漏斗，并在 0 号漏斗中重新补加新鲜的流动相，分别充分振摇混合。重复上述操作反复多次，混合物中各成分的分配系数不同，经多次转移后，终应在某一管中有最高浓度，故可用此法得到分离。

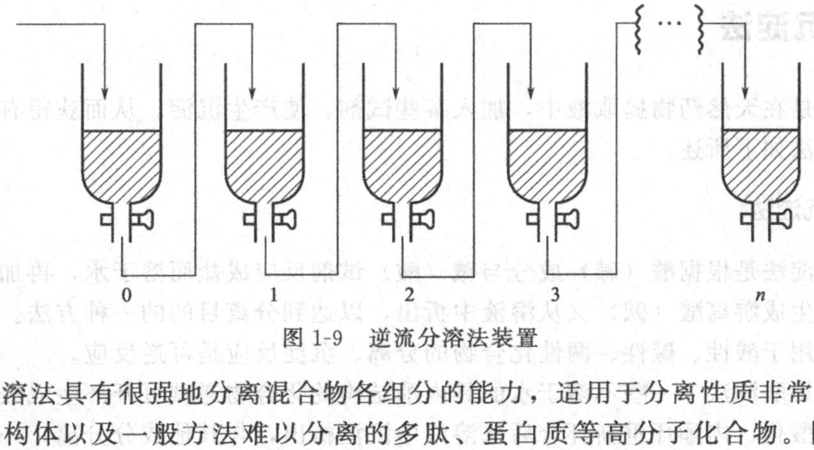

图 1-9 逆流分溶法装置

逆流分溶法具有很强地分离混合物各组分的能力，适用于分离性质非常近似的同系物或同分异构体以及一般方法难以分离的多肽、蛋白质等高分子化合物。同时不需要加热，对于受热易破坏的化学成分尤为适宜。但因操作较繁，消耗溶剂多，含量微小的成分易损失于大体积的溶剂中，而且反复多次地振动溶剂系统易产生乳化现象，故试样极性过大或过小，或分配系数受温度或浓度影响过大及易于乳化的溶剂系统均不宜采用此法。

4. 液滴逆流分配法

液滴逆流分配法（DCCC 法）又称液滴逆流色谱法，是在逆流分配基础上改进的两相溶剂萃取法，是利用混合物中多组分在两相溶液中的分配系数的差别，由流动相形成液滴，通过作为固定相的液柱而达到分离纯化的目的。由于移动相形成液滴，在细的分配萃取管中与固定相有效地接触、摩擦、不断形成新的表面，促进溶质在两相溶剂中的分配，故其分离效果往往好于逆流分配法，且不会产生乳化现象。

目前应用的装置如图 1-10 所示，分为三个组成部分。首先由微型泵、移动相溶剂贮存槽和试样液注入器组成输液部分；第二部分由 300～500 根内径约 2mm、长度为 20～40cm 的萃取管连接而成；组成第三部分的是检出器及分步自动收集仪。操作时，先将选择好的两相溶剂中的固定相充入全部萃取管内，然后加样口注入已溶于（1∶1）两相溶剂中的待分离试样，再由微型泵注入移动相，移动相在萃取管中形成液滴，不断地与固定相有效地接触、摩擦形成新表面，促使溶质在两相溶剂中实现充分的分配，获得很高的分离效果，且不易乳化或产生泡沫，若用氮气驱动流动相，可避免被分离物质的氧化。从萃取管中流出的移动相通过检出器进行分步收集，完成液滴逆流分配的全过程。

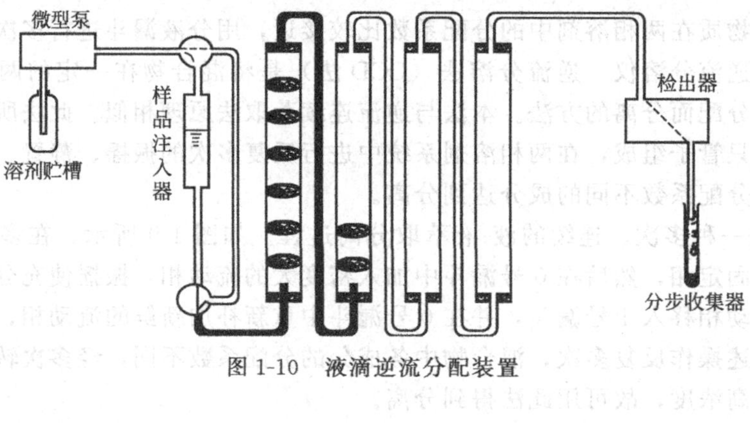

图 1-10 液滴逆流分配装置

三、沉淀法

沉淀法是在天然药物提取液中，加入某些试剂，使产生沉淀，从而获得有效成分的方法。常用方法如下所述。

1. 酸碱沉淀法

酸碱沉淀法是根据酸（碱）成分与碱（酸）试剂反应成盐而溶于水，再加酸（碱）试剂反应重新生成游离酸（碱）又从溶液中析出，以达到分离目的的一种方法。

该法适用于酸性、碱性、两性化合物的分离。沉淀反应是可逆反应。

（1）碱提酸沉法 一些不溶于水的具内酯结构的化合物遇碱可开环生成羧酸盐而溶于水，再加酸酸化，内酯环重新环合后从溶液中沉淀析出，与其他成分分离；一些具有酚羟基而又难溶于水的黄酮类化合物，加碱水液可成盐溶解，经酸化后又可游离析出沉淀，借以提纯，去除杂质。

(2) 酸提碱沉法　难溶于水的游离生物碱遇酸生成生物碱盐而溶于水，再加碱碱化，又能重新游离使水溶性降低而形成沉淀析出。

2. 水/醇法

常用设备是多功能提取罐，适用于天然药物的常压、减压、加压水煎、温浸、渗漉、热回流，芳香油的提取及有机溶剂的回收等工艺过程操作。多功能提取罐有正锥式、斜锥式、直筒式、蘑菇式 4 种类型，由提取罐、消包器、冷凝管、油水分离器、过滤器构成。现代化生产线多应用提取、浓缩、加醇沉淀和分离连续进行的动态提取。

(1) 水提醇沉法　在浓缩的水提取液中加入一定量的乙醇（使含醇量达 50%～70%），则可沉淀除去如淀粉、树胶、黏液质、蛋白质等成分。如从栝楼中提取天花粉蛋白：取新鲜栝楼根去表皮，压汁，汁液放置过滤后离心；上清液加等量乙醇，有沉淀析出，离心除去；母液加 0.5 倍量乙醇，离心收集此部分沉淀，仍含有杂质；再于此母液中加 1 倍量的乙醇，则析出较纯的蛋白质沉淀；蛋白质用水溶解，冷冻干燥，即为天花粉蛋白质纯品。

(2) 醇提水沉法　在浓缩的乙醇提取液中，加入数倍量的水稀释，即可沉淀除去树脂、叶绿素等脂溶性杂质。

(3) 醇提乙醚/丙酮沉淀法　在浓缩的乙醇提取液中，加入数倍量的乙醚或丙酮，即可沉淀除去皂苷类成分，而树脂等脂溶性杂质则留在母液中。

3. 试剂沉淀法

试剂沉淀法是一种利用一些成分能与某些特定试剂产生沉淀的性质，或利用某些成分在不同溶剂中溶解度的差异，通过加入特定试剂或溶剂，使生成沉淀，与其他成分分离的方法。

(1) 钙盐、钡盐、铅盐能与含有羟基及邻二酚羟基成分的酚类成分产生沉淀，如天然药物中的有机酸、氨基酸、蛋白质、黏液质、树胶、酸性树脂、酸性皂苷、鞣质、部分黄酮苷、蒽醌苷、香豆苷和某些色素等。

(2) 碱性化合物如生物碱等可与有机酸盐或无机酸盐产生沉淀，常用的沉淀试剂有雷氏铵盐、苦味酸试剂等。

四、结晶与重结晶法

结晶法是分离精制固体化学成分最常用的方法之一。它是利用混合物中各种成分对某溶剂或混合溶剂中溶解度的不同而达到分离的目的。从不是结晶物质处理得到结晶状物质，叫结晶；从较不纯结晶经处理得到较纯结晶称为重结晶。天然药物化学成分在常温下多半为固体物质，大多具有结晶化的通性。一般情况下，结晶的形成标志着化合物的纯度达到了相当程度，故获得结晶并制成单体纯品是鉴定天然产物成分、研究分子结构关键的一步。

1. 结晶溶剂的选择

选择合适溶剂是结晶法的关键。理想的溶剂必须具备以下条件。

① 不与结晶物质发生化学反应。

② 对结晶物质的溶解度随温度不同有显著差异，热时溶解度大，冷时溶解度小；对可能存在的杂质溶解度非常大或非常小（即冷热均溶或均不溶）。

③ 溶剂有一定的挥发性，沸点适中，不宜过高或过低。

④ 所选溶剂应使被提物质容易形成晶核，这样生成的结晶才较完善，结晶产品的纯度较高，以利于固液分离。

⑤ 所选溶剂的黏度要小，能得到较好的结晶。

⑥ 尽可能安全、价廉、易得。

以下介绍选择溶剂的小量试验方法。

同一种化合物在不同的溶剂中所得结晶的形状不同，在几种溶剂同样合适时，则应根据结晶的回收率、结晶的形状、操作的难易、溶剂的毒性、易燃易爆性和价格来选择。溶剂的选择应先通过查阅文献，参考同类型化合物的一般溶解性质和结晶条件来进行。一般来说，生物碱可溶于苯、乙醚、氯仿、乙酸乙酯和丙酮；苷类溶于各种醇、丙酮、乙酸乙酯、氯仿；氨基酸常用甲醇或乙醇来结晶等。如果在文献中找不到合适的溶剂，可根据要结晶化合物的极性大小，利用相似相溶的原理，通过实验选择溶剂。其方法是：

取 0.1g 的待结晶物放入一支试管中，滴入 1mL 溶剂，振荡，观察产物是否溶解。若不加热就很快溶解，说明产物在此溶剂中溶解度太大，不适合作此产物的结晶溶剂；若加热沸腾还不溶解，可补加溶剂，当剂量大于 4mL，产物仍不溶解时，则说明此溶剂溶解度太小。如所选的溶剂能在 1～4mL、沸腾的情况下使产物全部溶解，并在冷却后能析出较多结晶，说明此溶剂适合作为此产物重结晶的溶剂。当没有一种合适的溶剂可供选择时，一般选择 2 种或 2 种以上溶剂组成的混合溶剂。

2. 结晶法的操作步骤

（1）溶解　将需结晶处理的固体物质或粗晶溶解于沸腾或近沸腾的适宜溶剂中。操作时可在锥形瓶中进行。若为挥发性较大或沸点较低的有机溶剂，可接上冷凝管（以防止溶剂挥发及可燃溶剂着火或有毒溶剂中毒），水浴加热至微沸，若未完全溶解，可分次逐渐自冷凝管上端加入溶剂，直至欲结晶物质刚好完全溶解，制成近饱和溶液。

（2）热滤　将溶解样品的热溶液趁热过滤，以除去不溶性杂质。注意避免在滤过过程中有结晶析出，同时熄灭附近的火源，操作应迅速。若热溶液含有色杂质，可加活性炭煮沸脱色后趁热滤过。热过滤方法有两种：常压热过滤法和减压热过滤法（抽滤）。减压热过滤装置如图 1-11 所示。减压装置的优点是过滤速度快；缺点是当使用沸点低的溶剂时，因减压会使热溶剂蒸发或沸腾，导致溶液浓度变大，晶体过早析出。

（3）析晶　若想获得的结晶纯度较高，宜逐渐降低温度，使结晶缓慢析出。放置过程中，先塞紧瓶塞，若久置后尚无结晶析出，可打开瓶塞，使溶剂自然挥发后析出结晶；也可用玻璃棒摩擦容器内壁或投入晶种，以诱导结晶析出。某种化合物含量高且纯度好却不易结晶时，可将其制备成易于结晶的衍生物。

（4）过滤　将结晶从母液中分出，用抽气滤过的方法使结晶与溶液分离后，滤纸上的结晶表面通常还吸附有母液，需用少量溶剂洗涤，洗涤时，抽气应暂时停止，用玻璃棒或刮刀小心拨动挑松，使晶体润湿，静置片刻后再抽气将溶剂滤去。母液适当浓缩，放置一段时间后又可析出一部分结晶。

（5）重结晶　将上述操作所得粗结晶用适当溶剂溶解，滤过，放置析晶，立即抽滤得

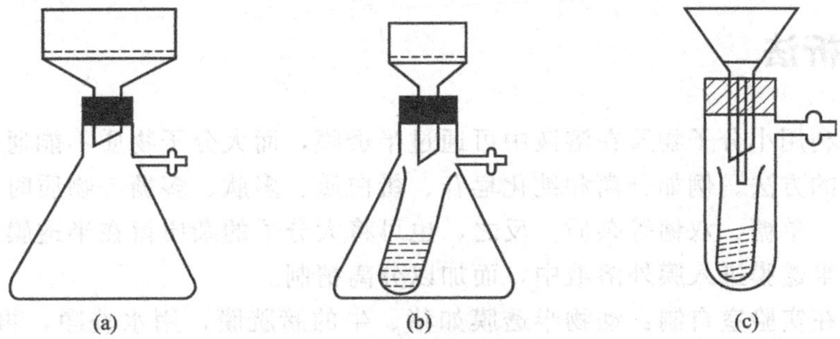

图 1-11 减压热过滤装置

(a) 常量减压过滤；(b)，(c) 微量减压过滤装置

第一批结晶，母液浓缩放置，可得第二批结晶，抽滤后再浓缩母液，经反复处理后得数批结晶，各部分结晶通过检查，相同物质可合并，最后再经多次重结晶，以获得较纯的晶体。

(6) 晶体的干燥 为保证晶体的纯度，须将晶体进行干燥，把溶剂彻底除去。当溶剂沸点比较低时，在室温下使溶剂自然挥发，以达到干燥的目的；当溶剂的沸点较高时，可用红外灯烘干；如产品易吸水或吸水后易分解时，应用真空干燥装置进行干燥。

3. 结晶法的影响因素及处理

(1) 一般来讲，被结晶成分的分子小易结晶；分子大、含糖多，不易结晶。溶液浓结晶快，但结晶细碎，杂质多；反之结晶慢，但晶形大、纯度高。结晶温度低、时间长，结晶好。

(2) 操作过程中，若过饱和溶液放置很长时间未产生结晶，可用下列方法促进晶体析出：加晶种；用玻璃棒摩擦内壁；减少溶剂；盐析（加入无机盐氯化钠等使溶解度降低）；采用少许干冰降低结晶温度及自然挥发等。

4. 结晶纯度的判断

(1) 形状和色泽 结晶化合物都有一定的晶形和均匀的色泽。天然化合物多见针状结晶，其他还有粒状、片状、柱状、方形、棱柱状等。结晶的形状往往随结晶条件的不同而不同。结晶的色泽如果不均匀，并随着结晶次数的增多颜色变浅，表明结晶杂质存在，应进行重结晶操作，也可用活性炭脱色处理。

(2) 熔点和熔距 一个纯化合物一般都有一定的熔点和较小的熔距。熔距指结晶开始收缩到完全熔化或分解的温度。一般来讲，单体化合物的熔距为 0.5℃；植物中提取的结晶物，由于本身结构原因，熔距为 1～2℃。熔距长则表示化合物不纯，但有些例外，特别是只有分解点的化合物。

五、盐析法

盐析法是在中药水提取液中加入某些无机盐至一定浓度或达到饱和状态，可使某些成分由于溶解度降低而沉淀析出，从而与水溶性成分分离。常用的无机盐有氯化钠、硫酸镁、硫酸钠、硫酸铵等。

六、透析法

透析法是利用小分子物质在溶液中可通过半透膜，而大分子物质不能通过半透膜的性质，达到分离的方法。例如分离和纯化皂苷、蛋白质、多肽、多糖等物质时，可用透析法以除去无机盐、单糖、双糖等杂质。反之，也可将大分子的杂质留在半透膜内，而将小分子的物质通过半透膜进入膜外溶液中，而加以分离精制。

透析膜可在实验室自制：动物半透膜如猪、牛的膀胱膜，用水洗净，再以乙醚脱脂，即可供用。羊皮纸膜可将滤纸浸入50%的硫酸中15～60min，取出铺在板上，以水冲洗制得。其膜孔大小与硫酸浓度、浸泡时间以及用水冲洗速度有关；火棉胶膜系将火棉胶溶于乙醚及无水乙醇，涂在板上，干后放置水中即可供用，其膜孔大小与溶剂种类、溶剂挥发速度有关，溶剂中加入适量水可使膜孔增大，加入少量醋酸可使膜孔缩小；蛋白质胶（明胶）膜可用20%明胶涂于细布上，阴干后放于水中，再加甲醛使膜凝固，冲洗干净即可供用。近来有透析膜管成品出售。

七、分馏法

分馏法是利用被分离成分沸点不同而进行精制纯化的方法。一般情况下，沸点随分子量的增大和双键数目的增多而升高。该方法包含常压分馏和减压分馏两种类型。此法多用于分离天然药物中的液体混合物，如挥发油、液体生物碱等。简单分馏装置如图1-12所示。

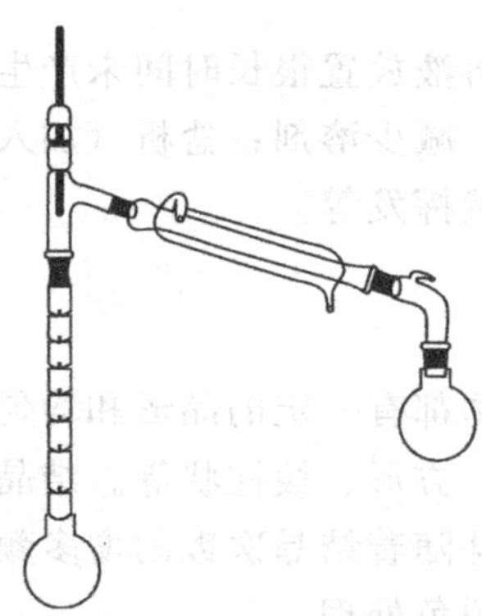

图1-12 简单分馏装置

一般情况下，如果液体混合物成分间沸点相差较大，即可通过重复多次蒸馏达到分离的目的；如果沸点相差较小，则需要采用分馏柱；沸点相差越小，需要的分馏装置就越精细。

八、升华法

利用某些具有升华性质的化合物遇热汽化上升，遇冷后又凝固的性质，从药材中提取该类成分。例如从茶叶中提取咖啡因，这是世界上最早应用升华法从天然药物中提取有效成分的实例。

升华法虽简单易行，具有特异性高、所得化学成分较纯的特点，但应用范围窄，需要化合物化学结构遇热稳定、不易被破坏，并具有升华性质。因为升华所需要的温度较高，药材容易炭化，炭化后往往产生挥发性焦油状物，黏附在升华物上，不易除去，并可使升华不完全、产率低，有时还伴随有分解现象，因此较少采用。

九、色谱法

色谱法，又称层析法，是分离和鉴定天然药物成分的有效方法之一。色谱技术的应用和发展，不断地推动天然药物各类成分的分离鉴定技术的发展。其原理就是利用混合物中的待分离物对吸附剂吸附能力不同、各组分在互不相溶的两相溶剂之间的分配系数不同以及分子的大小差异或其他亲和作用的差异，进行反复地分配或吸附，从而使混合物中的各组分达到分离。

色谱法的种类很多，根据不同的分类依据，可分为不同色谱法，见表 1-2。

表 1-2 色谱法的分类

依 据	分 类
根据色谱机理不同	吸附色谱、分配色谱、大孔吸附树脂色谱、离子交换色谱、凝胶过滤色谱等
根据操作方式的不同	纸色谱、薄层色谱、柱色谱、毛细管电泳色谱等
根据移动相种类不同	气相色谱、液相色谱、超临界流体色谱等
根据固定相或支持剂种类不同	氧化铝色谱、硅胶色谱、聚酰胺色谱、凝胶色谱等

色谱分离过程具有以下特点：分离体系中有两相，即流动相和固定相，分离过程中流动相连续通过固定相；被分离组分与两相之间的作用力不同而分离。

常用色谱分离方法介绍如下。

1. 柱色谱

柱色谱法是天然药物成分研究中常用的色谱方法之一，也称为柱层析。它是将固定相均匀地加入到一定规格的玻璃柱中，再以适当的洗脱剂洗脱，样品自上而下移动，使结构性质不同的成分达到分离。柱色谱法分离样品量大，大多数情况下为制备性分离。其按原理可分为吸附色谱、分配色谱、凝胶色谱及离子交换色谱等。

（1）吸附柱色谱

① 分离原理　吸附色谱是利用吸附剂对被分离化合物分子的吸附能力的差异，而实现分离的一类色谱。用一定的溶剂系统展开时，由于溶剂与混合物中各组分争夺吸附剂活性表面，因此，发生了吸附与解吸附的过程。解吸附下来的组分与溶剂始终存在着竞争吸附作用，故随即又被吸附剂所吸附。吸附与解吸附的过程一旦开始，就必定贯穿于整个色谱过程，直至色谱结束为止。

不同的化合物由于结构上的差异，展开剂对它们的洗脱能力和在吸附剂上的吸附解吸附性能也是不同的，因而在吸附剂上移动的距离也就不会相同，使各种组分彼此程度不同地被分离。化合物极性越大，越容易被吸附，而越不容易被解吸。

吸附色谱法根据吸附剂与溶剂的存在形式不同可有固-液吸附和固-气吸附两种形式，其中最常用的固-液吸附又可分为物理吸附、化学吸附和半化学吸附。物理吸附无选择性，吸附与解吸是可逆的，速度快，实际应用最多，如采用活性炭脱色即为物理吸附；化学吸附有选择性，吸附牢固，有时甚至是不可逆的。这种方法使用的吸附剂（氧化铝）是经氢氧化铝脱水制成的，有一定碱性，不适合酸性物质的分离，应用得较少。半化学吸附是介于物理吸附与化学吸附之间的一种吸附，因此称为半化学吸附，其吸附力较弱。半化学吸附有一定应用价值。如：聚酰胺与黄酮类、醌类等酚性化合物之间的氢键吸附属于半化学吸附。

② 吸附剂　常用的吸附剂有硅胶、氧化铝、活性炭等。

硅胶是一种中等极性的酸性吸附剂，适用于中性或酸性成分的色谱分离。吸附作用是由于其颗粒表面有很多硅醇基，它可以和许多化合物形成氢键而具有一定的吸附作用，所以硅胶吸附作用的强弱与硅醇基的含量有关。硅醇基还易吸附水分，吸附的水分越多，吸附其他化合物的能力越弱。但当吸水量超过 12%就不能作为吸附剂使用了。当加热到 100～110℃时即可除去绝大多数硅醇基吸附的水分，恢复吸附活力，这一过程称为活化。当温度上升到 500℃时，硅胶表面的硅醇基则脱水缩合转变为硅氧环结构，从而丧失吸附活性。

氧化铝是一种吸附力很强的亲水性吸附剂，有酸性、碱性、中性三种规格。其吸附活性与含水量有关，随着含水量的增加，吸附能力减弱。氧化铝的吸附能力大小，可根据含水量用不同的活度级别来表示，通过活化或去活化的操作得到不同活度级别的氧化铝，一般在 400℃左右加热 6h，即可得Ⅰ～Ⅱ级的氧化铝。

③ 洗脱剂　洗脱剂即流动相，是由一种或几种溶剂按一定比例组成的溶剂系统，在色谱过程中主要作用是解吸作用，故流动相的选择对分离结果影响很大。一般根据被分离成分极性选择流动相。若被分离成分极性大，选择极性大的溶剂作为流动相；若被分离成分极性小，选择极性小的溶剂作为流动相。在使用极性吸附剂时，流动相的极性越大，成分的迁移速度越快，反之越慢。常用流动相极性大小顺序为：石油醚＜苯＜甲苯＜乙醚＜氯仿＜乙酸乙酯＜正丁醇＜丙酮＜乙醇＜甲醇＜水。

洗脱时，从低极性洗脱剂开始，逐步增加洗脱剂极性，使吸附在吸附剂上的组分逐个被分离出来。洗脱规律一般为：化合物的极性越强，吸附剂吸附能力越强，洗脱越慢；吸附剂含水量越大，对化合物的吸附力就越弱；洗脱剂极性越大，洗脱能力越强。

④ 溶剂、吸附剂和被分离化合物之间的关系　应用吸附色谱时，需全面考虑吸附剂、溶剂及被分离成分三者间相互联系又相互制约的关系，选择合适的条件，使达到分离的目的。如果被分离物质的极性较大，可选用活度较低的吸附剂和极性较大的移动相；如果被分离物质的极性较小，可选用活度较高的吸附剂和极性较小的移动相。

⑤ 吸附柱色谱的操作

a. 色谱柱　色谱柱通常用玻璃柱。工业上大型色谱柱可以用金属制造。柱的入口端应该有进料分步器，使进入柱内的流动相分布均匀。有时也可在色谱柱顶端加一层多孔的尼龙圆片或保持一段缓冲液层。柱的底部可以用玻璃棉，也可以用砂芯玻璃板或玻璃细孔板支持固定相，最简单的也可以用铺有滤布的橡皮塞。

b. 装柱　装柱分为干法装柱和湿法装柱两种。干法装柱的操作是：在柱下端加少许棉花或玻璃棉，再轻轻地撒上一层 5mm 厚的干净砂粒，或放置大小合适的玻璃砂芯。打开下口，然后将吸附剂经漏斗缓缓加入柱中，同时轻轻敲动色谱柱，使吸附剂松紧一致，最后，将色谱柱用最初洗脱剂小心沿壁加入，至刚好覆盖吸附剂顶端平面，关紧下口活塞。湿法装柱的操作是：先在吸附剂中加入合适量的色谱最初用洗脱剂调成稀糊状，再把放好棉花、沙子或合适大小的玻璃砂芯的色谱柱下口打开，然后徐徐将制好的糊浆灌入柱子。注意整个操作要慢，不要将气泡压入吸附剂中，而且要始终保持吸附剂上有溶剂，最后让吸附剂自然下沉。当洗脱剂刚好覆盖吸附剂平面时，关紧下口活塞。

c. 上样　上样分干法上样和湿法上样两种。湿法上样的操作是：把被分离的物质溶在少量色谱最初用的洗脱剂中，小心加在吸附剂上层，注意保持吸附剂上表面仍为一水平面，打开下口，待溶液面正好与吸附剂上表面一致时，在上面撒一层细砂，关紧柱活塞。干法上样的操作是：可选用一种对其溶解度大而且沸点低的溶剂，取尽可能少的溶剂将其溶解。在溶液中加入少量吸附剂，拌匀，挥干溶剂，研磨使之成松散均匀的粉末，轻轻撒在色谱柱吸附剂上面，再撒一层细砂。

d. 洗脱　在装好吸附剂的色谱柱中缓缓加入洗脱剂，进行梯度洗脱，各组分先后被洗出。若用 50g 吸附剂，一般每份洗脱液量为 50mL。现多采用薄层色谱或纸色谱定性检查各流分中的化学成分组成。含单一色点的部分用合适的溶剂析晶；仍为混合物的部分进一步寻找分离方法再进行分离。柱色谱操作如图 1-13 所示。

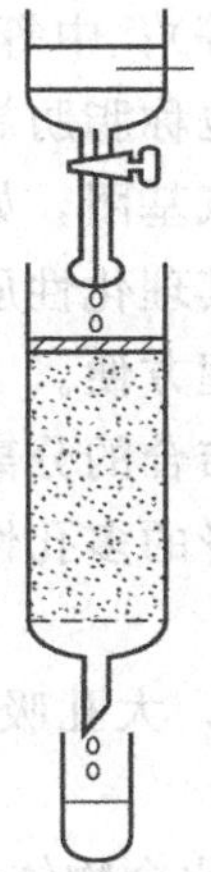

图 1-13　柱色谱操作示意图

（2）分配柱色谱　分配柱色谱是利用样品成分在固定相和流动相之间分配系数的不同而达到分离的一种色谱方法，相当于逆流连续萃取法。所不同的是把其中一种溶剂固定在某一惰性固体物质上，这种惰性固体物质只是用来固定溶剂的，本身没有吸附性，故称为“支持剂”或“载体”，而被支持剂吸附着的溶剂就叫固定相，用来冲洗柱子的溶剂则称为流动相。一般作为固定相的都是极性大的溶剂，如水、缓冲液、甲醇、甲酰胺、丙二醇、甘油等。分配柱色谱可分为正相分配色谱和反相分配色谱。装置同吸附柱色谱。将吸着固定相的支持剂装于柱中，样品溶于少量固定相加入柱上端，以移动相进行洗脱，分别收集。

① 正相分配色谱　以水或亲水性溶剂为固定相、与水不相混溶的有机溶剂为移动相的分配色谱称为正相分配色谱。即固定相极性大于流动相极性，适用于分离水溶性或极性较大的成分，如生物碱、苷类、糖类、有机酸等。一般来讲化合物极性越小，越先流出柱；化合物极性越大，越后流出。

② 反相分配色谱　是用亲脂性溶剂作固定相，极性溶剂作移动相的分配色谱。即固定相极性小于流动相极性，适合于分离脂溶性化合物，如高级脂肪酸、油脂、游离甾体等。化合物极性越大，越先出柱；化合物极性越小，越后出柱。反相分配色谱常用支持剂为改性硅胶。

（3）聚酰胺柱色谱　聚酰胺是由许多酰胺基和非极性脂肪链聚合而成的一类链状高分

子聚合物，由于其分子上存在着很多酰胺基，所以聚酰胺可与酚类的羟基、酸类的羧基、芳香硝基化合物的硝基和醌类的醌基等形成氢键吸附。主要用于酚类、醌类如黄酮类、蒽醌类及鞣质类等成分的分离。

聚酰胺对一般化合物吸附的规律是：化合物中能形成氢键的基团（酚羟基、羧基、羰基等）多，吸附强；成氢键的基团数目相同，处于对位和间位的吸附力强于邻位的；芳香环和双键多，吸附力强。

各种溶剂在聚酰胺吸附柱上的洗脱能力由小到大为：水＜甲醇＜丙酮＜NaOH 液＜甲酰胺＜尿素水液。

（4）大孔吸附树脂　大孔吸附树脂常应用于中药有效成分富集，具有选择性好、机械强度高、再生处理方便、吸附速度快的特点。大孔吸附树脂为白色或淡黄色球形颗粒，粒度多为 20～60 目。大孔吸附树脂可分为：非极性大孔树脂苯乙烯、二乙烯苯聚合物，也称芳香族吸附剂（如 HPD-100、D-101 等）；中等极性大孔树脂聚丙烯酸酯型聚合物，以多功能团的甲基丙烯酸酯作为交联剂，也称脂肪族吸附剂；极性大孔树脂含硫氧、酰胺基团，如丙烯酰胺；强极性大孔树脂含氮氧基团，如氧化氮类。大孔吸附树脂的结构中包含了许多微观小球组成的网状孔穴结构，其理化性质稳定，不溶于酸、碱及有机溶剂，对有机物选择性较好，吸附速度快，再生处理方便。

大孔吸附树脂是吸附性和分子筛性结合的分离材料，吸附性是由范德华力或氢键吸附的结果，分子筛性是由大孔吸附树脂本身的多孔性所决定的。影响大孔吸附树脂分离效果的因素有：

① 化合物分子极性大小　一般来说，大孔吸附树脂的色谱行为具有反相的性质，被分离物质的极性大先流出色谱柱。

② 分子体积大小　在一定条件下，化合物体积越大，吸附力越强。

对于非极性大孔树脂，洗脱剂极性越小，其洗脱能力越强；对中极性大孔树脂及极性较大的化合物，则极性较大的溶剂洗脱力强。一般上样后先用水（或酸、碱水）洗去杂质，然后用不同浓度的含水醇、甲醇、乙醇、丙酮等依次洗脱。如大孔树脂分离人参的操作过程为：人参提取液→通过树脂柱→水洗树脂→70%乙醇洗脱→乙醇洗脱液→回收→人参总皂苷粗品。

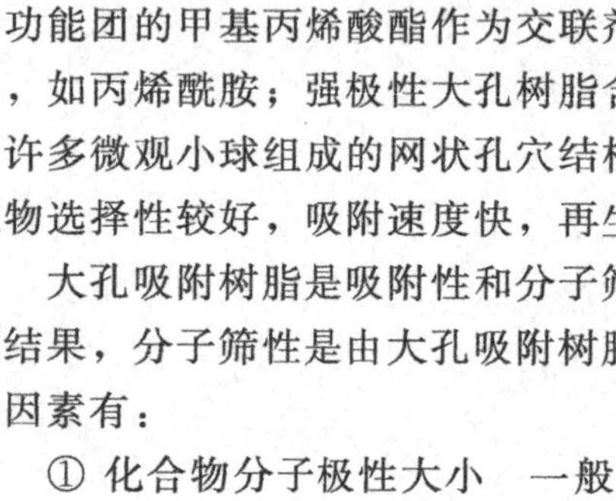

图 1-14　葡聚糖凝胶分离示意图

◯代表凝胶颗粒；●代表小分子物质；○代表大分子物质

（5）凝胶过滤色谱　主要是分子筛作用，根据凝胶的孔径和被分离化合物的分子大小而达到分离的目的。凝胶是具有多孔隙网状结构的固体物质，当混合物溶液通过凝胶柱时，比凝胶孔隙小的分子可以自由进入凝胶内部，受到的阻力增大，流速减慢，故后被洗脱；大分子不能渗入凝胶颗粒内部，随溶剂在颗粒间移动先被洗脱。这样混合物就按分子量由大到小的顺序先后流出并得到分离。如图 1-14 所示。

商品凝胶的种类很多，常用的是葡聚糖凝胶、羟丙基葡聚糖凝胶等。葡聚糖凝胶（Sephadex G）是由葡聚糖（右旋糖酐）和甘油基通过醚桥相交联而成的多孔网状结构，具亲水性，只适合在水中使用。

知识拓展：

Sephadex LH-20：羟丙基葡聚糖凝胶，是在 Sephadex G-25 的羟基上引入羟丙基而成醚状结合态。它既有亲水性又有亲脂性，既可在水性溶剂系统中使用，又可在亲脂有机溶剂系统中使用。

与 Sephadex G 相比，引入羟丙基后分子中羟基的总数不变，但碳原子所占的比例相对增加，因此使用范围扩大。

具有双重色谱性能，主要原理为分子筛作用。

使用有机溶剂系统洗脱时，还有吸附作用，极性相对较小的化合物先被洗脱下来。使用含水溶剂系统时主要为分子筛作用。

(6) 离子交换色谱 离子交换色谱法（ion exchange chromatography，IEC）是利用离子交换树脂为固定相，以适宜的溶剂作为移动相，使溶质按照它们的离子交换亲和力的不同而得到分离的方法。离子交换色谱的固定相一般为离子交换树脂，树脂分子结构中存在许多可以电离的活性中心，待分离组分中的离子会与这些活性中心发生离子交换，形成离子交换平衡，从而在流动相与固定相之间形成分配，固定相的固有离子与待分离组分中的离子之间相互争夺固定相中的离子交换中心，并随着流动相的运动而运动，最终实现分离。

离子交换反应的原理是树脂与被交换成分间同种电荷离子的等当量替代作用。以离子交换树脂为固定相，水或酸水、碱水为流动相，在流动相中的离子性物质与树脂进行交换而被吸附，再用适合溶剂将被交换成分从树脂上洗脱下来即可。中药中的碱性成分可用阳离子交换树脂交换、酸性成分可用阴离子交换树脂交换，然后将交换后的树脂通过调整酸碱环境使吸附物游离，选择适当溶剂将吸附物溶解出即可。由于被交换的混合物成分的酸性或碱性不同而解离度不同，与同一离子交换树脂的交换能力不同而被分离。离子交换色谱的原理可用下式表示：

阳离子交换树脂：$R^-H^+ + BH^+Cl^- \xrightleftharpoons{HCl} R^-BH^+ + H^+Cl^-$

阴离子交换树脂：$R^-OH^+ + RCOO^-Na^+ \xrightleftharpoons{NaOH} R^+RCOO^- + Na^+ + OH^-$

式中，R^-H^+、R^+OH^- 分别代表阳离子和阴离子交换树脂，可交换的基团是 H^+ 和 OH^-。

① 离子交换树脂的分类 根据离子交换树脂中交换离子的性质不同，离子交换树脂分阳离子交换树脂和阴离子交换树脂两大类。阳离子交换树脂又分为强酸性阳离子交换树脂（$—SO_3^-H^+$）和弱酸性阳离子交换树脂（$—COO^-H^+$）；阴离子交换树脂又分为强碱性阴离子交换树脂［$—N^+(CH_3)_3Cl^-$］和弱碱性阴离子交换树脂（$—NH_2$、仲氨基、叔氨基等）。

② 离子交换树脂的结构和性质 离子交换树脂由两部分构成：母核和离子交换基团。母核部分是由苯乙烯通过二乙烯苯交联而成的大分子网状结构，网孔大小用交联度（即加入的交联剂的百分比）来表示。交联度越大，则网孔越小，质地越紧密，在水中不易膨胀；反之亦然。不同交联度适于分离不同大小的分子。离子交换树脂的等级如表 1-3 所示。常见的离子交换基团有：磺酸基（$—SO_3^-H^+$）、$—N^+(CH_3)_3Cl^-$、$—COOH$、$—NH_2$、亚氨基等。离子交换树脂外观为球形颗粒，不溶于水，但可在水中膨胀。

表 1-3 离子交换树脂的等级

等级	阳离子交换树脂	阴离子交换树脂
低交联度	3%～6%	2%～3%
中等交联度	7%～12%	4%～5%
高交联度	13%～20%	8%～10%

2. 薄层色谱

薄层色谱是将固定相均匀地涂在玻璃板上，把欲分离的样品点到薄层板一边，选择适当流动相沿薄层移动进行分离。薄层色谱的操作包括：制板、点样、展开、显色及测定比移值四大步骤。薄层色谱法是一种快速、简便、灵敏的分离检识方法。

(1) 薄层色谱板的制备

① 干法铺板（软板制备） 多用于氧化铝薄层板的制备。在一块儿边缘整齐的玻璃板上，铺上适量的氧化铝，取一合适物品顶住玻璃板右端。两手紧握铺板玻璃棒的边缘，按箭头方向轻轻拉过，一块儿边缘整齐、薄厚均匀的氧化铝薄层即成。

② 湿法铺板（硬板制备） 可用于硅胶、聚酰胺、氧化铝等薄层板的制备，但最常用的是硅胶硬板。为使制成的硅胶板坚硬，要加入黏合剂，用硫酸钙为黏合剂铺成的板称为硅胶 G 板，用羧甲基纤维素钠作黏合剂铺成的板为硅胶-CMC 板。

(2) 点样 用一根玻璃毛细管或点样器，吸取样品溶液，在距薄层一端约 2cm 的起始线上点样，每点间距约 2cm，样品点直径一般小于 0.5cm。注意点样量要适中，太少时，某些成分不能被检出；太多时容易产生拖尾现象，即每个斑点都拉得很长，互相重叠，不能分开。

(3) 展开 展开操作需要在密闭的容器中进行。配好展开剂，将展开剂（一般为 2～10mL）倒入展开缸。放置一定时间，待展开缸被展开剂饱和后，再迅速将薄层板放入，密闭，展开即开始，这样可防止边缘效应产生。另外，注意在薄层板放入展开缸时，切勿使溶剂浸没样品点。当溶剂移动到接近薄层板上端边缘时，取出薄层板，画出溶剂前沿。

薄层色谱有多种展开方式，如上行法、下行法、多次展开、双向展开等，其中以上行法最为常用。上行法是将薄层板垂直或倾斜放置，将展开溶剂加于底部，使之自下向上移运。多次展开和双向展开都可加强分离效果。

(4) 显色及测定比移值 显色也称定位，即用某种方法使经色谱展开后的混合物斑点呈现颜色，以便观察其位置。迅速量出前沿至原点的总长度和原点至各个色斑的长度，依以下公式计算各色点的比移值（R_f）。

$$R_f=\frac{\text{原点至色斑的距离(cm)}}{\text{原点至前沿的距离(cm)}}$$

常见的薄层色谱包括吸附薄层和分配薄层。

吸附薄层色谱是将吸附剂均匀地铺在玻璃板上，把欲分析的样品点加到薄层上，然后用合适的溶剂展开而达到分离、鉴定和定量的目的。该方法不仅对分离鉴定天然产物成分起到了独特的作用，在分析化学、药物化学、染料、农药等领域，均得到广泛的应用。

分配薄层色谱的原理和纸色谱相同。装置及操作与吸附薄层色谱相同，只是铺板用的不是吸附剂而是支持剂。需注意的是，在分配色谱中移动相应先用固定相饱和，否则在展开过程中，移动相流过支持剂就把支持剂上的固定相带走一部分或全部，最后只剩下支持剂，破坏了展开系统。

3. 纸色谱

纸色谱是以滤纸作为支持剂，吸附在滤纸上的水为固定相，用一定的溶剂系统展开而使样品达到分离的一种分配色谱法。纸色谱操作简单，样品用量少，可用于天然药物有效成分的预试验，亦可用于指导分离和化合物纯度判定。基本操作同薄层色谱。

由于天然药物中各成分的类型不同，性质往往也不同，所以选择的色谱法也是不同的。总的来说，对于非极性或极性极小的成分往往考虑用氧化铝或硅胶吸附色谱；而对于极性较大的成分则采用分配色谱或弱吸附剂吸附色谱；对酸性、碱性、两性成分则多采用离子交换色谱，有时也可采用吸附色谱及分配色谱等，如表 1-4 所示。

表 1-4 不同化合物应用色谱方法的选择

化合物的类型		色谱
生物碱类	一般生物碱	硅胶、氧化铝柱色谱
	极性较大的生物碱	分配色谱
	季铵型水溶性生物碱	分配色谱、离子交换色谱
皂苷类、强心苷类		分配色谱、硅胶吸附色谱
挥发油、甾体、萜类		硅胶、氧化铝色谱
黄酮类、鞣质		聚酰胺吸附色谱
有机酸、氨基酸		离子交换色谱、分配色谱、活性炭吸附色谱
蛋白质、多肽、多糖类		凝胶过滤色谱

第三节 天然药物化学成分鉴定

天然药物化学成分是药用动植物在生长过程中积累的化学物质，包括糖类、苷类、醌类化合物、苯丙素类（包括简单苯丙素、香豆素、木脂素）、黄酮类、萜类、挥发油、生物碱类、甾体类、三萜类、鞣质等多种类型，反映了植物科、属、种的特征，具有多种多样的生物活性，是天然药物发挥药效的物质基础。从天然药物中提取分离得到单体成分之后，需要对单体成分的结构进行鉴定，只有在结构明确的基础上，才能进行构效关系、结构改造等进一步的研究工作。因此，天然药物化学成分的结构研究是天然药物化学的一个重要环节。结构研究一般按下面的过程进行。

从天然药物中分离到的活性成分多种多样，许多化合物的结构还很复杂，随着科学技术的进步，特别是紫外光谱（UV）、红外光谱（IR）、质谱（MS）和核磁共振谱（NMR）的相继问世，天然药物化学成分的鉴定方法发生了巨大的变化，结构测定工作趋向于微量化、快速化和准确化。

一、天然药物化学成分的鉴定顺序

对于一种未知天然化合物而言，其结构鉴定的次序为：

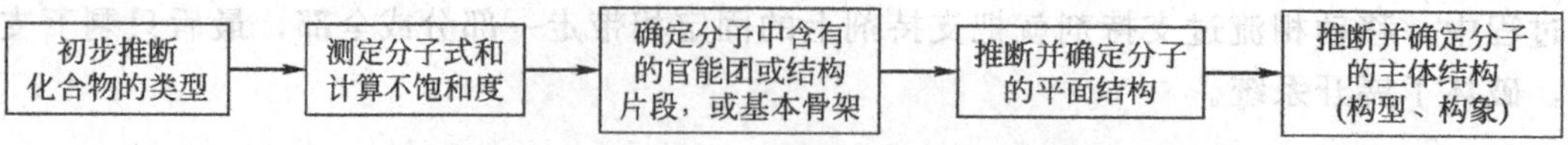

对于一种已知天然化合物而言，其结构鉴定的一般程序是：

（1）测定样品的熔点，与已知品的文献值对照，比较是否一致或接近。

（2）测定样品与标准品的混熔点，看所测定的熔点值是否下降。

（3）将样品与标准品分别点于同一薄层色谱或纸色谱上，比较其 R_f 值是否一致。

（4）测定样品的红外光谱图，与标准品的红外光谱或标准谱图进行比较，看其是否完全一致。

1. 物理常数的测定

获得真正的单体是鉴定和研究结构的前提。纯度不合格，会给结构测定工作带来更大难度，甚至会导致结构测定工作的失败。熔点、沸点、密度、比旋度、折射率等物理常数的测定，都有利于有效物质纯度的确定。对于结晶型的有机物需要测定其熔点、比旋度；如果是液体化合物则需要测定其沸点、相对密度、折射率及比旋度等。

2. 分子式的测定

（1）高分辨质谱（HR-MS）法　目前确定分子式最常用的是质谱法（MS）。高分辨质谱法（HR-MS）不仅可给出化合物的精确分子量，还可以直接给出化合物的分子式。也可通过质谱中出现的同位素峰的强度推定化合物的分子式。得到一个化合物的实验式后，还要进一步用场解吸质谱、快原子轰击质谱或制备衍生物再测定其质谱等方法测定它的分子量，以求得化合物的分子式。高分辨质谱仪可将物质的质量精确测定到小数点后三位，是目前测分子量最精确的方法。例如，表 1-5 中所列 $C_8H_{12}N_4$、$C_{10}H_{12}N_2O$、$C_{10}H_{12}O_2$、$C_{10}H_{16}N_2$ 四种化合物的分子量同为 164，但精确质量并不相同，在高分辨率质谱仪中很容易进行区别。

表 1-5　四种化合物的精确质量

序号	分子式	精确质量/u
1	$C_8H_{12}N_4$	164.1063
2	$C_{10}H_{12}N_2O$	164.0950
3	$C_{10}H_{12}O_2$	164.0837
4	$C_{10}H_{16}N_2$	164.1315

分子式确定后，即可按下式求算分子的不饱和度（以 u 表示）：

$$u=N_{\mathrm{IV}}-\frac{N_{\mathrm{I}}}{2}+\frac{N_{\mathrm{III}}}{2}+1$$

式中，N_{I} 为一价原子（如 H）的数目；N_{III} 为三价原子（如 N、P）的数目；N_{IV} 为四价原子（如 C、Si）的数目。O、S 等二价原子与不饱和计算无关，故不予考虑。

（2）元素分析法　有时化合物的分子离子峰不稳定，难以用 HR-MS 测出，确定分子式需要进行元素定性分析，检查含有哪几种元素，并测定各元素在化合物中所占的百分含量，从而求出化合物的实验式。元素的定性定量分析现在多用自动元素分析仪测定，通过元素分析的方法，确定化合物组成元素的种类和比例，从而求出化合物的分子式。

例如，从刺果甘草根中分得某白色晶体，元素定性分析表明该白色晶体只含 C、H、

O 三元素，元素定量分析的结果如下：C 79.35%，H 10.21%。可知 O 元素的含量＝100%－79.35%－10.21%＝10.44%。三种元素在分子结构中所占比例为：

C：79.35÷12＝6.61

H：10.21÷1＝10.21

O：10.44÷16＝0.65

化合物分子结构中原子个数比为：6.61∶10.21∶0.65＝10.17∶15.71∶1≈10∶16∶1。因此，该化合物实验式为 $C_{10}H_{16}O$，分子式为（$C_{10}H_{16}O$）$_n$，n＝1,2,3…

3. 化合物的结构骨架与官能团的确定

确定化合物分子式后，就需要推断官能团和分子结构。一般需要测定并解析化合物的有关光谱学数据，如该样品的紫外光谱、红外光谱、核磁共振谱和质谱；测定其有关理化常数，如不同 pH、不同溶剂中的溶解度及灼烧实验、化学定性反应等。综合分析所得的信息，并结合文献调研，对化合物的结构类型、基本母核、所含官能团种类及结构中含有的芳环数或双键等进行推导和综合分析，以确定化合物可能含有哪些功能团，具何种母核，属于哪类化合物，从而推定化合物的分子结构。

确定待测样品的分子结构骨架主要依靠各类天然药物化学成分的呈色反应，如羟基蒽醌类化合物通过碱液显色反应检识；黄酮类化合物可用盐酸-镁粉反应、四氢硼钠还原反应等鉴定；强心苷类化合物可利用甾体母核、α,β-五元不饱和内酯环和 α-去氧糖等各种呈色反应的结果综合考虑加以判断；苷类化合物则可以通过各种水解反应，然后再以各种呈色反应及色谱对照，分别鉴定生成的苷元及糖的种类等。官能团的确定可利用样品与某种试剂发生颜色变化或产生沉淀等进行判断。

在进行天然药物化学成分的提取、分离、精制过程中，往往可获得对该化合物的部分理化性质（如酸碱性、极性、色谱行为等）的认识，常可为判断该化合物的基本骨架或结构类型提供重要的参考依据。例如饱和脂肪酸类成分一般呈白色蜡状或片状结晶，极性较小，易溶于亲脂性溶剂，在甲醇等极性溶剂中很容易析出结晶，在硅胶薄层色谱展开时，需要展开剂的极性较小，展开后斑点无荧光，当用含浓硫酸的显色剂显色后烘烤时，显浅蓝色条状斑点，拖尾很严重，若在展开剂中加入少许冰醋酸后再展开，拖尾现象明显改善。

此外，由于同科、同属生物常含有相同或类似的化合物，在进行天然药物化学成分的结构鉴定时，应对文献中有关其原生物或近缘生物成分的报道进行调查，这对于确定化合物的结构骨架会有很大的帮助。

4. 化合物结构式的确定

通过一定的依据判断待测样品可能为已知化合物时，在有对照品的情况下，测定物理常数（包括熔点、沸点、比旋度、折射率和密度等）。如果样品与对照品的物理常数相同，色谱中的 R_f 值相同，则可判定样品与对照品为同一化合物。如果欲鉴定的化合物为文献中记载的物质时，应测定该化合物及衍生物的各种波谱以确定其化学结构。在此基础上，综合运用经典的理化方法和各种波谱法，对单体化学成分进行鉴定或结构测定。此时如已推测出该化合物的结构类型，则应充分查找有关该结构类型、结构确定的最新文献。此外，考察它们的生物合成途径，也有助于确定其化学结构。

近代各种波谱法，在鉴定或确定天然药物化学成分的化学结构中，发挥着极为重要的作用。化合物结构的确定往往是化学分析、仪器分析、植物化学分类学及文献工作的相互配合、综合分析而获得的结果。

二、结构测定常用的波谱分析

紫外光谱、红外光谱、核磁共振谱和质谱等近代波谱技术属于仪器分析的范畴，是测定天然产物成分结构的重要手段，已成为广大药学工作者必须掌握的一门技术。它的优点是所需样品少，分析速度快，结果准确。

1. 紫外光谱

紫外光谱是分子中某些价电子吸收了一定波长（200～400nm）的紫外光，由低能级（基态）跃迁到高能级（激发态）而产生的一种光谱。所吸收能力的大小 ΔE 与化合物键的类型有关，也就是与化合物的结构有关。分别测量特定溶液的吸光度，并用波长对吸光度和摩尔吸光系数作图，得到的图谱就是紫外吸收光谱图（见图 1-15）。

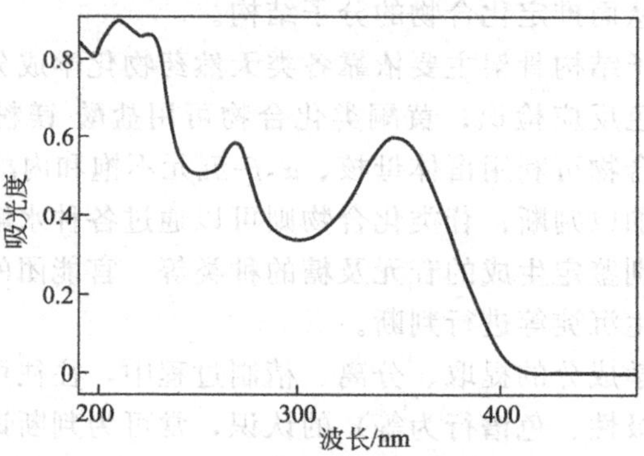

图 1-15 某物质的紫外吸收

紫外光谱在有机化合物结构研究中的应用主要有以下几方面。

（1）确定未知化合物是否含有与某已知化合物相同的共轭体系 当未知化合物与已知化合物（或称模型化合物）的紫外光谱形状一致时，可以认为两者具有相同的共轭体系。若有对照品时，通常将样品与对照品在相同条件下的紫外光谱进行对照，若两个化合物相同，其紫外光谱应完全相同。但要注意，紫外光谱相同，只能反映两者均含有某一特定的共轭体系，分子结构不一定完全相同。若无对照品，可查找有关光谱文献进行核对，此时一定要注意测定溶剂等条件与文献一致。

（2）确定未知结构中的共轭结构单元 紫外光谱是研究不饱和有机化合物结构的常用方法之一。对于确定分子中是否含有某种发色团（即不饱和部分的结构骨架）是很有帮助的，具体方法是：

① 将 λ_{max} 的计算值与实测值进行比较 当用其他物理或化学方法判断某化合物的结构为 A 或 B 时，则可分别计算出 A 和 B 的 λ_{max}，再与实测值进行对照。

② 与同类型的已知化合物 UV 光谱进行比较 结构复杂的有机物，尤其是天然药物化学成分，难以精确地计算出 λ_{max}，故在进行结构分析时，经常将样品的紫外光谱与同类型的已知化合物紫外光谱进行比较。根据该类型化合物的结构——紫外光谱变化规律，判断两者的结构类型是否相同。

相关链接： **发色团和助色团**

发色团是产生紫外可见吸收的不饱和基团，如 C═C、C═O、NO_2 等。

助色团本身是饱和基团（常含杂原子），当连到发色团上时，能使其吸收波长变长或吸收强度增加（或两者兼有），如—OH、—NH_2、—Cl 等。

2. 红外光谱

红外光谱是研究分子运动的吸收光谱，能充分反映功能团与波长的关系，所以对确定未知物的结构非常有用。

采用 2.5～15μm 范围内的不同波长为光源，通过依次照射样品，化合物分子中各种基团选择性地吸收待定波长的电磁波后，产生化学键的振动和转动，从而形成红外吸收光谱。

红外光谱图中的横坐标用波数 σ（cm^{-1}）或波长 λ（μm）表示，纵坐标用百分透光度（T）表示，也有用吸光度（A）表示的。由于纵坐标是百分透光度而不是吸光度，所以红外吸收光谱曲线和紫外吸收光谱曲线的峰是相反的，即红外吸收光谱中的吸收峰，实际是向下的"谷"。波长与频率的关系式如下：

$$\bar{\nu}(cm^{-1})=\frac{10^4}{\lambda(\mu m)}$$

红外吸收光谱是化合物分子结构的客观反映。某个化合物的红外光谱图同它的熔点、沸点等物理常数一样，是该化合物的特征，尤其是有机化合物的红外吸收峰多达几十个，就如人的指纹彼此各不相同。因此，用来研究天然产物成分的结构既简便迅速又可靠，应用十分广泛。应用红外光谱测定分子中的基团，是利用各基团的特征吸收峰所出现的波长、强度和形状来判断的。具有不同功能团和化学键的化合物的 IR 吸收特征是不同的。这为未知成分化学结构的推测与确定，提供了极有价值的资料。

关于吸收峰位置与分子结构的关系，已总结了一些规律，通常将红外光谱图划分为九个区段（见表 1-6）。根据表中的数据，可了解化合物红外光谱的特征；反之，也可根据红外光谱特征，初步推测化合物中可能存在的特征基团，为进一步确定化合物的结构提供信息。

表 1-6 红外光谱的九个重要区段

区段	波长/μm	波数/cm^{-1}	基团及振动类型
1	2.7～3.3	3700～3000	ν_{OH},ν_{NH}
2	3.0～3.3	3300～3000	ν ═CH(—C≡C—H、—C═C—H、Ar—H)
3	3.3～3.7	3000～2700	νCH(CH_3、CH_2、CH、CHO)
4	4.2～4.9	2400～2100	νC≡C,νC≡N
5	5.3～6.1	1900～1650	νC═O(酸酐、酰氯、酯、醛、酮、羧基、酰胺)
6	5.9～6.2	1675～1500	νC═C,νC═N
7	6.8～7.7	1475～1300	δCH
8	7.7～10.0	1300～1000	νC—O(酚、醇、醚、羧酸)
9	10.0～15.4	1000～650	γ ═CH(烯氢、芳氢)

3. 核磁共振谱

核磁共振是具有磁矩的原子核（如^{1}H、^{13}C）在磁场作用下，以射频进行照射，产生能级跃迁而获得的共振信号。记录吸收信号强度，对应其吸收频率作图所得的图谱即为核磁共振谱。

核磁共振谱中最常用的有氢谱（^{1}H NMR）和碳谱（^{13}C NMR）。

（1）氢核磁共振谱　又称质子核磁共振谱，此谱所提供信息有^{1}H的类型、^{1}H的数目及相邻原子或原子团情况，对于天然药物成分的结构测定具有非常重要的意义。

（2）碳核磁共振谱　^{13}C NMR谱比^{1}H NMR谱作用更大，^{13}C NMR谱图没有积分曲线，但^{13}C的化学位移比^{1}H大得多，并且^{13}C核与直接相连的^{1}H核也会发生偶合作用。在决定天然药物化学成分（也叫碳化合物）结构时，与^{1}H NMR相比，^{13}C NMR无疑更为重要。碳谱和氢谱的相互补充，已成为研究天然产物化学成分结构不可缺少的工具。

解析核磁共振图谱一般可按下述步骤进行：首先观察可以区分的吸收峰及其化学位移，根据化学位移推测该峰可能归属的化学结构；然后通过比较偶合常数，找出自旋偶合裂分的吸收峰，考察发生相互偶合的核之间的氢原子数目；再由积分曲线计算出相应吸收峰的原子数目；并观察峰的形状，确定基团与基团之间的关系，推测化合物的结构；最后结合化合物的理化性质及IR、UV、MS等结果确定化合物的结构式，必要时可与化合物的标准NMR谱比较核实。

相关链接：　　　　自旋偶合

自旋偶合又称自旋干扰。在核磁共振图谱中，两种核的自旋引起能级分裂的相互干扰，叫做自旋偶合。它是通过化学键传递的，一般只考虑相隔两个或三个键的两个核之间的偶合，相隔四个或四个以上的单键的偶合基本为零。由自旋偶合所引起的谱线增多现象叫自旋分裂。

4. 质谱

化合物的分子受到高能量电子流撞击失去一个电子而成为带正电荷的离子，电离后分子在高能电子撞击后又再碎裂成不同质量的碎片离子，这些离子在电场和磁场的作用下，按质量大小排列成谱，记录下来的图谱即为质谱。用质谱来测定分子式和相对分子质量是目前最快速和最准确的方法，同时也是研究有机分子结构强有力的工具之一。

在研究天然药物化学成分结构时，应根据待测成分的性质选择合适的质谱类型。极性较小的化学成分，如结构中不含糖基的苷元结构、脂肪酸等成分，可选择EI-MS，可以得到强的分子离子峰$[M]^+$，且常为基峰，从而得到化合物的分子量，无需做成衍生物即可进行测定。

对于极性大、难以气化及对热不稳定的化学成分，如苷类化合物，在EI-MS中往往看不到分子离子峰，须制成甲基化、乙酰化或三甲基硅烷化等适当的衍生物，才能在EI-MS中观察到分子离子峰。对于这类极性大、难以气化及对热不稳定的化学成分，可以使用场解吸质谱（FD-MS）、快原子轰击质谱（FAB-MS）及电喷雾质谱（ESI-MS）等软电离质谱技术，能够直接进行测定，且能获得很强的分子离子峰$[M]^+$或准分子离子峰，若是苷类化合物，还能同时获得有关苷元及糖基部分的重要结构信息，为苷类化合物的结构确定提供了重要的依据。

由于质谱法样品用量少，提供信息多，尤其是色谱-质谱联用系统的出现，使质谱分析法在有机化合物结构分析中占有更重要的地位。目前，质谱分析法正广泛应用于化学、化工、石油、半导体、医药卫生、环境科学等各方面，并已成为化合物结构测定非常重要的工具。

学习要点： 提取是天然药物化学研究的重要开端，在进行提取工作之前需要对药材进行适当的预处理，同时最关键的问题是需要根据所要提取目标成分的特性选择合适的溶剂和提取方式，才有利于下一步分离工作的开展。天然药物化学成分的提取方法有溶剂提取法、水蒸气蒸馏法、升华法、超临界流体萃取、超声波提取等。其中溶剂提取法是目前最常用、最经典的提取方法，具体分为浸渍法、渗漉法、煎煮法、回流提取法、连续回流提取法等，其中提取效率最高的是连续回流提取法。

天然药物有效成分的分离方法有系统溶剂分离法、两相溶剂萃取法、结晶法、沉淀法、升华法及各类色谱分离法（吸附色谱、分配色谱、凝胶过滤色谱、离子交换色谱、大孔吸附树脂法等）等。只有熟悉这些分离方法的原理、应用、操作技术，才能根据分离目的选择不同的分离方法。

分离得到的化合物需要进行纯度检查和结构确定。已知物可以通过与对照品进行理化性质、色谱特征的比较进行确认；未知物则需将化学分析、仪器分析及文献工作相互配合、综合分析而获得结果，紫外光谱、红外光谱、核磁共振谱和质谱等近代波谱技术是测定天然产物成分结构的重要手段。

目标检测

一、单项选择题（每个题对应 5 个选项，每题只选择一个最佳答案）

1. 下列溶剂的极性由大到小排列的是（　　）。

A. 乙醇＞乙醚＞乙酸乙酯　　B. 水＞乙醇＞甲醇

C. 乙醇＞乙酸乙酯＞甲醇　　D. 丙酮＞乙醇＞石油醚

E. 乙醇＞乙醚＞石油醚

2. 属于亲脂性有机溶剂的是（　　）。

A. 乙醇　　B. 乙酸乙酯　　C. 甲醇

D. 丙酮　　E. 水

3. 下列提取方法不需要加热的是（　　）。

A. 渗漉法　　B. 升华法　　C. 回流提取法

D. 连续回流法　　E. 水蒸气蒸馏法

4. 影响溶剂提取的关键因素是（　　）。

A. 药材粉碎度　　B. 提取温度　　C. 浓度差

D. 溶剂的选择　　E. 提取方式

5. 下列提取方法需要用到索氏提取器的是（　　）。

A. 连续回流提取法　　B. 回流提取法　　C. 水蒸气蒸馏法

D. 升华法　　E. 渗漉法

6. 两相溶剂萃取法的原理是利用混合物中各成分在两相溶剂中的（　　）。

A. 相对密度不同　B. 分配系数不同　C. 分离系数不同

D. 萃取常数不同　E. 介电常数不同

7. 煎煮法不宜使用的器皿材质是（　）。

A. 搪瓷器　B. 陶瓷器　C. 砂器

D. 铝器　E. 不锈钢器

8. 原理为氢键吸附的色谱是（　）。

A. 离子交换色谱　B. 氧化铝色谱　C. 聚酰胺色谱

D. 硅胶色谱　E. 凝胶过滤色谱

9. 可将天然药物水提液中的亲水性成分萃取出来的溶剂是（　）。

A. 乙醚　B. 乙酸乙酯　C. 丙酮

D. 正丁醇　E. 乙醇

10. 用石油醚作为溶剂，主要提取出的中药化学成分是（　）。

A. 糖类　B. 氨基酸　C. 苷类

D. 油脂　E. 鞣质

11. 纸色谱表述正确的是（　）。

A. 吸附色谱，固定相为纸纤维　B. 分配色谱，固定相为水

C. 分配色谱，固定相为纸纤维　D. 吸附色谱，固定相为水

E. 吸附色谱，固定相为大孔吸附树脂

12. 结构式测定，一般不用下列哪种方法？（　）

A. 紫外光谱　B. 红外光谱　C. 可见光谱

D. 核磁共振光谱　E. 质谱

13. 下列哪种方法不可以用于固体化合物的纯度检查？（　）

A. 测定熔点　B. 测定沸点　C. 用 TLC 检查

D. 用高效液相色谱　E. 晶体应有一定的晶型

14. 下列溶剂哪种能与水混溶？（　）

A. 石油醚　B. 乙酸乙酯　C. 氯仿

D. 丙酮　E. 甲醇

15. 下列哪种提取方法不适合用有机溶剂提取？（　）

A. 煎煮法　B. 渗滤法　C. 回流提取法

D. 索氏提取法　E. 超临界流体萃取法

16. 某化合物用三氯甲烷在缓冲纸色谱上展开，其 R_f 值随 pH 增大而减小，这说明它可能是（　）。

A. 酸性化合物　B. 碱性化合物　C. 中性化合物

D. 两性化合物　E. 不确定

17. 化合物进入硅胶柱色谱，选择适宜的流动相洗脱，（　）化合物先从柱子流出。

A. 极性大的先流出　B. 极性小的先流出　C. 分子大的先流出

D. 分子小的先流出　E. 不能形成氢键的先流出

18. 植物的醇提浓缩液中加入水，可沉淀（　）。

A. 蛋白质　B. 氨基酸　C. 糖

D. 树脂　E. 树胶

19. 索氏提取回流法与常用回流提取法相比，其优越性是（　）。

A. 节省时间且效率高　　B. 节约溶剂且效率高

C. 受热时间短　　D. 提取装置简单

E. 适合有机溶剂提取

20. 超临界流体萃取法适合于提取（　　）。

A. 极性大的成分　　B. 极性小的成分　　C. 有升华性的成分

D. 有酸性的成分　　E. 离子型化合物

二、多项选择题（每个题对应 5 个选项，可选多个选项）

1. 较常用聚酰胺色谱分离的成分有（　　）。

A. 酚类　　B. 蒽醌类　　C. 黄酮类

D. 苷和苷元　　E. 木脂素类

2. 吸附色谱的三要素为（　　）。

A. 吸附剂　　B. 交换树脂　　C. 被分离物质

D. 葡聚糖凝胶　　E. 溶剂

3. 薄层色谱的操作步骤包括（　　）。

A. 制板　　B. 洗脱　　C. 点样

D. 展开　　E. 显色及计算 R_f 值

4. 乙醇作为溶剂提取天然药物中，叙述正确的是（　　）。

A. 能与水任意混溶　　B. 对天然药物的细胞穿透力强

C. 提取的有效成分比较全面，毒性低，价格便宜

D. 易燃，有毒，价格贵，设备要求高　　E. 易挥发，提取液易浓缩成浸膏

5. 根据色谱机理不同可将色谱分为（　　）。

A. 吸附色谱　　B. 分配色谱　　C. 大孔吸附树脂色谱

D. 离子交换色谱　　E. 凝胶过滤色谱

6. 通过在第一相溶剂中加入另一种溶剂从而改变整个溶剂体系的极性，使部分物质沉淀而达到分离的方法有（　　）。

A. 水提醇沉法　　B. 酸提碱沉法　　C. 醇提水沉法

D. 醇提丙酮沉法　　E. 醇提醚沉法

7. 下列溶剂极性由强到弱顺序正确的是（　　）。

A. 甲醇＞乙醇＞乙醚　　B. 水＞乙酸乙酯＞乙醇

C. 水＞丙酮＞石油醚　　D. 乙醇＞氯仿＞石油醚

E. 水＞乙酸乙酯＞正丁醇

8. 应用两相溶剂萃取法对物质进行分离，要求（　　）。

A. 分子大小不同两种物质达到分离　　B. 两种溶剂不能任意互溶

C. 物质在两相溶剂中的分配系数不同　　D. 加入一种溶剂可使物质沉淀析出

E. 两种溶剂可任意互溶

三、简答题

1. 天然药物化学常用提取溶剂按极性由小到大如何排序？将亲水性有机溶剂和亲脂性有机溶剂归纳分类。

2. 溶剂提取法的原理是什么？有哪几种溶剂提取法？

3. 简述薄层色谱的操作步骤。R_f 值如何计算？

4. 简述柱色谱的操作步骤。

5. 简述确定化合物分子量和分子式的方法。

6. 在研究天然药物化学成分结构中，IR 光谱有何作用？

7. 在制备结晶时，如果没有晶体析出，该如何处理？

8. 分离天然药物成分常用的色谱方法有哪些？分别适用于哪些类别化合物的分离？各自最常用的洗脱剂及洗脱顺序是什么？

（陈 霞 陈 剑 卞庆亚）

第二章 糖与苷类

学习目标

1. 掌握糖和苷的结构与分类。
2. 熟悉糖的化学性质、苷键的各种裂解反应、糖和苷的提取分离方法。
3. 了解糖和苷的鉴定方法。

糖是植物初生代谢产物，以糖为基础物质，进而可合成植物中绝大部分成分。它与核酸、蛋白质、脂质一起被称为生命活动必需的四大类化合物。按照其聚合程度不同，可分为单糖、低聚糖和多糖等。天然药物中常见的多糖有淀粉、菊糖、果胶、树胶、黏液质和甲壳素等，多糖大多无生物活性，通常作为杂质除去，随着研究的深入，近年来发现许多天然药物中的多糖具有重要的生物活性和治疗作用，如香菇多糖、灵芝多糖、猪苓多糖等具有抗肿瘤作用；银耳多糖有保肝作用；黄芪多糖和人参多糖具有增强免疫作用等。多糖作为活性成分已引起国内外医药界广泛的重视。苷类又称配糖体，是由糖或糖的衍生物，如氨基糖、糖醛酸等，与另一非糖物质（称苷元或糖苷配基）通过糖的半缩醛或半缩酮羟基与苷元脱水形成的一类化合物。

第一节 糖 类

一、糖的结构类型

1. 单糖的立体构型

19 世纪末，Fischer 用近十年时间确定 8 种 D-己醛糖和 4 种 D-戊醛糖的空间构型。其测定葡萄糖（简称 Glc）分子的绝对构型为：2*R*，3*S*，4*R*，5*R*。糖结构用 *R* 或 *S* 构型命名累赘不便，常用相对构型表示，以甘油醛为构型标准，规定分子中离羰基最远手性碳原子上羟基在右侧的为 D 型，在左侧的为 L 型。

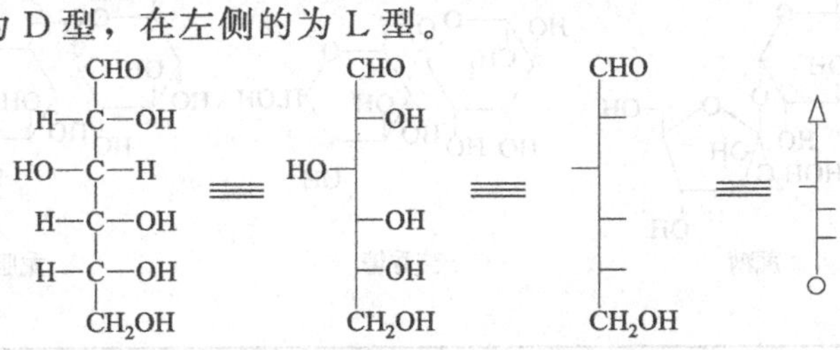

另一种表示法是 Haworth 式——氧环构型表示法。Haworth 提出葡萄糖环状构型表示方法如下：

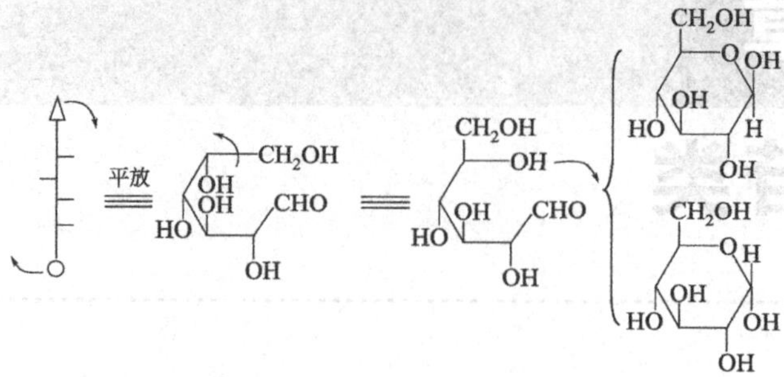

实际对糖的命名，往往结合相对构型和 Haworth 式构型，如 α-D-(+)葡萄糖、β-D-(+)葡萄糖等。

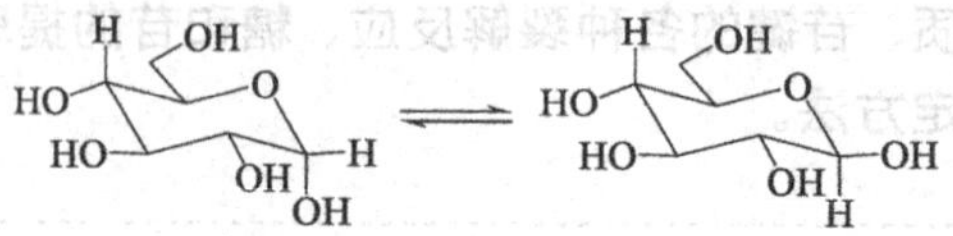

α-D-(+)葡萄糖　　β-D-(+)葡萄糖

2. 糖的结构类型

按结构中糖分子个数，分为单糖、低聚糖和多糖三类。单糖以五碳糖、六碳糖最多；低聚糖由 2～9 个单糖分子聚合而成；多糖由 10 个以上单糖分子聚合而成。糖的结构类型与实例参见表 2-1。

表 2-1　糖的结构类型与实例

结构类型	实例			
单糖类（有醛糖、酮糖、氨基糖、去氧糖、糖醛酸、糖醇等类型）	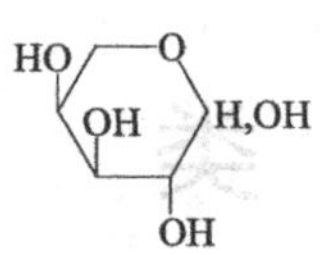 L-阿拉伯糖	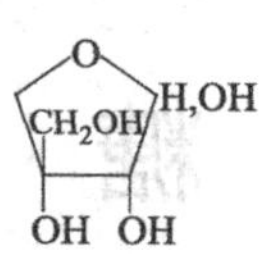 D-芹糖	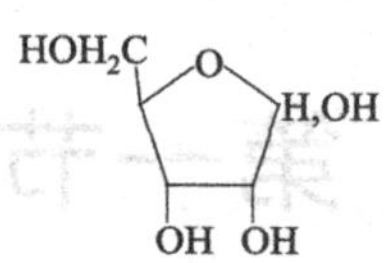 D-核糖	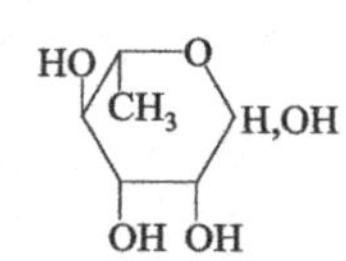 L-鼠李糖
	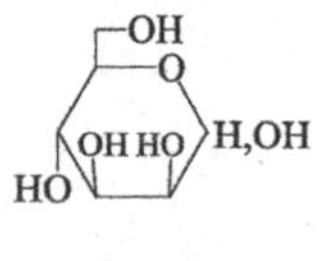 D-甘露糖	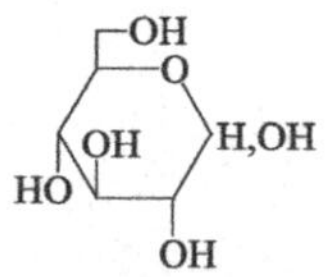 D-葡萄糖	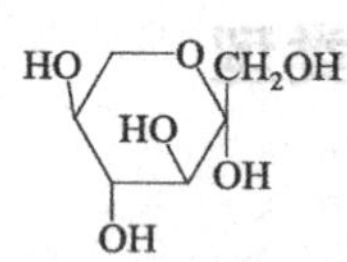 L-山梨糖	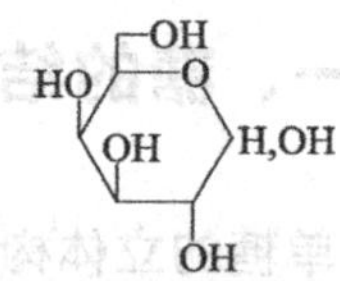 D-半乳糖
低聚糖（二糖、三糖、四糖等）	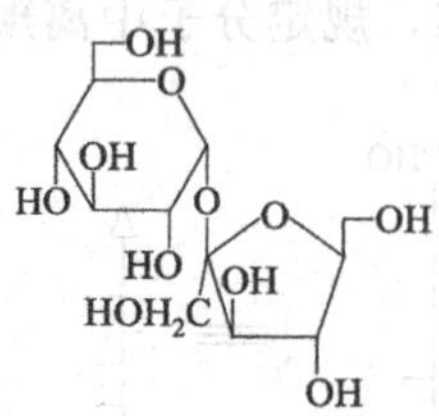 蔗糖	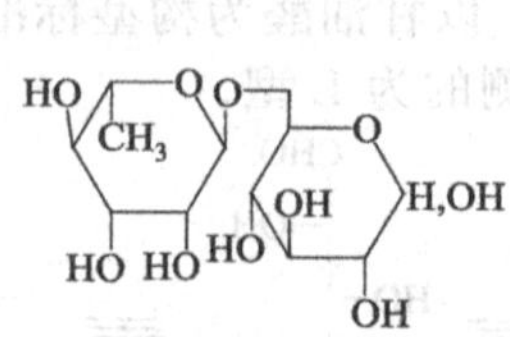 芸香糖	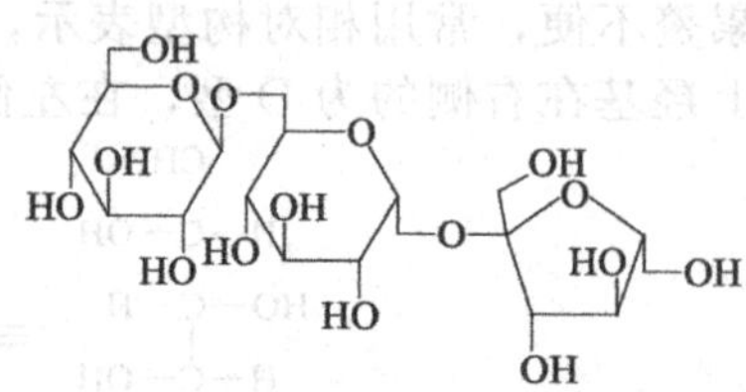 龙胆三糖	

续表

结构类型	实 例
多糖（淀粉、菊糖、果胶、树胶、黏液质、甲壳素等）	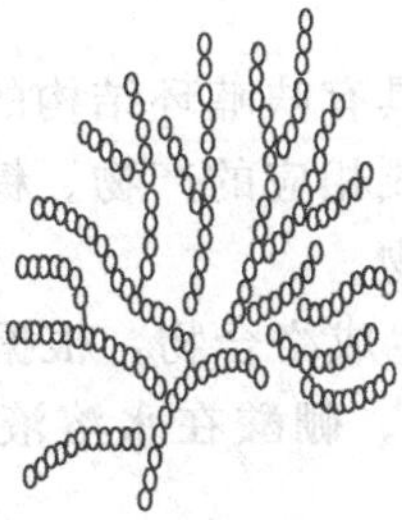 支链淀粉 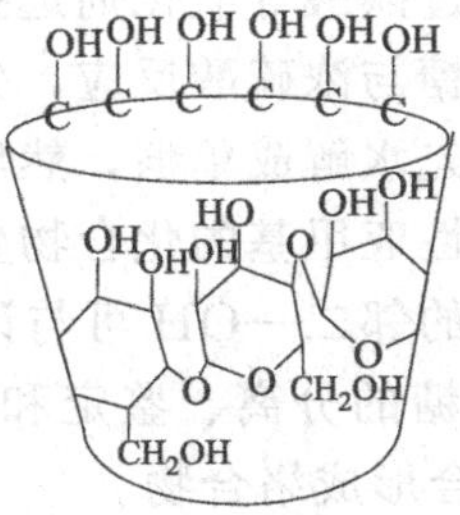 环糊精 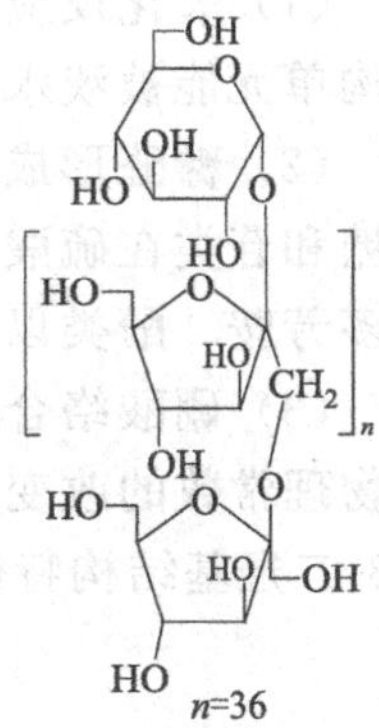 菊糖

(1) 单糖　已经发现的单糖有200多种，从三碳到八碳都有，但以五碳糖和六碳糖最多，多数单糖在生物体中呈结合状态，只有少数单糖如葡萄糖、果糖等以游离态存在。

(2) 低聚糖　目前获得的低聚糖并非是生物体内的游离物质，而是多糖或苷的酶或酸水解产物，在低聚糖结构中除常见的单糖外，还常插入糖的衍生物如糖醇、氨基糖、糖醛酸等。根据是否含有游离的醛基或酮基又可分为还原性糖和非还原性糖。

(3) 多糖　多糖一般是由10个以上单糖分子聚合而成的高分子物质，无一般单糖的性质。天然药物中常见的多糖有淀粉、菊糖、果胶、树胶、黏液质和甲壳素等。

拓展提高：

目前，海洋多糖正以其丰富多彩的生物活性和结构的多样性，成为多糖研究中崛起的一个具有诱人前景的研究领域，如琼脂多糖、角叉藻聚酯（卡拉胶）、褐藻胶（海带多糖）等在生化、医学上作为培养基、悬浮剂和乳化剂，并具有抗凝血、降血脂、止血等作用。从虾、蟹等外壳中提取的甲壳质、甲壳胺等多糖，具有预防血栓、降血脂等作用。

二、糖的理化性质

1. 单糖的物理性质

单糖常为无色结晶，味甜，有吸湿性。极易溶于水，不溶于乙醚、氯仿等脂溶性溶剂。单糖分子中有手性碳原子，故有旋光性。

低聚糖与单糖类似，通常为无色结晶，部分糖味甜。易溶于水，难溶或不溶于脂溶性溶剂。易被酶或酸水解成单糖而具旋光性。

多糖多为无定形粉末，无甜味。难溶于水，在水中溶解度随分子量增大而降低。易被酶或酸水解而产生低聚糖或单糖。

2. 糖的化学性质

（1）氧化反应　单糖具有还原性、其分子的醛（酮）基、伯醇基、仲醇基和邻二醇基结构单元能被溴水、硝酸、过碘酸等氧化剂选择性氧化。

（2）糠醛形成反应　单糖与浓硫酸反应，失水生成具有呋喃环结构的糠醛衍生物。而多糖和苷类在硫酸作用下首先水解成单糖，然后脱水生成相应的产物。糠醛衍生物可以和许多芳胺、酚类以及具有活性亚甲基的化合物生成缩合物。

（3）硼酸络合反应　糖的邻二—OH 可与许多试剂生成络合物，根据生成络合物的某些物理常数的改变，可用于糖的分离、鉴定和构型推定。硼酸在水溶液中与邻二羟基或1,3-二羟基结构特征的糖络合形成络合物。

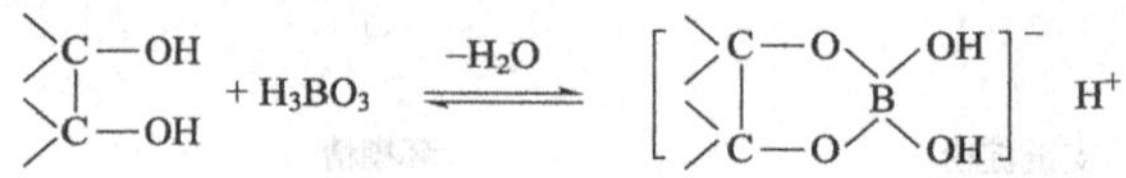

第二节　苷　类

一、概述

苷类是糖或糖的衍生物与另一非糖物质通过糖端基碳原子连接而成的一类化合物，又称为配糖体。非糖部分称为苷元或配基。

在自然界中，由于各类天然成分均可以和糖结合成苷。因此，苷类分布广泛，是普遍存在的天然产物，尤以高等植物分布最多。如黄酮苷在近 200 个科的植物中都有分布；强心苷主要分布于玄参科、夹竹桃科等十多个科。对大多数天然药物来说，苷类成分主要分布于根及根茎中，如三七的根和根茎中含皂苷量最高。

二、苷的结构与分类

1. 苷的结构

大多数苷类是由糖的半缩醛羟基与苷元上羟基脱水缩合而成的，苷在稀酸、酶的作用下也容易断裂，水解成苷元和糖。

$$\text{糖—OH} + \text{HO—R} \xrightarrow{-H_2O} \text{糖—OR} \xrightarrow[+H_2O]{H^+} \text{糖—OH} + \text{HO—R}$$

苷类是由糖或糖的衍生物与苷元脱水缩合而成，苷元上形成苷键以连接糖的原子，称为苷键原子或苷原子。苷键原子以氧原子多见，也有硫原子、氮原子等。与苷元连接成苷的低聚糖多数由 2～4 个单糖组成。苷类结构中最常见的单糖是 D-葡萄糖，此外，还有 L-阿拉伯糖、D-木糖、D-葡萄糖醛酸、D-洋地黄毒糖等。

2. 苷的分类

苷的结构分类通常按苷键原子不同，分为氧苷、碳苷、硫苷和氮苷，见表 2-2。

表 2-2 苷的结构类型

结构类型	活性成分	来源	生物活性
	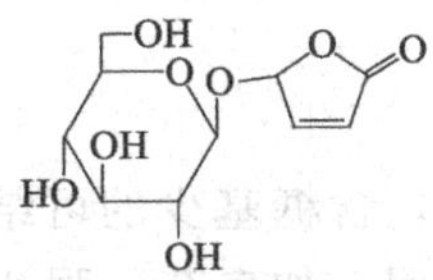 毛茛苷	来源于毛茛科植物毛茛的干燥全草	抗菌杀虫，抗心肌肥厚作用
氧苷(可分为醇苷、酚苷、氰苷、酯苷、吲哚苷等)	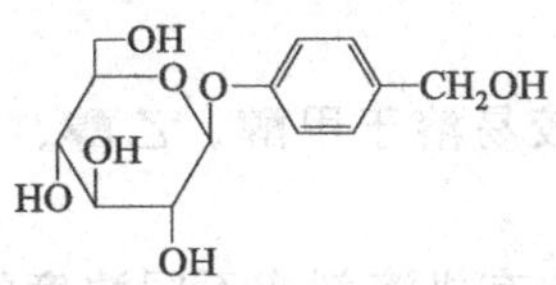 天麻苷	来源于兰科植物天麻的干燥块茎	治疗肝阳上亢引起的头痛
	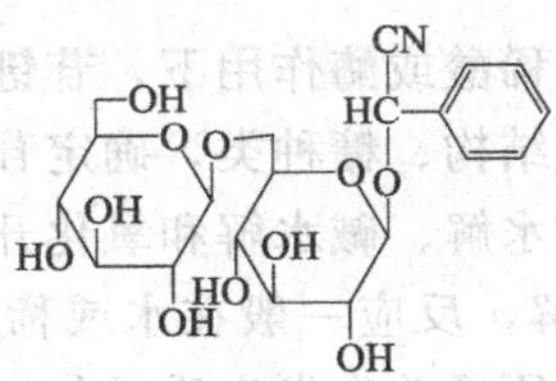 苦杏仁苷	来源于蔷薇科山杏、西伯利亚杏、东北杏的干燥成熟种子	镇咳、平喘作用
硫苷	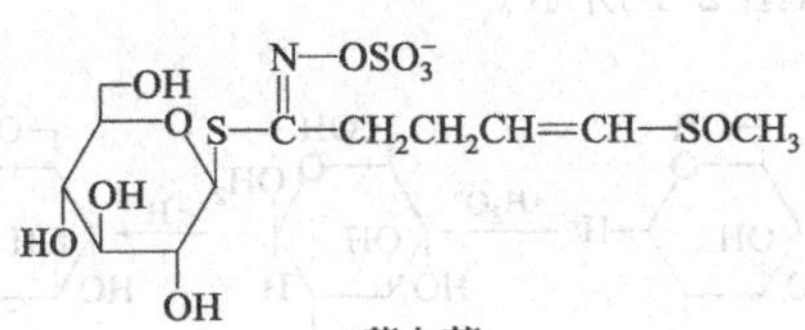 萝卜苷	来源于十字花科植物萝卜的干燥成熟种子	抗真菌作用
氮苷	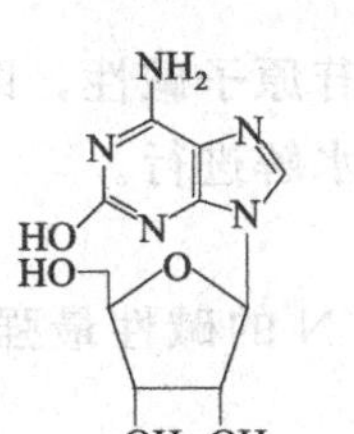 巴豆苷	来源于大戟科植物巴豆树的干燥成熟果实	促进胃肠蠕动、抗肿瘤作用
碳苷	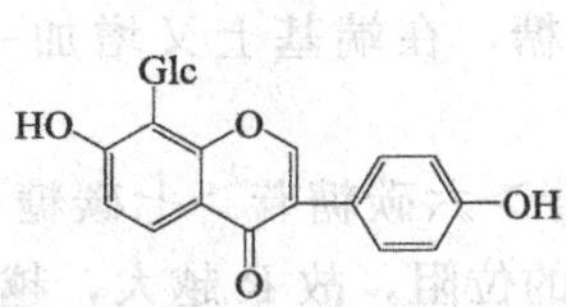 葛根素	来源于豆科植物葛和野葛的根	扩张冠状动脉，增加冠脉流量作用

三、苷的理化性质

1. 物理性质

（1）性状　苷类一般为无定形粉末状固体，含糖基少的可结晶；多具有吸湿性。

（2）刺激性　有些苷类对黏膜具有刺激作用，如皂苷、强心苷等。

（3）旋光性　苷类多具有旋光性，多为左旋。如果水解后生成的糖是右旋，则混合物也呈右旋光性。

（4）溶解性

① 苷　苷类极性较大，亲水性增强，较易溶于甲醇、乙醇、含水正丁醇等极性较大的有机溶剂。

② 苷元　苷元极性较小，易溶于亲脂性有机溶剂或不同浓度的醇。

2. 化学性质

（1）苷键裂解　苷键具有缩醛结构，在稀酸或酶作用下，苷键发生断裂，水解成为苷元和糖。通过苷键裂解反应有助于了解苷元结构、糖种类，确定苷元与糖、糖与糖之间的连接方式。苷键裂解方法主要有酸水解、酶水解、碱水解和氧化开裂等。

① 酸催化水解　苷键易被稀酸催化水解，反应一般在水或稀醇中进行，所用酸有盐酸、硫酸、乙酸和甲酸等。其机理是：苷键原子首先发生质子化，然后苷键断裂生成苷元和糖的阳碳离子中间体，在水中阳碳离子经溶剂化，再脱去氢离子而形成糖分子。以氧苷中葡萄糖苷为例，说明其反应历程，如图 2-1 所示。

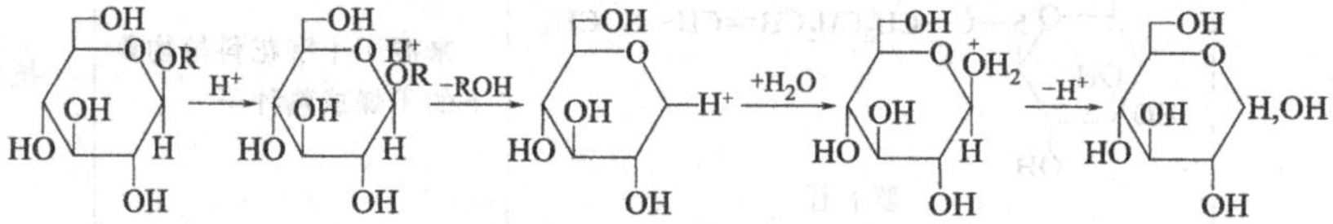

图 2-1　阳碳离子的形成机理

从反应机理可以看出，酸催化水解难易与苷原子碱性，即苷原子上电子云密度及其空间环境有密切关系，促进苷原子质子化有利于水解进行。

苷类酸水解按由易到难顺序有以下规律：

a. *N*-苷＞*O*-苷＞*S*-苷＞*C*-苷　其原因是 N 的碱性最强，最易质子化；碳上无共用电子时，几乎无碱性，最难质子化。

b. 呋喃糖苷＞吡喃糖苷　由于五元呋喃环是平面结构，各取代处于重叠位置比较拥挤，酸水解时形成的中间体使拥挤状态有所改善，环张力减少，使水解较容易。

c. 酮糖苷＞醛糖苷　酮糖多数为呋喃糖，在端基上又增加一个—CH_2OH 大基团，增加呋喃环的拥挤状况，使水解较容易。

d. 吡喃糖苷：五碳糖苷＞甲基五碳糖苷＞六碳糖苷＞七碳糖苷＞糖醛酸苷　吡喃糖苷中由于 C5-R 会对质子进攻苷键造成一定的位阻，故 R 越大，越难水解。

e. 2,6-去氧糖苷＞2-去氧糖苷＞6-去氧糖苷＞2-羟基糖苷＞2-氨基糖苷　由于氨基和羟基均可与苷键原子争夺质子，特别是 2-NH_2 和 2-OH 糖，当 2 位被质子化后使端基碳原子的电子云密度降低，不利于苷键原子的质子化，故氨基糖苷最难水解。

② 碱催化水解　由于苷键属缩醛结构，对稀碱较稳定，不易被碱催化水解，故苷很少用碱催化水解。但酯苷、酚苷、烯醇苷和β位吸电子基团的苷类易为碱催化水解。

③ 酶催化水解　对难水解或不稳定苷，酸水解使苷元脱水、异构化，而酶水解条件温和（30～40℃），不会破坏苷元结构，可得到真正苷元。酶具有高度专属性，如麦芽糖酶是一种α-苷酶，它只能使α-葡萄糖苷水解；苦杏仁酶是β-苷酶，它主要水解β-葡萄糖。苷类酶解还产生部分次生苷，可获知糖的类型、苷键及糖苷键构型、连接方式等信息。

④ 乙酰解反应　常用乙酰解反应开裂一部分苷键，再用薄层或气相色谱鉴定水解产物中乙酰化单糖和乙酰化低聚糖，推断多糖苷中糖与糖之间连接位置。反应试剂为乙酸酐与酸混合液，常用的酸有硫酸、高氯酸或 Lewis 酸（如氯化锌、三氟化硼等）。其反应有如下特点。

a. 操作简单　将苷溶于乙酸酐与冰醋酸混合液中，加入 3%～5%浓硫酸，室温下放置1～10天，再将反应液倒入冰水，以碳酸氢钠中和至 pH3～4，再用氯仿萃取出乙酰化糖，最后通过柱色谱分离可获得乙酰化单糖或低聚糖，结合 TLC 进行鉴定。

b. 反应速率与糖苷键位置有关　二糖乙酰解一般以 1→6 苷键最易断裂，其次为 1→4 苷键和 1→3 苷键，而以 1→2 苷键最难开裂。如图 2-2 所示，某五糖苷其分子中有 D-木糖、D-葡萄糖、D-鸡纳糖和 D-葡萄糖-3-甲醚，用乙酸酐-氯化锌乙酰解后，TLC 检出四乙酰木糖和四乙酰鸡纳糖，与标准品对照，可推测苷分子中糖的连接方式。

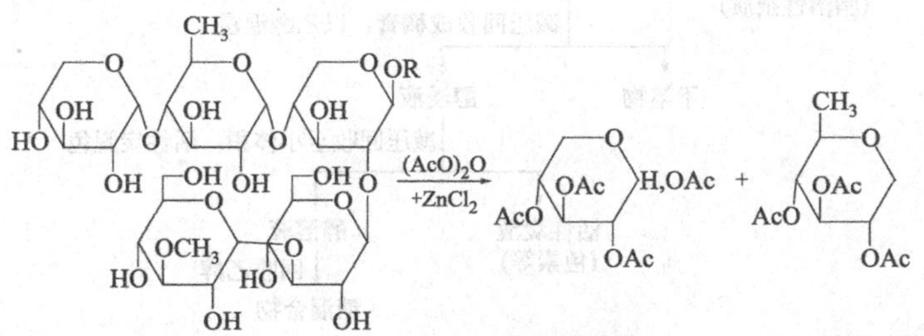

图 2-2　五糖苷水解过程

⑤ 氧化开裂反应　常用 Smith 降解法处理，先用过碘酸氧化糖苷，使之生成二元醛以及甲酸，再用四氢硼钠还原成相应的二元醇，在室温下与稀酸作用可水解成苷元、多元醇和羟基乙醛等产物。

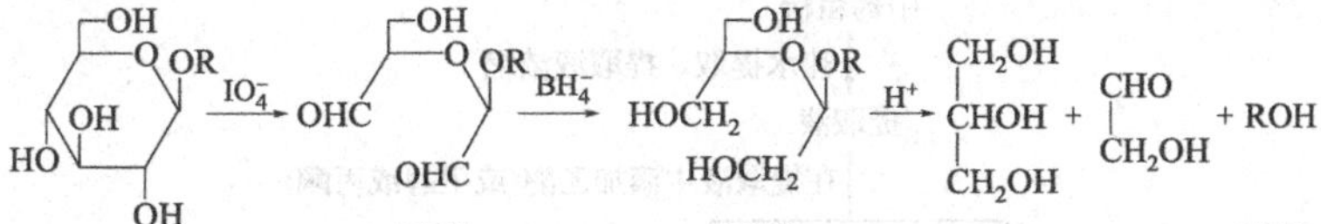

(2) 苷类显色反应和沉淀反应　苷类糖基部分可发生与糖相同的显色和沉淀反应。但苷类结构中的糖为结合糖，需先水解成为游离糖后才能进行反应。

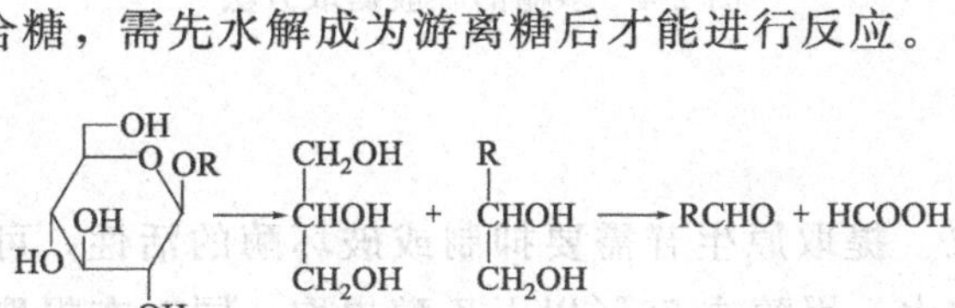

第三节 糖和苷的提取与分离

一、糖和苷的提取

1. 糖的提取

糖类一般易溶于水和稀醇，不溶于极性小的溶剂，可用水或稀醇提取。需要注意的是，由于植物内有可水解聚合糖的酶，提取时应加入无机盐（如碳酸钙），或与70%以上乙醇回流破坏酶的活性。从天然药物中提取单糖及低聚糖的一般方法如图2-3所示。

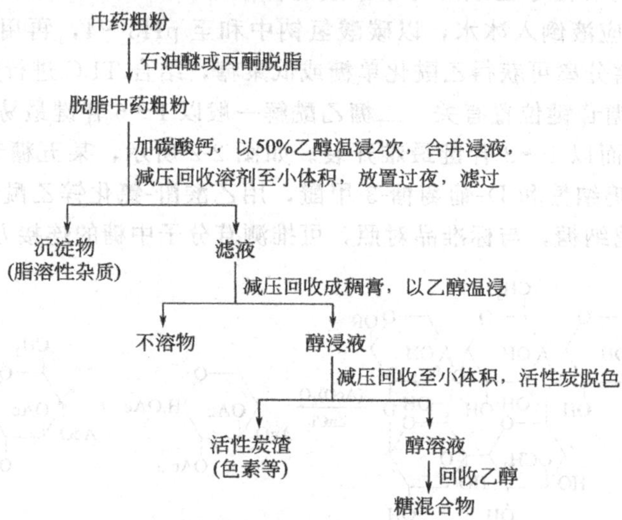

图2-3 单糖及低聚糖的一般提取方法

多糖及分子量大的低聚糖可用水提取，也可利用多糖不溶于乙醇、甲醇或丙酮，将其沉淀出来。含葡萄糖醛酸等酸性多糖，可用乙酸或盐酸再加乙醇沉淀出多糖，也可加入铜盐等生成络合物或盐类沉淀而析出。多糖的一般提取方法如图2-4所示。

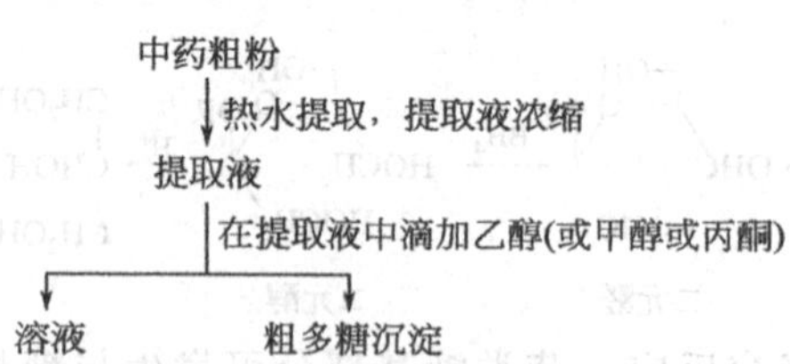

图2-4 多糖的一般提取方法

2. 苷的提取

（1）原生苷的提取 提取原生苷需要抑制或破坏酶的活性，可加入一定量的无机盐（如碳酸钙），或采用沸水、甲醇或70%以上乙醇提取，同时在提取中尽量勿与酸和碱接触，以免苷键被水解。

（2）次生苷的提取　利用酶的活性，在有水的条件下，采取 30～40℃发酵，再根据苷类的极性大小，选择适宜的溶剂提取。

（3）苷元的提取　一般先用稀酸水解除去所有糖基，或先酶解再酸水解。水解液用碱中和，以氯仿提取可得苷元。也可以先提取总苷，再分步水解得到苷元。

二、糖和苷的分离

1. 多糖的分离

（1）水溶性多糖　先以水或稀酸、稀碱、盐溶液等提取，再以电泳法或离子交换树脂法除去无机盐类，葡聚糖凝胶除去小分子杂质。也可以用水溶解后，加有机溶剂（乙醇、丙酮、吡啶），使多糖分步沉淀。

（2）水不溶性多糖　先以水或有机溶剂除去杂质（如用碱液处理木材纤维素除去半纤维素），再以离子交换树脂分离多糖，同时吸附蛋白质。当 pH=6 时，阴离子交换树脂柱可吸附酸性多糖；当 pH＞7 时，阴离子交换树脂柱可吸附中性多糖。

2. 苷的分离

先将粗提物溶于甲醇，滴加丙酮或乙醚，使苷类沉淀析出；或者将粗提物溶于水，吸附于大孔树脂柱，用水洗去无机盐、糖、肽类等水溶性杂质，再以逐步增加浓度的乙醇溶液梯度洗脱，可得含量较高的苷类。苷的色谱分离常用硅胶、反相硅胶、葡聚糖凝胶等色谱材料来分离苷类。硅胶分离苷类，多用氯仿-甲醇或氯仿-甲醇-水系统洗脱。

3. 苷与苷元的分离

苷与苷元的分离一般先以酸或酶水解，再以脂溶性溶剂萃取，最后以大孔吸附树脂、聚酰胺、硅胶、氧化铝色谱等进行系统分离。

第四节　糖的鉴定

一、化学方法

1. Molish 反应（α-萘酚-浓硫酸反应）

用于鉴别糖与非糖，或苷与非苷类成分。反应原理：糖在浓硫酸或浓盐酸的作用下脱水形成糠醛及其衍生物，再与 α-萘酚作用形成紫红色复合物，在糖液和浓硫酸的液面间形成紫环。

2. Benedict 反应（柠檬酸钠、无水碳酸钠、硫酸铜）

用来测定还原糖的存在。反应原理：由硫酸铜、柠檬酸钠和无水碳酸钠配置成改良费林试剂，氧化含醛基或酮基的糖，其本身变成砖红色或黄色的 Cu_2O。

3. Bial 反应（浓盐酸、地衣酚）

用于鉴别戊糖或己糖。反应原理：戊糖或己糖与浓盐酸加热形成糠醛，在 Fe^{3+} 存在前提下，与甲基间苯二酚（地衣酚）缩合，形成深蓝色或绿色至棕色沉淀。

4. Seliwanoff 反应（盐酸、间苯二酚）

用于鉴别酮糖和醛糖。反应原理：糖与浓盐酸作用，再与间苯二酚反应，酮糖显鲜红色、醛糖显淡红色。

5. 蒽酮-硫酸反应

用于糖类的含量测定。反应原理：糖类经浓硫酸水解，蒽酮可以与游离或结合己糖（多糖中己糖基、戊糖基及己糖醛酸）反应，脱水生成糠醛及其衍生物，再与蒽酮反应生成蓝绿色复合物。

二、纸色谱法

常以 BAW 系统（正丁醇-乙酸-水，4∶1∶5，上层）和水饱和的苯酚两种系统为展开剂；显色剂有硝酸银试剂（使还原糖显棕黑色）、三苯四氮唑盐试剂（使单糖和还原性低聚糖呈红色）。

三、薄层色谱法

在进行硅胶薄层色谱时，由于糖极性大，点样量不宜过多，否则斑点就会明显拖尾，使 R_f 值降低，不利于分离一些 R_f 值相近的糖。

课堂讨论：

（1）两份溶液，请通过显色反应实验判定哪份含有糖或苷。

（2）分析葡萄糖、鼠李糖、洋地黄毒糖的结构，推测它们在纸色谱上 R_f 的大小顺序。

第五节 应用实例

以下介绍从苦杏仁中提取分离苦杏仁苷。

苦杏仁为蔷薇科植物山杏、西伯利亚杏、东北杏的干燥成熟种子；具有降气平喘，润肠通便之功效；用于咳嗽气喘，胸满痰多，血虚津枯，肠燥便秘。

苦杏仁中含苦杏仁苷约 2%，脂肪油约 50%，以及苦杏仁酶、樱叶酶、油酸等成分。常见从苦杏仁中提取分离苦杏仁苷的流程如图 2-5 所示。

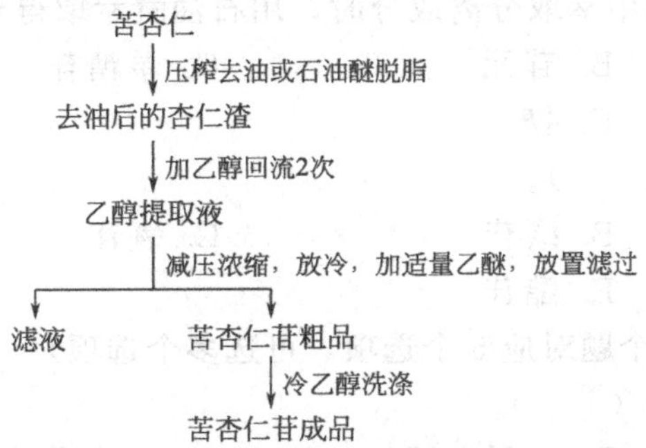

图 2-5 从苦杏仁中提取分离苦杏仁苷的流程

流程分析：

苦杏仁苷为双糖苷，极性大，易溶于水，可溶于沸乙醇中，难溶于乙醚。药材中含有苦杏仁酶、樱叶酶等水解酶，因此，本流程采用乙醇为溶剂进行提取。

苦杏仁为种子类药材，含有大量脂肪油，阻碍溶剂对苦杏仁苷的提取，因此，在提取苦杏仁苷之前，通过压榨法或石油醚脱脂法除去油脂，从而提高提取效率。

学习要点：糖也称碳水化合物，分为单糖、低聚糖和多糖等。低聚糖与单糖通常为无色结晶，易溶于水，难溶或不溶于脂溶性溶剂。多糖多为无定形粉末，难溶于水，在水中的溶解度随分子量增大而降低，易被酶或酸水解而产生低聚糖或单糖。糖类一般可用水或稀醇提取，多糖及分子量大的低聚糖可用水提取。分离及精制常采用分级沉淀、色谱分离等技术。单糖和部分低聚糖具有还原性、单糖脱水形成糠醛的性质可用于鉴定糖和苷。

苷类是由糖或糖的衍生物与苷元脱水缩合而成，苷的结构分类通常按苷键原子不同，分为氧苷、硫苷、氮苷和碳苷。苷类极性较大，亲水性增强，较易溶于甲醇、乙醇、含水正丁醇等极性较大的有机溶剂。苷键裂解方法主要有酸水解、酶水解、碱水解和氧化开裂等。提取原生苷需要抑制或破坏酶的活性，可加入一定量的无机盐（如碳酸钙），或采用沸水、甲醇或70%以上乙醇提取，次生苷的提取要利用酶的活性，在有水的条件下，采取30～40℃发酵，再根据苷类的极性大小，选择适宜的溶剂提取。

目标检测

一、单项选择题（每个题对应5个选项，每题只选择一个最佳答案）

1. 葡萄糖的简写为（　　）。

A. Glc　　B. Rha　　C. Ara

D. Gal　　E. Xyl

2. 天麻苷属于（　　）。

A. 葡萄糖醛酸苷　　B. 酚苷

C. 碳苷　　D. 氨苷　　E. 氰苷

3. 苦杏仁苷属于（　　）。

A. 葡萄糖醛酸苷　　B. 酚苷

C. 碳苷　　D. 氨苷　　E. 氰苷

4. 从中药乙醇提取物中萃取分离成分时，用石油醚萃取得到（　　）。

A. 油脂　　B. 苷元　　C. 单糖苷

D. 多糖苷　　E. 糖

5. 最难水解的苷是（　　）。

A. 氮苷　　B. 碳苷　　C. 氧苷

D. 硫苷　　E. 酯苷

二、多项选择题（每个题对应 5 个选项，可选多个选项）

1. 属于六碳醛糖的是（　　）。

A. D-葡萄糖　　B. L-鼠李糖　　C. D-半乳糖

D. D-甘露糖　　E. L-阿拉伯糖

2. 属于二糖的是（　　）。

A. 芸香糖　　B. 蔗糖　　C. 菊糖

D. 龙胆二糖　　E. 麦芽糖

3. 下列有关苷键酸水解的叙述，正确的是（　　）。

A. 氮苷比氧苷易水解　　B. 葡萄糖苷比葡萄糖醛酸苷易水解

C. 呋喃糖苷比吡喃糖苷易水解　　D. 酮糖苷比醛糖苷易水解

E. 去氧糖苷比羟基糖苷易水解

4. Smith 裂解法中用到的试剂有（　　）。

A. 过碘酸　　B. 四氢硼钠　　C. 浓硫酸

D. 氢氧化钠　　E. 稀盐酸

5. Molish 反应呈阳性的成分有（　　）。

A. 多糖　　B. 苷　　C. 有机酸

D. 挥发油　　E. 树胶

三、简答题

经预实验检查，某植物类药材中有含量较高的多糖成分，试设计工艺流程将其提取分离出来，要求用两种不同的处理方法。

（卞庆亚）

第三章

苯丙素类化合物

> **学习目标**
>
> 1. 掌握香豆素的结构特点和理化性质。
> 2. 熟悉香豆素的提取分离方法和鉴别反应。
> 3. 了解木脂素结构类型、理化性质及提取分离方法。

苯丙素是天然存在的一类由苯环和 3 个直链碳连在一起（C_6-C_3基团）的化合物，在苯核上常有羟基和烷氧基取代，有时会有烷基取代，常见的有苯丙烯、苯丙酸、香豆素、木脂素等。大多数的天然芳香化合物生源由此而来。

植物中存在的苯丙酸类成分主要是桂皮酸的衍生物。其中有四种羟基桂皮酸在植物中是广泛存在的：对羟基桂皮酸、咖啡酸、阿魏酸和芥子酸，它们的结构如下：

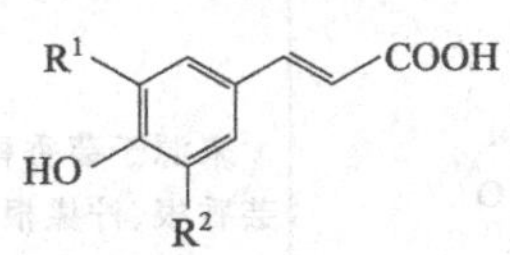

对羟基桂皮酸	R^1=H	R^2=H
咖啡酸	OH	H
阿魏酸	OCH_3	H
芥子酸	OCH_3	OCH_3

第一节　香　豆　素

一、香豆素的结构

香豆素是具有苯并 α-吡喃酮母核的一类化合物的总称，在结构上可看作顺式邻羟基桂皮酸失水而成的内酯，环上常有—OH、—OCH_3、异戊烯基等取代基。

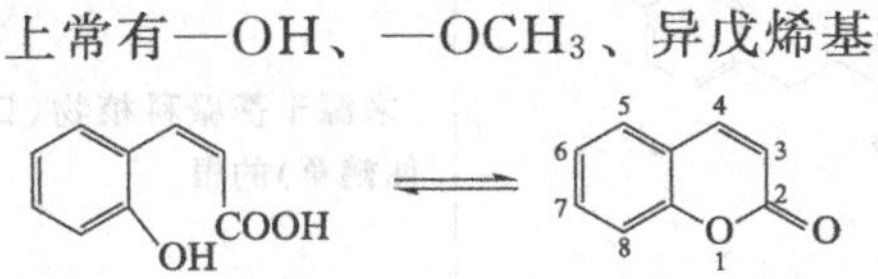

顺式邻羟基桂皮酸　　　　香豆素

香豆素是由苯丙酸经氧化、环合而成，根据其取代基、连接方式和氧化程度的不同可分为以下几种类型，详见表 3-1。

表 3-1　香豆素的结构与分类

结构类型	活性成分	来源	生物活性
简单香豆素	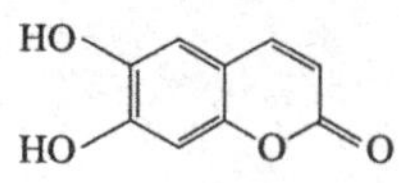 七叶内酯	来源于木犀科植物苦枥白蜡树和白蜡树、尖叶白蜡树或宿柱白蜡树的干燥树皮或干皮	抗炎、抗菌、止咳、平喘和镇痛
呋喃香豆素（线形）	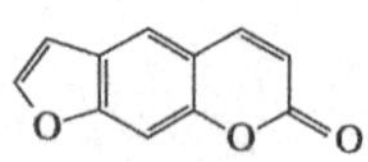 补骨脂素	来源于豆科植物补骨脂的干燥成熟果实	光敏活性
呋喃香豆素（角形）	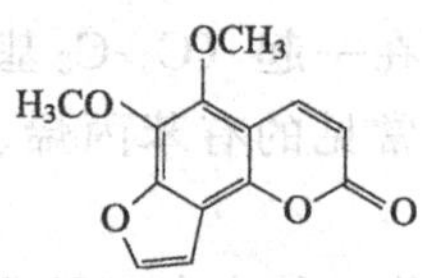 茴芹内酯	来源于伞形科植物如牛防风的根和白芷属一些植物果实中	抗结核杆菌
吡喃香豆素（线形）	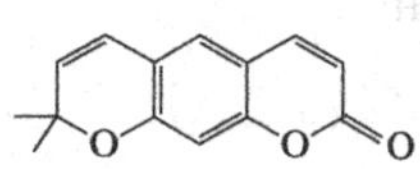 花椒内酯	来源于芸香科植物美洲花椒树皮、芸香根、柠檬根等中	解痉、抗癌、抗菌活性
吡喃香豆素（角形）	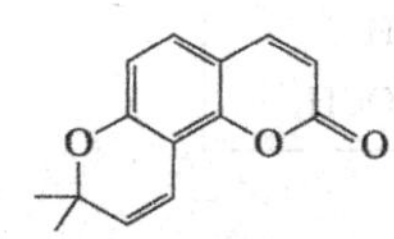 雅蒿内酯	来源于伞形科植物印度邪蒿的成熟果实	抗真菌作用
双香豆素	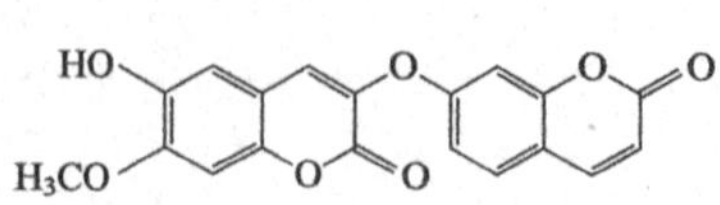 西瑞香素	来源于伞形科植物印度邪蒿的成熟果实	改善血流、抗肿瘤作用
异香豆素	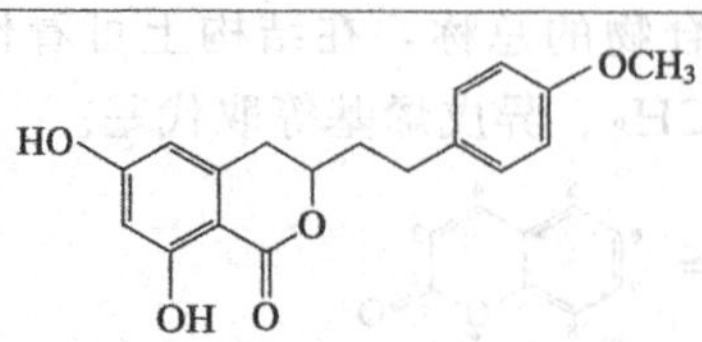 仙鹤草内酯	来源于蔷薇科植物（日本）龙芽草（仙鹤草）的根	收敛止血、截疟、止痢、解毒

二、香豆素的性质、提取与分离

1. 香豆素的性质

(1) 性状 游离的香豆素多为结晶性固体，有固定的熔点，大多有香味。小分子的香豆素有挥发性，能随水蒸气蒸出，并具有升华性。香豆素苷多无香味，无挥发性，也不能升华。

(2) 溶解性 游离香豆素能溶于沸水，不溶或难溶于冷水，可溶于甲醇、乙醇、氯仿和乙醚等溶剂。因其结构中含酚羟基故可溶于碱水中。香豆素苷溶于水、碱水、甲醇、乙醇等极性溶剂中，难溶于氯仿、乙醚、苯等低极性有机溶剂中。

(3) 荧光性 香豆素类化合物在紫外光下可见蓝色或紫色荧光。香豆素荧光的有无，与分子中取代基的种类和位置有一定关系。香豆素7位导入羟基后，荧光增强，甚至在可见光下也能看到荧光。7-羟基甲基化或为非羟基基团时，荧光减弱或消失。7-羟基香豆素在8位引入羟基，荧光则消失。一般香豆素遇碱后荧光加强。

(4) 内酯性质和碱水解反应 香豆素具有内酯环的结构，能够被碱水解，加酸后又能脱水环合。但是当长时间碱液放置或UV照射时，可转变为稳定的反式邻羟基桂皮酸，加酸后也不能再恢复成香豆素的结构。

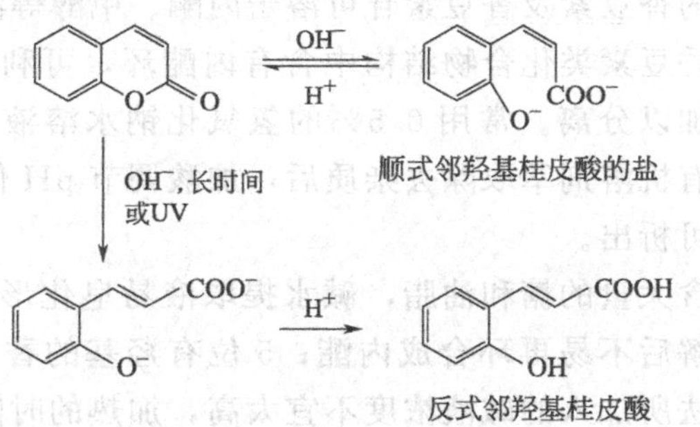

(5) 显色反应

① 异羟肟酸铁反应

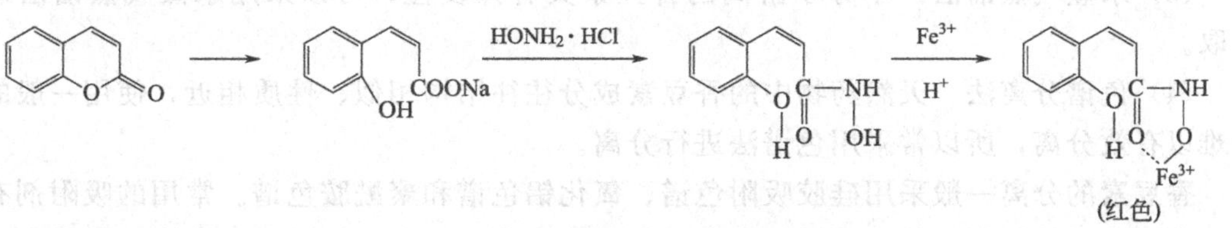

香豆素及其苷具有内酯结构，在碱性条件下，香豆素内酯开环，并与盐酸羟胺缩合成异羟肟酸，再在酸性条件下与三价铁离子络合成盐而显红色。

② 酚羟基反应

三氯化铁试剂反应：有酚羟基的香豆素，在酸性溶液中可与三氯化铁试剂络合而产生污绿色至蓝绿色。酚羟基数目越多，颜色越深。

对于香豆素酚羟基的对位未被取代，或C6位上没有取代时，可发生以下反应：

Gibb's试剂反应：可与Gibb's试剂（2,6-二溴苯醌氯亚胺的乙醇液＋1%氢氧化钾乙醇液）反应，生成蓝色化合物。

重氮化试剂反应：可与重氮化试剂（甲液：对硝基苯胺0.35g溶于5mL浓盐酸，加水稀释至 50mL；乙液：亚硝酸钠 5g 溶于 50mL 水中；使用时在冰水浴中甲、乙液等体积混合）反应生成红色或紫红色的偶氮化合物。

Emerson 反应：可与 Emerson 试剂（4-氨基安替比林-铁氰化钾）反应生成红色化合物。

思考题

（1）香豆素的荧光性有哪些规律？荧光性有何应用？

（2）如何证明天然药物中存在香豆素类成分？

2. 提取分离

一般可利用香豆素的溶解性、挥发性及具有内酯结构的性质进行提取分离，常采用以下方法。

（1）溶剂提取法　根据香豆素的溶解性，可选择不同的溶剂进行提取。游离的香豆素极性较小，亲脂性强，可选择低极性的有机溶剂如乙醚、乙酸乙酯等提取；香豆素苷极性较大，亲水性较强，常用醇类溶剂进行提取。如果药材中含有多种香豆素，则可以采用系统溶剂提取法，以石油醚、乙醚、乙酸乙酯、丙酮和甲醇依次提取，多数游离香豆素可溶于石油醚中，极性较大的香豆素及香豆素苷可溶于丙酮、甲醇等溶剂中。

（2）碱溶酸沉法　香豆素类化合物结构中含有内酯环，可利用内酯遇碱能开环溶解、加酸又环合沉淀的特性加以分离。常用 0.5%的氢氧化钠水溶液加热提取，收集提取液，冷却后用乙醚等亲脂性有机溶剂萃取除去杂质后，加酸调节 pH 值至中性，适当浓缩后再酸化，香豆素及其苷即可析出。

需要注意的是，若含大量的糖和油脂，碱水提取液易皂化形成胶状物，难以过滤；8 位有酰基的香豆素，水解后不易再环合成内酯；5 位有羟基的香豆素环合时容易异构化，不宜用此法。碱溶酸沉法所加入的碱液浓度不宜太高，加热的时间不宜过长，温度也不能过高，以免破坏内酯环。

（3）水蒸气蒸馏法　小分子游离的香豆素具有挥发性，可以采用水蒸气蒸馏法进行提取。

（4）色谱分离法　天然药物中的香豆素成分往往结构相似、性质相近，使用一般的方法难以有效分离，所以常采用色谱法进行分离。

香豆素的分离一般采用硅胶吸附色谱、氧化铝色谱和聚酰胺色谱。常用的吸附剂有硅胶、中性或酸性氧化铝等。碱性氧化铝可能使香豆素发生降解，并对酚性香豆素易产生强吸附作用，故很少使用。洗脱剂可先用薄层色谱筛选，常用的洗脱剂系统为环己烷（石油醚）-乙酸乙酯、环己烷（石油醚）-丙酮等。香豆素苷类成分由于极性较大，可用反相硅胶柱色谱，洗脱剂系统为甲醇-水、乙腈-水等。

思考题

为什么可以用碱溶酸沉法提取分离香豆素类成分？说明提取分离时应注意什么问题。

三、香豆素的检识

1. 荧光鉴别

大多数香豆素类成分在紫外灯下可见蓝色或紫色荧光，在薄层板上很容易检识。

2. 色谱鉴别

（1）薄层色谱法　薄层色谱检识香豆素最常采用的吸附剂是硅胶，其次是中性或酸性氧化铝和纤维素，展开剂常采用中等极性或偏酸性的混合溶剂。

（2）纸色谱法　香豆素分子中多含有酚羟基，呈现弱酸性，纸色谱时，香豆素在酸性溶剂系统中，解离度小，以分子形态存在，R_f值较大，展开效果好；在碱性溶剂系统中，以离子形态存在，R_f值相对较小；在中性溶剂系统中，则容易产生拖尾现象。因此，常用三氯甲烷-甲醇-甲酸（6∶1∶0.5）为展开剂进行展开。

由于大多数香豆素在紫外光下都有较强的荧光，用色谱方法展开后可先在荧光下进行检识。也可以喷洒显色剂如异羟肟酸铁试剂、三氯化铁、重氮化试剂等进行显色观察。

四、应用实例

以下介绍补骨脂中补骨脂素和异补骨脂素的提取分离与检识。

补骨脂为豆科植物补骨脂 *Psoralea corylifolia* L. 的干燥成熟果实，具有温肾助阳、纳气、止泻的作用，用于阳痿遗精，遗尿尿频，腰膝冷痛，肾虚作喘，五更泄泻；外用治疗白癜风、斑秃。

1. 化学成分

补骨脂中含有香豆素，主要是补骨脂素与异补骨脂素；黄酮类，主要是补骨脂甲素、补骨脂乙素；此外，还有脂肪油、树脂及多糖类等。

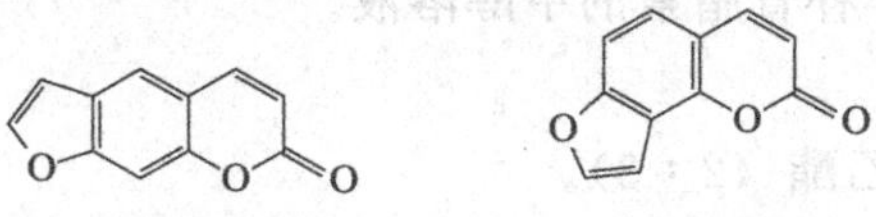

补骨脂素　　异补骨脂素

补骨脂素为无色针状结晶（乙醇），熔点为189～190℃，溶于乙醇、氯仿，微溶于水、乙醚和石油醚。

异补骨脂素为无色针状结晶，熔点为137～138℃，溶于甲醇、乙醇、丙酮、苯、氯仿，微溶于水、乙醚，难溶于冷石油醚。

根据内酯类化合物在乙醇中溶解度大、水中溶解度小的性质，利用乙醇，从中药补骨脂中提取补骨脂素及异补骨脂素，并用活性炭进行脱色，最后利用两者的极性差异，用氧化铝柱色谱予以分离。

2. 提取与分离

补骨脂中补骨脂素和异补骨脂素的提取分离按如下流程图3-1操作。

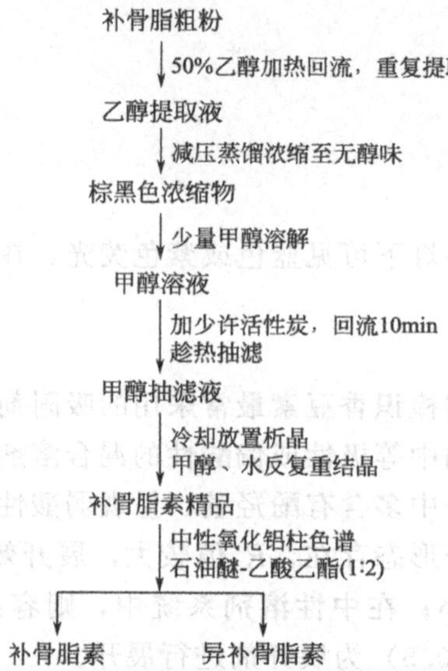

图 3-1 补骨脂提取分离工艺流程图

3. 检识

（1）显色反应　将上述分得的补骨脂素和异补骨脂素少许，分别加 1mL 甲醇溶解，做下列试验，观察颜色变化，记录。

① 异羟肟酸铁反应　取补骨脂素精品少量，置于试管中，加入 7%盐酸羟胺甲醇溶液 2～3 滴，再加 10%氢氧化钾甲醇溶液 2～3 滴，于水浴上加热数分钟，冷却，用盐酸调至 pH3～4，加 1%三氯化铁试液 1～2 滴，观察溶液颜色。

② 荧光　取样品少许溶于氯仿中，用毛细管点于滤纸上，于紫外光灯下观察荧光与颜色。

（2）薄层色谱鉴别

样品：自制补骨脂素和异补骨脂素的甲醇溶液。

对照品：补骨脂素和异补骨脂素的甲醇溶液。

薄层板：硅胶 GF_{254} 板。

展开剂：石油醚-乙酸乙酯（2∶3）。

显色剂：在紫外光下观察，记录斑点的位置。

第二节　木脂素

木脂素是一类由苯丙素衍生物（即 C_6-C_3 单体）聚合而成的天然化合物，多数呈游离状态，少数与糖结合成苷，存在于植物的木质部和树脂中，故而得名木脂素。木脂素主要存在于被子植物和裸子植物中，如在伞形科、木兰科、木犀科、小檗科、菊科等植物中均有分布。目前已发现 200 多种木脂素类化合物，常见的含木脂素的药材有五味子、厚朴、连翘、牛蒡子、细辛等。木脂素具有多种生物活性，如抗癌、抗病毒、抑制生物体内的酶活力、保肝、降低应激反应等。

构成木脂素的单体主要有桂皮酸、桂皮醛、桂皮醇、丙烯苯、烯丙苯等，通常所指的是其二聚物，少数为三聚物和四聚物。

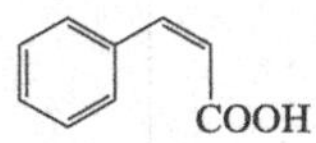
桂皮酸

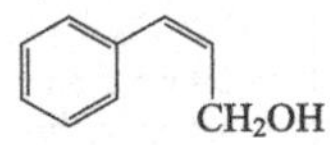
桂皮醇

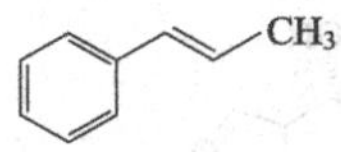
丙烯苯

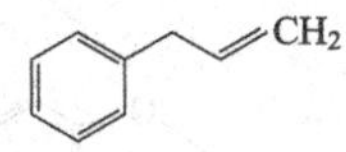
烯丙苯

一、木脂素的结构

木脂素的结构比较复杂，一般可分为简单木脂素、单环氧木脂素、木脂内酯、环木脂素、环木脂内酯、双环氧木脂素、联苯环辛烯型木脂素、新木脂素等。木质素类化合物结构和分类见表 3-2。

表 3-2 木脂素的结构类型

结构类型	活性成分	来源	生物活性
简单木脂素	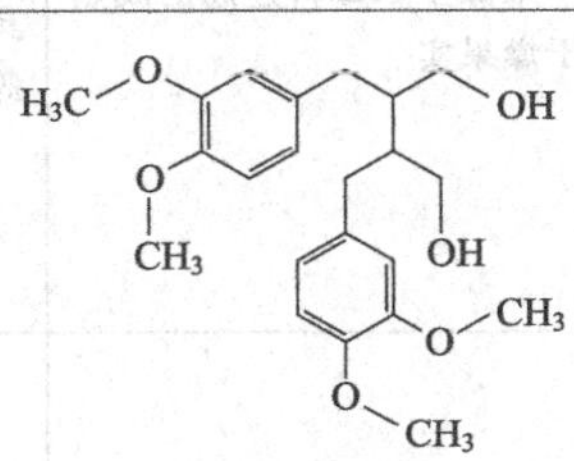 叶下珠脂素	来源于大戟科叶下珠的带根全草	平肝清热、利水解毒。用于治疗肠炎、痢疾、传染性肝炎、肾炎水肿、尿路感染等
单环氧木脂素	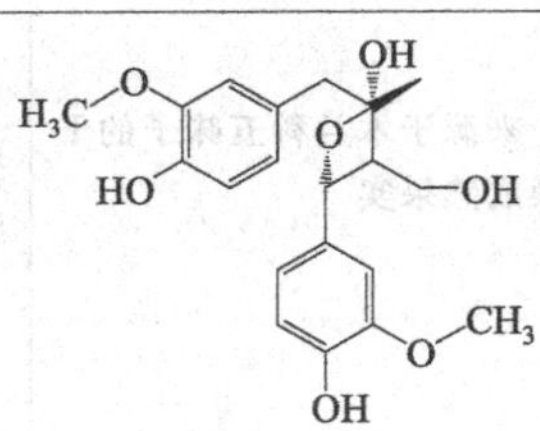 橄榄脂素	来源于木犀科植物油橄榄的果肉油	平肝潜阳、清热解毒。用于治疗肝阳上亢证、烧烫伤
木脂内酯	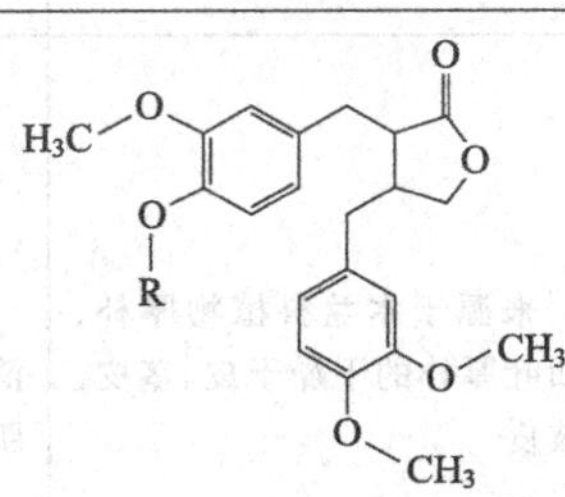 R=H 牛蒡子苷元　R=Glc 牛蒡子苷	来源于菊科植物牛蒡的果实	疏散风热、宣肺透疹、解毒利咽，具有扩张血管、降低血压的作用
环木脂素	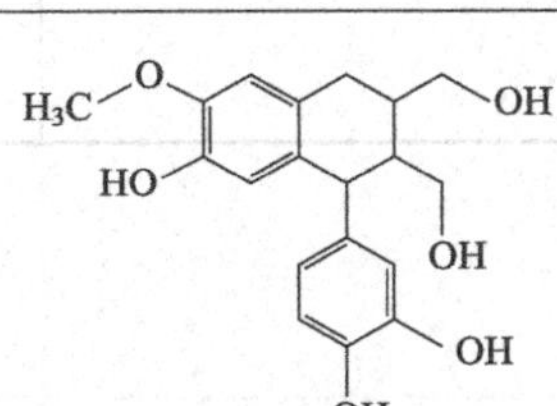 异紫杉脂素	来源于红豆杉科中国紫杉的树皮	清热解毒、化痰散结、祛痰消肿，具有抗肿瘤、抗病毒的作用

续表

结构类型	活性成分	来源	生物活性
环木脂内酯	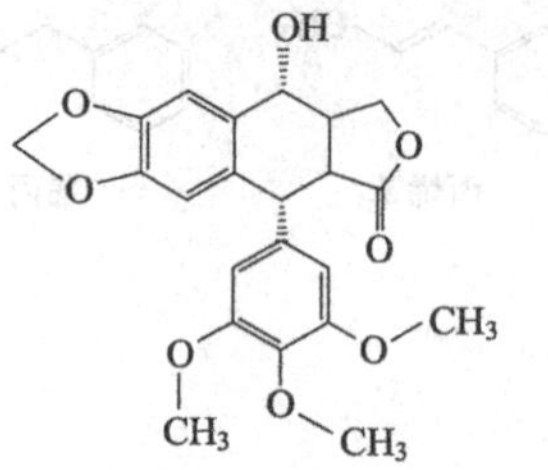 1-鬼臼毒脂素	来源于小檗科鬼臼的根	抗癌、兴奋平滑肌、抗单纯性疱疹病毒
双环氧木脂素	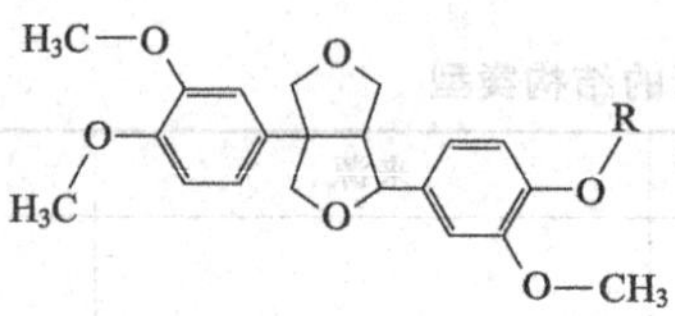 R=H 连翘脂素 R=Glc 连翘苷	来源于木犀科连翘的成熟干燥果实	清热解毒、疏散风热，具有抗病毒、抗炎、抑菌等作用
联苯环辛烯型木脂素	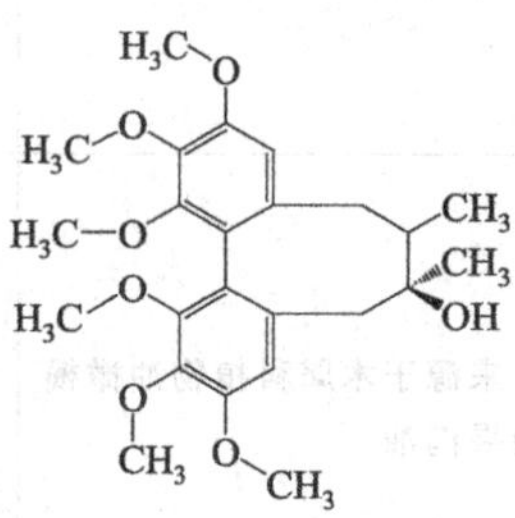 五味子素	来源于木兰科五味子的干燥成熟果实	具有降低血清谷丙转氨酶的作用，用于治疗肝炎
联苯型木脂素	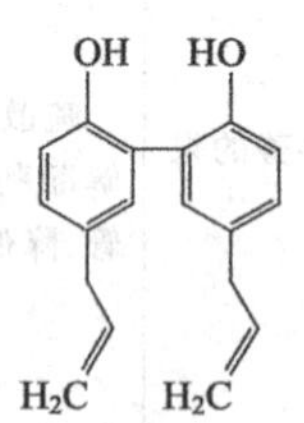 厚朴酚 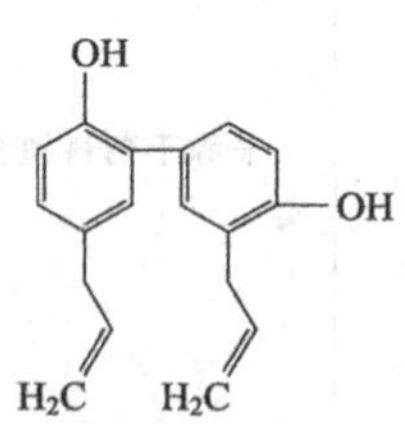 和厚朴酚	来源于木兰科植物厚朴、凹叶厚朴的干燥干皮、茎皮、枝皮	燥湿除满、下气消积、消痰平喘，具有镇静和肌肉松弛等作用

思考题

说出木脂素的结构类型和各自的代表天然药物。

二、木脂素的性质

1. 性状及溶解度

多数木脂素化合物是无色结晶，一般无挥发性，少数具有升华性。木脂素多数呈游离型，游离木脂素多具有亲脂性，一般难溶于水，能溶于苯、氯仿、乙醚、乙醇等。具有酚羟基的木脂素类可溶于碱性水溶液中。少数木脂素与糖结合成苷，木脂素苷类水溶性增大，且易被酸或酶水解。

2. 光学活性与异构化作用

木脂素常有不对称碳原子或不对称中心，多数具有光学活性，遇酸易发生异构化现象（双环氧木脂素）。而木脂素的生物活性与其立体结构有一定关系，如 *d*-芝麻脂素（*d*-sesamin）是右旋体，在盐酸乙醇中加热，部分转变为 *d*-表芝麻脂素（*d*-episesamin），表芝麻脂素又名细辛素（asarinin）。自细辛根中提得的 *l*-表芝麻脂素，是左旋体，在盐酸乙醇中加热，部分转变为 *l*-芝麻脂素而达到平衡。因此，在木脂素的提取分离过程中应尽量避免与酸碱的接触，以防止其构型改变，从而导致生物活性丧失或者减弱。

3. 显色反应

木脂素分子结构中含有酚羟基、亚甲二氧基和内酯环等，含有这些基团的木脂素化合物可发生以下显色反应。

（1）酚羟基的反应　与香豆素相同，含有酚羟基的木脂素也可与三氯化铁试剂、重氮化试剂、Gibb's 试剂发生反应。

（2）亚甲二氧基反应　具有亚甲二氧基的木脂素可与 Labat 试剂（没食子酸-硫酸试剂）、Ecgrine 试剂（变色酸-硫酸试剂）反应。

① Labat 试剂反应　样品加浓硫酸后，再加入没食子酸，可产生蓝绿色。

② Ecgrine 试剂反应　样品加浓硫酸后，再加入变色酸，并保持温度在 70～80℃ 20min，可产生蓝紫色。

（3）异羟肟酸铁反应　含有内酯环的木脂素可发生异羟肟酸铁反应，在碱性条件下内酯环开环，与盐酸羟胺生成异羟肟酸盐；再在弱酸性条件下，加三氯化铁试剂后，生成异羟肟酸铁，溶液显紫红色。

三、木脂素的提取与分离

1. 提取

（1）溶剂法　木脂素类多数呈游离态，少数与糖结合成苷。游离木脂素亲脂性较强，能溶于氯仿、乙醚等极性较小的溶剂，难溶于水。但由于乙醚不易透入植物木质部组织中，所以较适宜的方法是先用乙醇、丙酮等溶剂进行提取，提取液浓缩成浸膏，再依次用石油醚、氯仿、乙醚、乙酸乙酯等萃取出木脂素。木脂素苷极性较大，常用甲醇、乙醇、丙酮等亲水性溶剂提取。由于木脂素含有不对称原子，在酸性或碱性条件下易发生异构化或结构重排，故在提取分离过程中应特别注意。

(2) 碱溶酸沉淀法　具有酚羟基或内酯结构的木脂素，在碱液中酚羟基成盐或内酯环开环成盐而溶于水，从而与其他脂溶性成分分离。但在碱液中，具有旋光性的木脂素容易发生异构化，从而失去或降低生理活性，故此法不宜用于提取有旋光活性的木脂素，以免有效成分发生构型的改变。

2. 分离

木脂素的分离可因被提取木脂素的性质不同而采用萃取法、分级沉淀法、重结晶等方法，进一步的分离还需要依靠色谱分离法。

色谱法是分离木脂素最有效的方法。在吸附色谱中，常用的吸附剂为硅胶和中性氧化铝。以石油醚-乙酸乙酯、石油醚-乙醚、苯-乙酸乙酯、氯仿-甲醇等作为流动相进行梯度洗脱。如大孔树脂色谱和高效逆流色谱，分离效果比较好。

四、应用实例

以下介绍从五味子中提取分离五味子酯甲。

五味子为木兰科植物五味子 *Schizandra chinennsis* Baill 或华中五味子 *Schizandra sphenanthera* Rehd. et Wils 的干燥成熟果实。前者习称"北五味子"，后者习称"南五味子"。二者都具有收敛固涩，益气生津，补肾宁心的功效；用于久咳虚喘，梦遗滑精，遗尿尿频，久泻不止，自汗盗汗，津伤口渴，内热消渴，心悸失眠等的治疗。药理临床证明，五味子有降转氨酶的作用，可以用于治疗慢性肝炎。

1. 化学成分

五味子所含的化学成分主要有木脂素类、有机酸类、挥发油和鞣质等。其中木脂素类结构上多为联苯环辛烯型，主要有：五味子素，五味子甲、乙、丙素，五味子酚，五味子酯甲、乙、丙、丁等。其中五味子酯甲是其中的主要有效成分，其结构式如下：

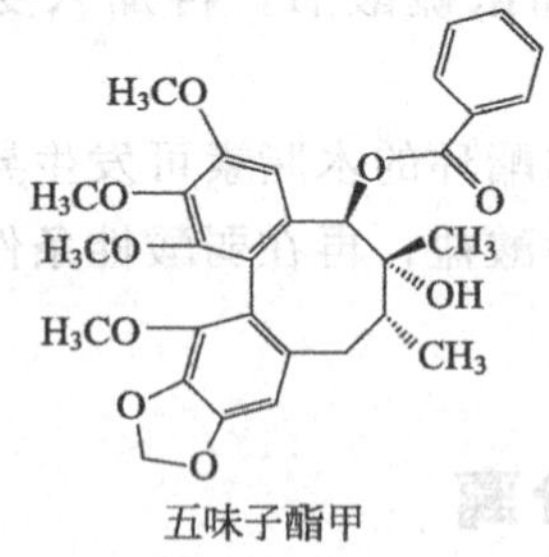

五味子酯甲

五味子酯甲为长方形结晶（乙醇），熔点 122～124℃。易溶于苯、氯仿和丙酮等溶剂，可溶于甲醇、乙醇，难溶于石油醚，不溶于水。根据其溶解性，采用乙醇和环己烷提取，石油醚-甲醇萃取除去脂溶性杂质，再用甲醇结晶即可。

2. 提取分离

五味子酯甲提取分离流程，如图 3-2 所示。

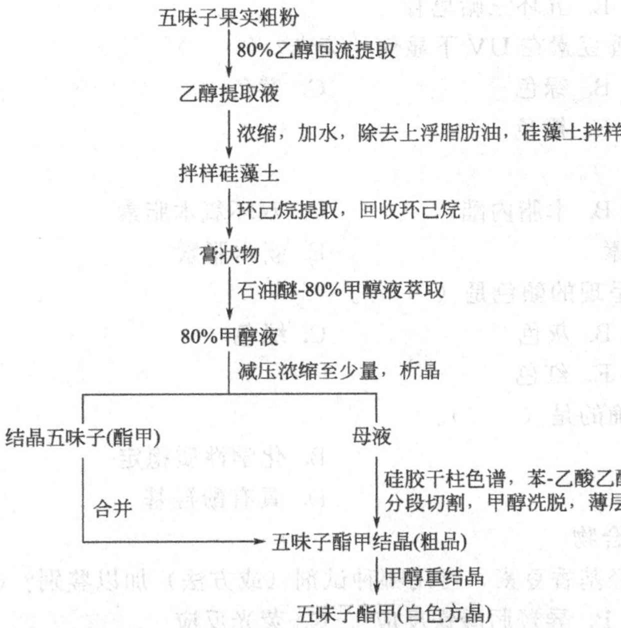

图 3-2 五味子酯甲提取分离流程图

学习要点：香豆素的母核为苯并 α-吡喃酮，香豆素的结构分为简单香豆素、呋喃香豆素（线形、角形）、吡喃香豆素（线形、角形）、双香豆素和异香豆素。游离的小分子香豆素具有挥发性，可用水蒸气蒸馏法提取，游离香豆素亲脂性强，香豆素苷亲水性强，二者可用溶剂法进行提取，由于香豆素具有内酯结构，还可用碱溶酸沉法提取。大多数香豆素类化合物在紫外灯下有荧光，可用于检识，此外，还可用异羟肟酸铁反应、三氯化铁反应、Emerson 试剂等对香豆素进行检识。木脂素为苯丙素衍生物（即 C_6-C_3 单体）聚合而成，可分为简单木脂素、环木脂素、联苯型木脂素、聚木脂素等。木脂素大多具有光学活性，遇酸或碱易发生异构化。其结构中的酚羟基、亚甲二氧基和内酯环等可发生相应的颜色反应。

目标检测

一、单项选择题（每个题对应 5 个选项，每题只选择一个最佳答案）

1. 香豆素类成分的母体通常为（ ）。

A. 5-羟基香豆素　　B. 7-羟基香豆素

C. 5-甲氧基香豆素　　D. 7-甲氧基香豆素

E. 5,7-二羟基香豆素

2. 香豆素的基本母核是（ ）。

A. 苯并 α-吡喃酮　　B. 苯并 α-呋喃酮

C. 苯并 γ-呋喃酮　　D. 苯并 γ-吡喃酮

E. 色原酮

3. 加热时能溶于氢氧化钠水溶液的是（ ）。

A. 香豆素　　B. 萜类　　C. 甾体皂苷

D. 四环三萜皂苷　　　E. 五环三萜皂苷

4. 通常情况下，呋喃香豆素在 UV 下显何种荧光？(　　)

A. 蓝色　　　B. 绿色　　　C. 黄色

D. 紫色　　　E. 橙色

5. 五味子素属于（　　）。

A. 简单木脂素　　　B. 木脂内酯　　　C. 双环氧木脂素

D. 联苯环辛烯型木脂素　　　E. 新木脂素

6. 异羟肟酸铁反应所呈现的颜色是（　　）。

A. 蓝色　　　B. 灰色　　　C. 绿色

D. 黑色　　　E. 红色

7. 关于木脂素叙述正确的是（　　）。

A. 为稠苯类化合物　　　B. 化学性质稳定

C. 为亲水性成分　　　D. 具有酚羟基

E. 由苯丙素衍生的聚合物

8. 6-羟基香豆素和 7-羟基香豆素，可用哪种试剂（或方法）加以鉴别？(　　)

A. 三氯化铁试剂　　　B. 异羟肟酸铁反应　　　C. 荧光反应

D. Gibb's 试剂　　　E. 盐酸-镁粉

9. 紫外灯下常呈蓝色荧光的化合物是（　　）。

A. 黄酮苷　　　B. 酚性生物碱　　　C. 萜类

D. 7-羟基香豆素　　　E. 三萜皂苷

10. Labat 反应呈阳性的功能基是（　　）。

A. 甲氧基　　　B. 酚羟基　　　C. 亚甲二氧基

D. 羧基　　　E. 羟甲基

11. 组成木脂素的单体结构类型不包括（　　）。

A. 桂皮酸　　　B. 烯丙苯　　　C. 桂皮醇

D. 苯甲酸　　　E. 丙烯苯

12. 木脂素母核结构中的 C_6-C_3 单体数目为（　　）。

A. 1 个　　　B. 2 个　　　C. 3 个

D. 4 个　　　E. 5 个

13. 厚朴酚的母核结构类型为（　　）。

A. 环木脂内酯　　　B. 木脂内酯　　　C. 单环氧木脂素

D. 新木脂素（联苯木脂素）　　　E. 双环氧木脂素

14. 中药补骨脂中的补骨脂内酯具有（　　）。

A. 抗菌作用　　　B. 光敏作用　　　C. 解痉利胆作用

D. 抗维生素样作用　　　E. 镇咳作用

二、多项选择题（每个题对应 5 个选项，可选多个选项）

1. 含有香豆素的中药有（　　）。

A. 秦皮　　　B. 厚朴　　　C. 补骨脂

D. 乌头　　　E. 五味子

2. 下列有关香豆素的论述，正确的是（　　）。

A. 具有苯并 α-吡喃酮的母核　　　B. 为顺邻羟基桂皮酸的内酯

C. 由酪氨酸衍生而来　　D. 异羟肟酸铁反应呈阳性
E. 具有苯并 γ-吡喃酮的母核

3. 采用色谱方法分离香豆素混合物，可选用的吸附剂有（　　）。
A. 硅胶　　B. 酸性氧化铝　　C. 碱性氧化铝
D. 中性氧化铝　　E. 活性炭

4. 组成木脂素的单体有（　　）。
A. 桂皮醛　　B. 桂皮酸　　C. 桂皮醇
D. 丙烯苯　　E. 烯丙苯

5. 含木脂素成分的是（　　）。
A. 五味子　　B. 牛蒡子　　C. 连翘
D. 厚朴　　E. 补骨脂

三、简答题

1. 香豆素的结构分类有哪些？指出代表性成分及所具有的生物活性。
2. 木脂素的结构与分类有哪些？举出代表的天然药物。
3. 有哪些方法证明天然药物中含有香豆素类成分？

（魏荷琳）

第四章

醌类化合物

学习目标

1. 掌握醌类化合物的结构特点、结构分类和理化性质，蒽醌类化合物的提取分离方法。

2. 熟悉 pH 梯度萃取的原理及方法。

3. 了解苯醌、萘醌、菲醌和蒽醌的典型化合物生物活性和蒽醌的波谱特征。

醌类化合物在植物中的分布非常广泛，蓼科、茜草科、鼠李科、唇形科、豆科等高等植物及地衣和菌类等低等植物中都有醌类化合物存在。如大黄、虎杖、番泻叶、丹参、芦荟、紫草等药材中就含有醌类有效成分。

醌类化合物有导泻、抗菌、利尿、止血、抗癌、抗病毒等多方面的生物活性，尤其以导泻作用和抗菌作用显著。如番泻叶、大黄药材中的醌类化合物二蒽酮类衍生物具有导泻作用；大黄药材中的游离蒽醌类成分具有抗菌作用，其中大黄酸在体外低浓度时对金黄色葡萄球菌、链球菌、大肠杆菌、枯草杆菌等就有显著的抑制作用；茜草药材中的羟基蒽醌类物质具有止血作用；蒽环类抗生素对小鼠黑色素瘤、大鼠乳癌及恶性淋巴瘤有明显抑制作用。

第一节　醌类化合物的结构类型

一、醌类化合物的结构和分类

醌类化合物是指分子中具有不饱和环己二酮结构或容易转变为不饱和环己二酮结构的天然药物化学成分。此类化合物分为苯醌、萘醌、菲醌和蒽醌四种类型，其中以蒽醌及其衍生物最为多见。蒽醌类化合物在植物体中多与糖结合，以苷的形式存在；少数游离，以苷元的形式存在。

醌类化合物的结构和分类见表 4-1。

表 4-1 醌类化合物的结构与分类

结构类型		活性成分	来源	生物活性
苯醌	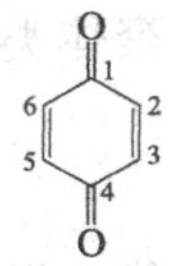 对苯醌 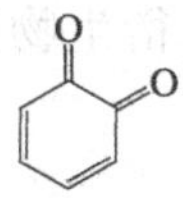 邻苯醌	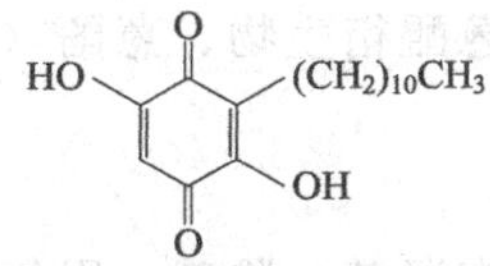 信筒子醌	来源于紫金牛科植物白花酸藤果果实	有驱绦虫的作用
萘醌	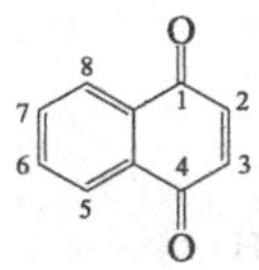 α-(1,4)萘醌	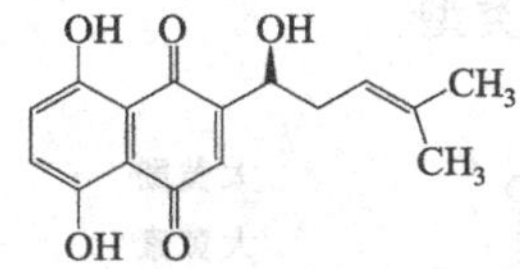 紫草素	来源于紫草科植物紫草的根	有止血、抗炎、抗菌、抗病毒的作用
菲醌	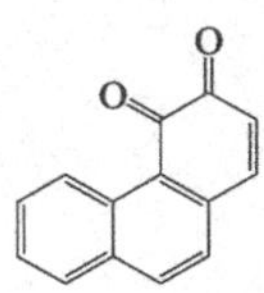 邻菲醌 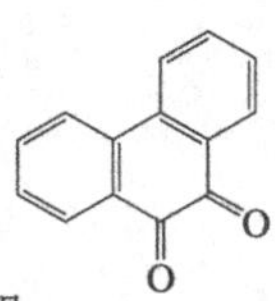 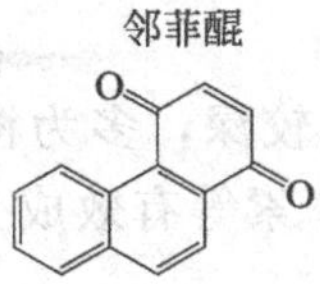 对菲醌	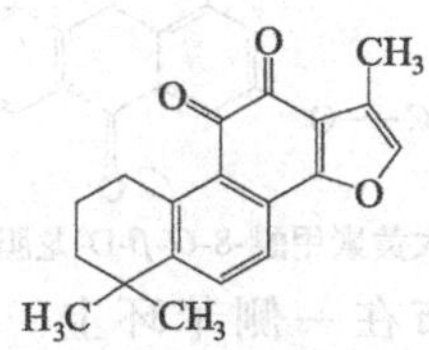 丹参醌ⅡA	来源于唇形科植物丹参的根和根茎	具有扩张冠状动脉血管、抗凝血、降血脂和抗菌等作用
蒽醌	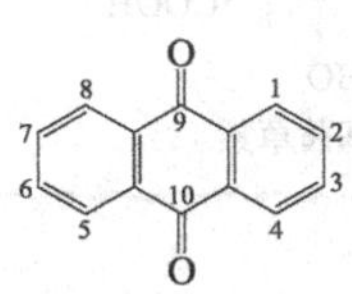	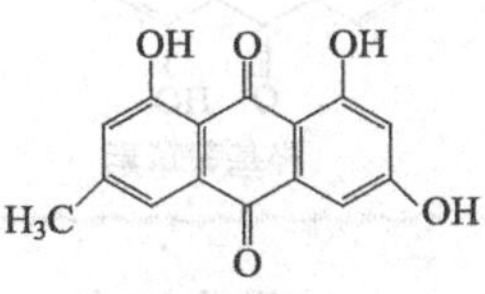 大黄素	来源于蓼科植物掌叶大黄的根及根茎	具有泻下作用，另有抗菌、止咳等作用

二、蒽醌类化合物的结构与分类

蒽醌类化合物是广泛存在于植物界的色素，是大黄、何首乌、虎杖等许多中药的有效成分，是醌类成分中最重要的一个类别。主要分布在茜草科、豆科、百合科等高等植物中，少量存在于真菌、地衣和动物中。

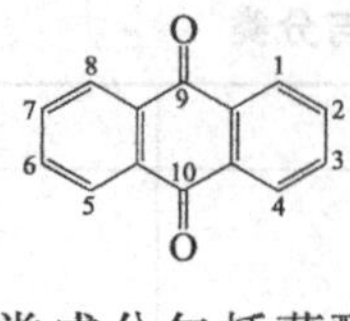

1,4,5,8 位为 α

2,3,6,7 位为 β

9,10 位为 *meso* 位，又称中位

从结构上，蒽醌类成分包括蒽醌衍生物、蒽酚（或蒽酮）衍生物及二聚体类衍生物。

1. 羟基蒽醌衍生物

蒽醌类成分在蒽醌母核上常有羟基、羧基、甲氧基、羟甲基等基团取代。以游离苷元和苷两种形式存在于植物体内。

根据羟基在蒽醌母核上分布情况的差异，将该类成分分为两种类型。

（1）大黄素型　羟基分布在两侧苯环上，多数化合物呈现黄色。大黄、虎杖、何首乌等药材中的有效成分均属于这个类型。

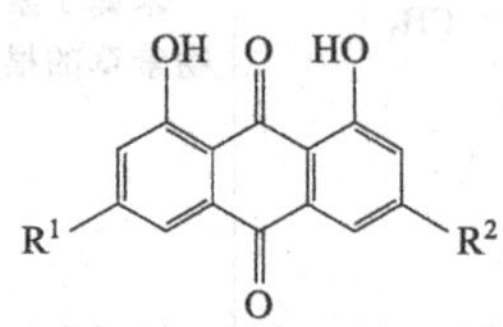

	R^1	R^2
大黄酚	CH_3	H
大黄素	CH_3	OH
大黄酸	H	COOH
芦荟大黄素	H	CH_2OH
大黄素甲醚	CH_3	OCH_3

大黄中羟基蒽醌衍生物多与葡萄糖结合成苷，多见单糖苷或双糖苷。

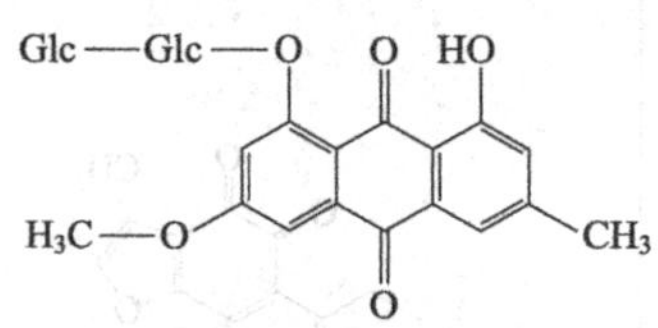

大黄素甲醚-8-*O*-*β*-D-龙胆双糖苷

（2）茜草素型　羟基集中分布在一侧苯环上。该类成分颜色较深，多为橙黄或橙红色。主要存在于茜草科的植物中。中药茜草中的茜草素、羟基茜草素等有效成分为该类成分的典型代表。

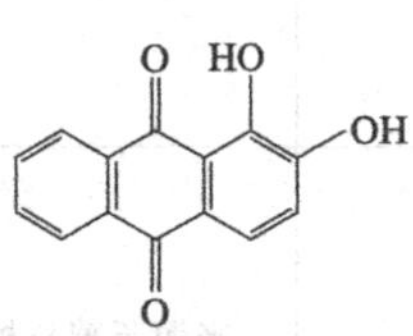

茜草素

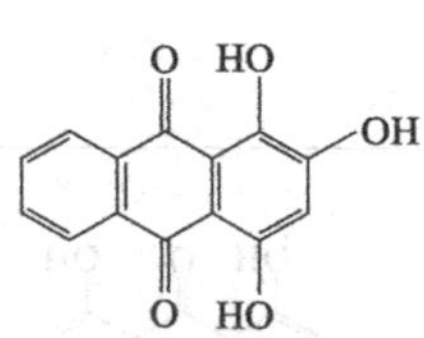

羟基茜草素

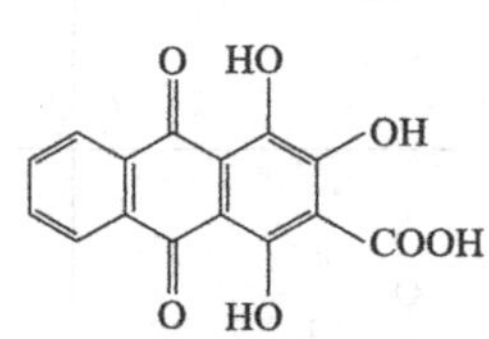

伪羟基茜草素

相关链接　　**茜草红素**

茜草性寒、味苦，除具有活血凉血、祛瘀通经的医药功效外，还是人类最早使用的红色染料来源之一。茜草中提取的茜草红素是一种高级红色染料，也是一种名贵的绘画颜料，还是一种天然红色食用色素。

2. 蒽酚（或蒽酮）衍生物

该类成分为蒽醌的还原衍生物，在氧化剂或还原剂作用下可以和蒽醌相互转化。一般存在于新鲜植物中，在药材加工贮藏过程中会缓慢氧化为蒽醌类成分。蒽酚、蒽酮类成分对黏膜有强烈的刺激性，内服容易引起呕吐等不良反应。该类成分在药材贮存过程中受光线、空气等环境影响逐渐氧化成蒽醌。所以，新鲜大黄一般要贮存两年后才供药用。

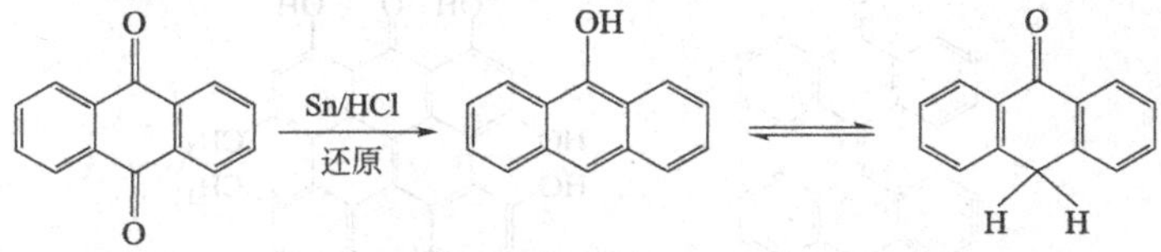

蒽醌　　蒽酚　　蒽酮

羟基蒽酚类化合物对霉菌有较强的抑制和杀灭作用，如外用治疗疥癣的柯桠素。

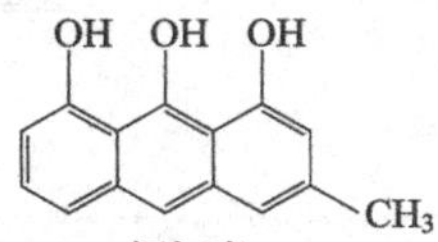

柯桠素

3. 二聚体类衍生物

（1）二蒽酮类　可以看成2分子蒽醌通过碳碳键连接而成的化合物。最常见的连接方式是C10与C10′连接，即中位连接。该类物质多以苷的形式存在于植物中。如大黄及番泻叶中导泻的主要有效成分番泻苷A、番泻苷B、番泻苷C、番泻苷D皆为二蒽酮成分。

二蒽酮结构中连接两个蒽酮环的碳碳键与一般碳碳键不同，容易断裂生成稳定的蒽酮类化合物。如大黄和番泻叶中都含有的番泻苷A，口服后在肠道内代谢为大黄蒽酮，发挥导泻作用。

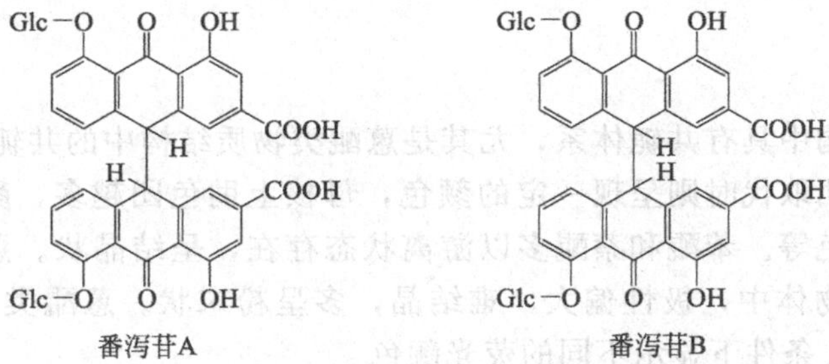

番泻苷A　　番泻苷B

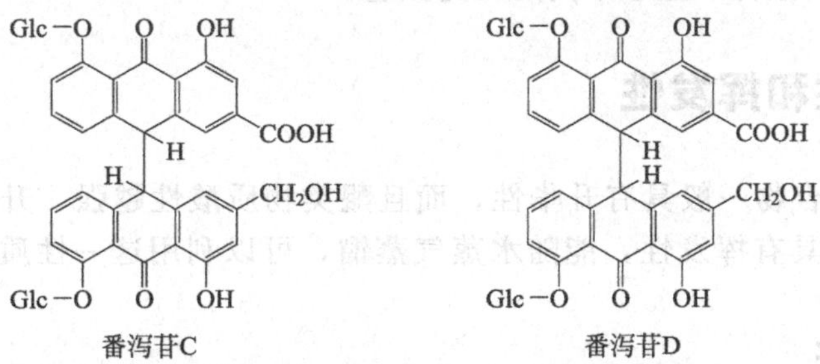

番泻苷C　　番泻苷D

（2）二蒽醌类　可以看成蒽醌类脱氢缩合或二蒽酮类氧化而成。二蒽醌结构中两个蒽醌环由于空间位阻的斥力而呈反向排列。

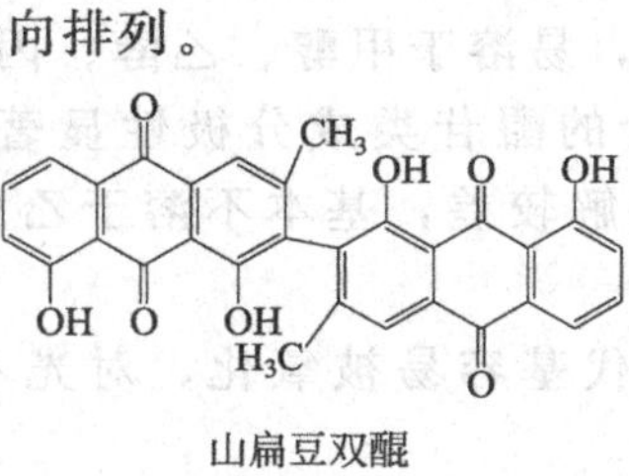

山扁豆双醌

（3）去氢二蒽酮类　可以看成二蒽酮分子中再脱去 1 分子氢，即进一步氧化，两环间为双键连接。该类成分多呈暗紫红色。

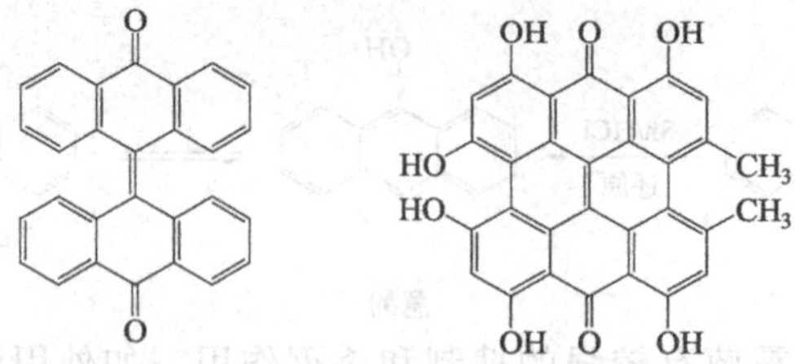

去氢二蒽酮　　金丝桃素

思考题

（1）比较苯醌、萘醌、蒽醌、菲醌的结构特点，列举代表性化合物，并说明其医疗用途。

（2）简述醌类化合物的结构分类，写出蒽醌化合物的基本母核。

第二节　醌类化合物的理化性质

一、性状

醌类化合物结构中具有共轭体系，尤其是蒽醌类物质结构中的共轭体系较大，当母核上有酚羟基等助色团取代时则呈现一定的颜色，母核上助色团越多，颜色就越深，有黄、橙、棕红色、紫红色等。苯醌和萘醌多以游离状态存在，呈结晶状。蒽醌一般与糖结合，以苷形式存在于植物体中，极性偏大，难结晶，多呈粉末状。蒽醌类化合物大多具有荧光，并且在不同 pH 条件下显示不同的荧光颜色。

二、升华性和挥发性

游离的醌类化合物一般具有升华性，而且醌类物质酸性越强，升华温度越高。小分子的苯醌和萘醌还具有挥发性，能随水蒸气蒸馏，可以利用这一性质做提取分离工作。

三、溶解性

游离的醌类成分极性较小，易溶于甲醇、乙醇、丙酮、乙醚、三氯甲烷等有机溶剂，基本不溶于水。与糖结合的醌苷类成分极性显著增大，易溶于甲醇、乙醇中，在热水中也可溶解，冷水中溶解较差，基本不溶于乙醚、三氯甲烷等小极性有机溶剂中。

有些醌类成分结构中的取代基容易被氧化，对光不稳定，操作及贮存时应注意避光。

四、酸性

醌类结构上多具有酚羟基和羧基，所以表现出一定酸性，在碱性水溶液中成盐溶解，加酸酸化又可以重新析出。

醌类成分酸性强弱与母核上酸性取代基团的种类、数目和位置有关。

（1）羧基取代的醌类化合物酸性较强，2-羟基苯醌或萘醌醌核上有羟基取代时，表现出与羧基相似的酸性。这类化合物可以溶于 $NaHCO_3$ 水溶液中。

（2）萘醌及蒽醌环上取代的羟基位于 β 位时，由于受对位羰基吸电子作用影响，酸性较强，可以溶于 Na_2CO_3 水溶液中。当羟基位于母核 α 位时，羟基与相邻羰基形成分子内氢键，酸性较弱，须用 NaOH 水溶液才能将其溶解。

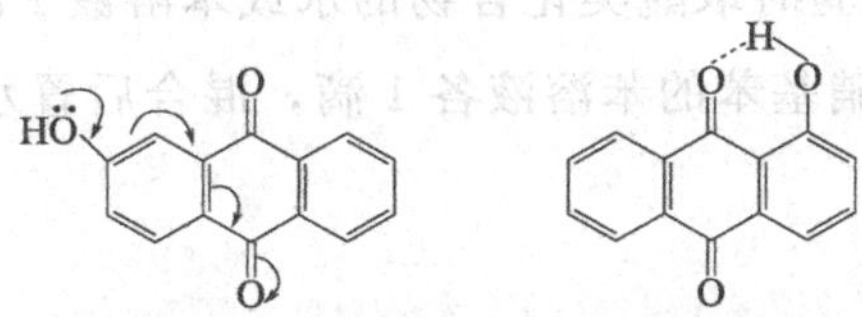

（3）羧基、酚羟基等酸性取代基团数目增多也会相应提高酸性。羟基蒽醌的酸性一般随羟基的数目增多而增大，但处于相邻二羟基的羟基蒽醌的酸性比只有一个羟基的羟基蒽醌的酸性还弱，这是由于相邻羟基产生氢键缔合的缘故。如 1,2-二羟基蒽醌的酸性小于 3-羟基蒽醌。

以游离蒽醌衍生物为例，酸性强弱排列顺序为：

含—COOH＞含 2 个以上 β-OH＞含 1 个 β-OH＞含 2 个 α-OH＞含 1 个 α-OH

可以设计 pH 梯度萃取法，从有机溶剂中依次用 5%$NaHCO_3$、5%Na_2CO_3、1%NaOH、5%NaOH 进行梯度萃取，达到分离不同酸度蒽醌的目的。

其中含—COOH 和含 2 个以上 β-OH 的游离蒽醌可被 5%$NaHCO_3$ 水溶液萃取，含 1 个 β-OH 的游离蒽醌可被 5%Na_2CO_3 水溶液萃取，含 2 个 α-OH 的游离蒽醌可被 1% NaOH 水溶液萃取，酸性更小的含 1 个 α-OH 的游离蒽醌只能被 5%NaOH 水溶液萃取。

思考题

（1）若选择用乙醇提取，提取的是游离的醌类化合物还是醌苷类成分？若选择提取游离的醌类，应选择什么溶剂？

（2）若从有机溶剂中萃取出所有酸性游离蒽醌，宜选用 5%$NaHCO_3$ 水溶液还是 5% NaOH 水溶液？

五、颜色反应

1. 菲格尔（Feigl）反应

醌类衍生物在碱性条件下经加热能迅速与醛类及邻二硝基苯反应，生成紫色化合物。

反应机理如下：

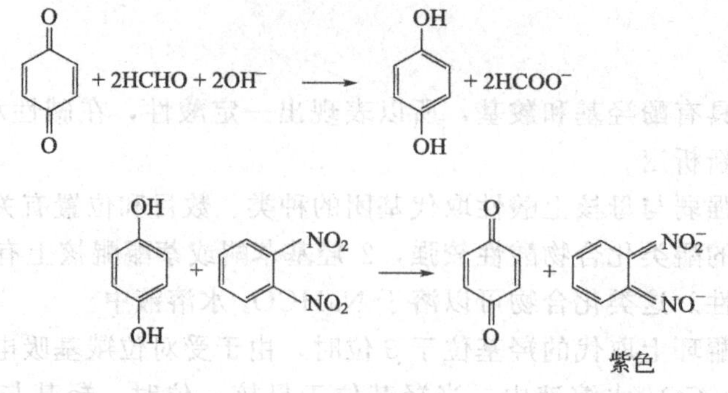

醌类成分自身在反应前后无变化，只是起到传递电子的媒介作用。醌类成分含量越高，反应速率也就越快。试验时取醌类化合物的水或苯溶液 1 滴，加入 25% Na_2CO_3 水溶液、4% HCHO 及 5% 邻二硝基苯的苯溶液各 1 滴，混合后置水浴上加热，在 1～4min 内会产生显著的紫色。

2. 碱液反应

游离羟基蒽醌及具有游离酚羟基的蒽醌苷类化合物遇碱液颜色会加深，多呈现红至紫红色。这种红色物质不溶于有机溶剂，加酸后颜色消失，再加碱又显红色。羟基蒽醌类化合物遇碱显红至紫红色的反应称为 Borntrager's 反应，其反应机理如下：

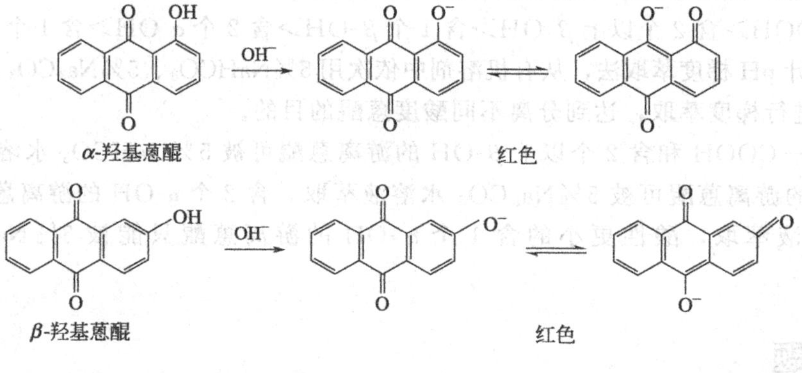

该显色反应与形成共轭体系的酚羟基和羰基有关。所以，羟基蒽醌以及具有游离酚羟基的蒽醌苷均可以显色。蒽酚、蒽酮、二蒽酮类化合物遇碱液显黄色，但经过氧化后遇碱也显示红色。

试验时取药材粉末 0.1g，加 10% 硫酸水溶液 5mL，置水浴上加热 2～10min，冷却后加 2mL 乙醚振摇，静置分层后取乙醚层，加入 1mL 5% NaOH 水溶液，振摇。如果有羟基蒽醌存在，醚层由黄色褪为无色，水层则显示红色。

3. 乙酸镁反应

蒽醌化合物结构中有 α-酚羟基或邻二酚羟基时，可以与 0.5% 乙酸镁甲醇溶液反应，生成各种颜色的镁盐络合物。

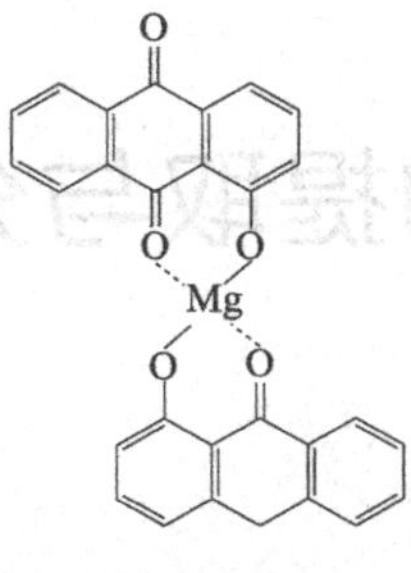

橙黄至橙色

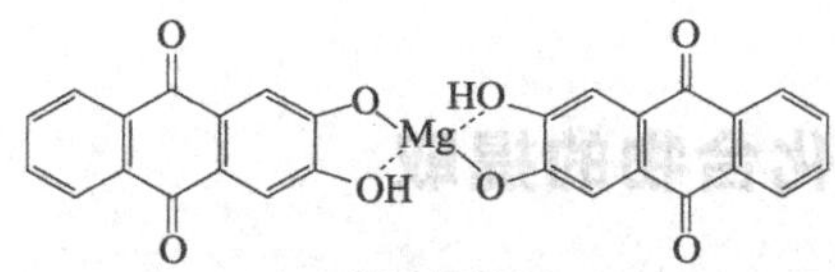

蓝至蓝紫色

根据产物的颜色可以初步判断取代羟基的位置。当母核上只有一个 α-羟基时，络合物为橙黄至橙色；有对二酚羟基时，络合物呈紫红至紫色；有邻二酚羟基时，呈蓝至蓝紫色；每个苯环上各有一个 α-羟基或还有间位酚羟基时，呈橙红至红色。

此反应可以在滤纸上进行，试验时将羟基蒽醌衍生物的醇溶液滴在滤纸上，干燥后喷 0.5%乙酸镁甲醇溶液，置 90℃条件下加热 5min 即显色。该反应可以用于纸色谱（PC）鉴别的喷雾显色。

此类化合物还可与 Pb^{2+}、Ca^{2+} 形成络合物，并能在一定 pH 条件下沉淀析出，这一特性可以用于该类化合物的分离、精制工作。

4. 无色亚甲蓝显色反应

无色亚甲蓝溶液是检测苯醌类及萘醌类成分的专属显色剂，在纸色谱（PC）和薄层色谱（TLC）操作中，喷雾无色亚甲蓝溶液，苯醌、萘醌类成分显示蓝色斑点，与蒽醌类成分区别开来。

5. 对亚硝基二甲苯胺反应

C9 或 C10 未取代的羟基蒽酮类化合物，羰基对位的亚甲基上的氢化学性质活泼，可以与 0.1%对亚硝基二甲苯胺吡啶溶液反应产生各种颜色。显示的颜色取决于分子结构，有紫、绿、蓝、灰等颜色。1,8-二羟基蒽酮衍生物与该试剂反应均显示绿色。该反应可用作蒽酮类成分的定性鉴别手段，还常常作为 PC 法的喷雾显色。

6. 与活性次甲基试剂的反应（Kesting-Craven 法）

苯醌及萘醌类化合物蒽环上有未被取代的位置时，可以在氨碱性条件下与一些含有活性次甲基试剂（如乙酰乙酸酯、丙二酸酯、丙二腈等）的醇溶液反应，生成蓝绿色或蓝紫色。

萘醌的苯环上如有羟基取代，此反应会受到抑制。蒽醌类化合物因为蒽环两侧有苯环，不能发生该反应。所以这一反应可以将苯醌、萘醌与蒽醌区别开来。

课堂讨论：

（1）用碱液从有机溶剂提取液中萃取游离蒽醌，如何判断碱液萃取出的游离蒽醌在上层还是下层？

（2）能区别出蒽醌的颜色反应有哪些？

第三节　醌类化合物的提取与分离

一、醌类化合物的提取

醌类化合物结构各异，存在形式不固定，导致该类成分在极性和溶解度方面差别很大。提取时，要考虑其存在形式及取代基团的情况选取合适的提取方法。

1. 有机溶剂提取法

（1）醇提取法　以乙醇或甲醇为溶剂提取时，醌苷和游离醌均可被提取出来。如用60%以上的乙醇回流，可提取出蒽醌苷和蒽醌苷元。

对于含脂质较多的干燥药材，提取前应先用石油醚脱脂。含糖高的药材应避免升温过高。一些极性较强的多羟基蒽醌或具有羧基的蒽醌，有时会以盐的形式存在，提取之前应先酸化使之变为游离状态，再用醇提取。对于醌苷的提取要考虑到水解的因素，尽量避免酶、酸和碱的作用。

醇提液浓缩后可加入三氯甲烷或乙醚进行两相溶剂萃取法操作，醌苷元被亲脂有机溶剂萃取出来，醌苷仍留在母液中。基本流程见图 4-1。

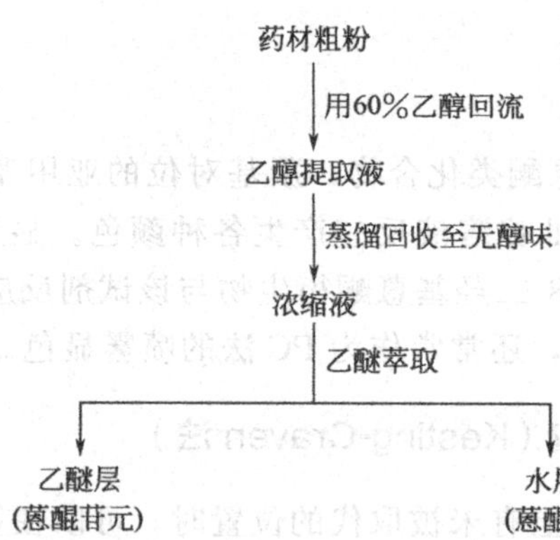

图 4-1　醇提法提取药材中蒽醌苷元及蒽醌苷流程图

（2）有机溶剂提取法　有机溶剂可以将药材中极性较小的游离醌类物质提取出来。选用三氯甲烷、苯等小极性有机溶剂对药材进行提取，提取液浓缩后，含量较大的游离醌类成分可能会结晶析出，析出的粗晶可以进一步做重结晶等精制处理。

2. 碱提酸沉法

该法用于提取显酸性的醌类化合物（结构中有羧基、酚羟基等酸性官能团取代）。醌类母核上的酚羟基或羧基与碱成盐而溶于碱水溶液中，加酸酸化后重新游离而沉淀析出。这一方法在完成提取工作的同时也去除了水溶性杂质。

3. 其他方法

小分子的游离苯醌及萘醌类化合物具有挥发性，可以用水蒸气蒸馏法将其从药材中提取出来。对于某些常压下加热即能升华而不分解的游离醌类化合物，可以用升华法来进行提取。另外，超声波提取法和超临界流体萃取法在醌类成分提取中也有应用。

二、醌类化合物的分离

1. 游离蒽醌与蒽醌苷分离

蒽醌苷和游离蒽醌二者极性差别较大，在有机溶剂中溶解度不同。如蒽醌苷元溶于三氯甲烷，蒽醌苷在三氯甲烷中则不溶，可据此进行萃取分离。常用的萃取溶剂系统是三氯甲烷-水系统或乙醚-水系统，游离蒽醌进入有机溶剂，蒽醌苷留在水层。

需要注意的是，羟基蒽醌类物质在植物体内常与 Mg^{2+}、K^{+}、Na^{+}、Ca^{2+} 等金属离子结合以盐形式存在，要提取充分需先加酸，使之酸化游离出来。所以，用三氯甲烷等小极性有机溶剂从水溶液中萃取蒽醌苷元时，先加酸酸化使蒽醌游离，才能将蒽醌衍生物充分提取出来。

2. 游离蒽醌分离

(1) pH 梯度萃取法　该方法是分离含游离羧基、酚羟基蒽醌类化合物的经典方法。根据羧基和羟基等酸性取代基团数目和位置不同造成酸性差异的性质，由弱到强选用一系列的碱液从有机溶剂中分步萃取出不同酸度的蒽醌类成分，先用弱碱萃取出强酸性蒽醌衍生物，逐步过渡，最后用强碱萃取出弱酸性的蒽醌衍生物。基本流程见图 4-2。

(2) 色谱法　色谱法是分离羟基蒽醌类成分最有效的手段。如果药材中含有一系列结构相近的蒽醌衍生物时，必须采用色谱法才能分离。一般先用经典方法对混合物进行初步分离，再结合色谱法做进一步的分离。而且当蒽醌衍生物结构相近时，常需要进行多次色谱分离才能获得理想的分离效果。直接用色谱法难分离的混合物，可以先制成乙酸酯衍生物再做色谱分离。

游离蒽醌衍生物多用吸附色谱法进行分离。最常用的吸附剂是硅胶。氧化铝易与羟基蒽醌形成牢固的络合物而难以洗脱，所以一般不选用氧化铝，特别是碱性氧化铝。聚酰胺能与羟基蒽醌衍生物的酚羟基形成氢键，所以有时也用作蒽醌类物质色谱分离的吸附剂。

3. 蒽醌苷分离

蒽醌苷类分子中含糖，极性大，水溶性强，分离精制较困难，常用色谱法进行分离。进行色谱分离之前，需用溶剂萃取或铅盐沉淀等经典分离手段预先处理提取物，除去大部分杂质，得到较纯的总蒽醌苷后再做色谱分离。

(1) 溶剂萃取法　使用正丁醇等极性较大的溶剂将蒽醌苷类物质从水溶液中萃取出

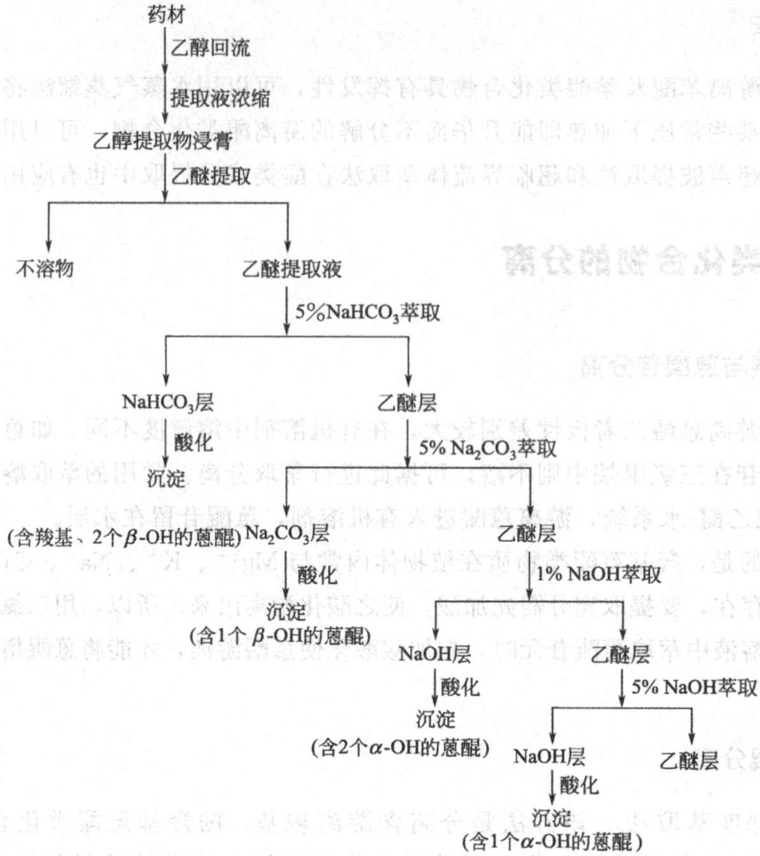

图 4-2 pH 梯度萃取法分离游离蒽醌流程

来，正丁醇萃取液浓缩后做进一步的色谱分离。

(2) 铅盐沉淀法 先将水溶液中的游离蒽醌衍生物除去，然后在水溶液中加入醋酸铅溶液，铅与蒽醌苷结合生成沉淀。滤出沉淀，用水洗净，将沉淀悬浮于水中，通入硫化氢气体使沉淀分解，释放出溶于水的蒽醌苷类成分，滤除硫化铅沉淀。水溶液浓缩后可进行色谱分离。

(3) 色谱分离法 蒽醌苷分子中含有糖，极性较大，分离和纯化困难，色谱法是分离蒽醌苷类化合物最有效的方法之一。主要应用的是硅胶柱色谱。但近些年来，随着色谱固定相材料的发展，聚酰胺、葡聚糖凝胶及反相硅胶等色谱方法在蒽醌苷类成分的色谱分离中得到广泛应用，极大地提高了极性较大的蒽醌苷类物质的分离效果。

拓展提高： 蒽醌苷的色谱分离实例

(1) 用葡聚糖凝胶色谱分离大黄蒽醌苷类成分时，样品加到凝胶柱上，用70%的甲醇洗脱，分段收集，依次得到二蒽酮苷、蒽醌二葡萄糖苷、蒽醌单糖苷、游离苷元。显然，它们是以分子量由大到小的顺序流出色谱柱的。

(2) 从茜草中分离蒽醌苷类成分时，应用了正相硅胶柱色谱和反相硅胶柱色谱，将茜草根醇提物的正丁醇萃取物进行硅胶柱色谱，以三氯甲烷-甲醇梯度洗脱，不纯的流分再进一步经反相硅胶 RP-8 柱分离，最后经重结晶和制备型硅胶薄层色谱纯化，得到三种蒽醌衍生物的双糖苷单体化合物。

第四节 醌类化合物的鉴定和结构测定

一、色谱鉴别

1. 薄层色谱法

游离蒽醌及其苷的薄层色谱检识多采用吸附色谱，根据成分的结构性质选择合适的吸附剂和展开剂。

（1）吸附剂 常用硅胶。一般不用氧化铝，因为会和蒽醌衍生物结合成稳定的络合物难以洗脱，尤其是碱性氧化铝。

（2）展开剂 常采用混合溶剂。混合溶剂可以通过调整各组成溶剂的比例灵活改变展开剂的极性。检识极性较弱的游离蒽醌类可用亲脂性溶剂系统，如石油醚-乙酸乙酯（4∶1）、石油醚（30～60℃）-甲酸乙酯-甲酸（15∶5∶1，上层）。检识极性较强的蒽醌苷类可适当调高展开剂极性，采用的展开系统如三氯甲烷-乙醇（3∶1）、乙酸乙酯-甲醇-冰醋酸（100∶17∶13）。

蒽醌类化合物多有色且在紫外光下显荧光，一般可以直接观察。对无色或色浅的，可以氨熏或喷氢氧化钾、乙酸镁液等显色剂使颜色加深或变色。常用显色剂有氨气、10%氢氧化钾溶液、3%氢氧化钠溶液或碳酸钠溶液、0.5%乙酸镁甲醇溶液（喷后90℃烘5min）等。

2. 纸色谱法

羟基蒽醌衍生物纸色谱多采用中性溶剂系统。常将水、乙醇等极性较大的溶剂与石油醚、苯等极性较弱的有机溶剂混合，使达饱和，分层后，取极性小的有机溶剂层作为展开系统。常用的溶剂系统有：石油醚（40～50℃）-丙酮-水（1∶1∶3，上层）、97%甲醇饱和的石油醚（60～70℃）、28%氨水饱和的正丁醇等。

显色可以喷氢氧化钾或氨水或0.5%乙酸镁甲醇液（喷后90℃加热5min）等显色剂。

由于羟基数目和位置的差异，不同的羟基蒽醌衍生物表现出不同的极性，上述展开系统中，R_f 值随化合物极性的增大而降低。根据 R_f 值的大小，可以推测羟基在蒽醌环上的大致位置或有无其他取代基的存在。

二、波谱鉴别

1. 紫外光谱

苯醌类化合物主要的吸收峰有三个：240nm 附近，强峰；285nm 附近，中强峰；400nm 附近，弱峰。

萘醌结构主要产生四个吸收峰：苯结构引起的 245nm 附近、251nm 附近、335nm 附近 3 个吸收峰，以及醌样结构引起的 257nm 附近的吸收峰。分子中引入羟基、甲氧基等助色团时，会引起分子中相应吸收峰红移。

蒽醌母核的苯酰基结构和对醌样结构各产生 2 个显著的吸收带。苯酰基结构产生 252nm 及 325nm 的强峰，对醌样结构产生 272nm 及 405nm 的吸收峰。当母核上有羟基等基团取代时，会影响吸收带的具体峰位和吸收强度。可以根据吸收带的变化规律推测羟基蒽醌中的羟基取代方式。

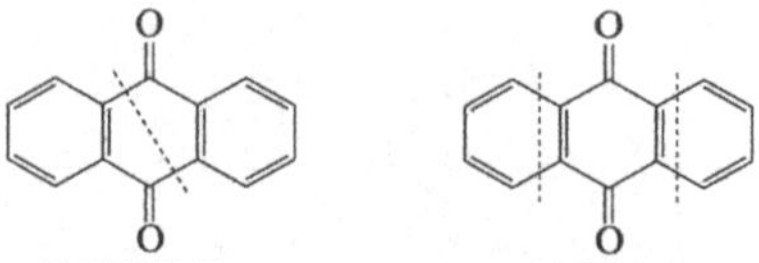

2. 红外光谱

醌类化合物红外光谱的主要特征是羰基吸收峰以及双键和苯环的吸收峰。

未取代的蒽醌羰基因为两个羰基化学环境相同，只在 $1675cm^{-1}$ 处出现一个羰基吸收。

当蒽醌母核上引入 α-羟基后，该羟基能与羰基发生氢键缔合，使得羰基吸收峰向高波数发生显著位移，且有一定的规律。

当蒽醌上引入除 α-羟基外的其他取代基后，羰基的伸缩频率和吸收强度都会发生相应的改变。一般吸电基团使频率变高，波数增加；供电基团使频率变低，波数减少。

3. 核磁共振谱

苯醌及萘醌在醌环上有质子，在无取代时化学位移值分别在 δ 6.72 和 δ 6.95 左右。当醌环上有供电子基团取代时，醌环上的其他质子会移向高场。

蒽醌母核的芳氢分为 α-氢和 β-氢两类。其中 α-氢处于羰基的负屏蔽区，信号出现在较低场，β-氢受羰基影响较小，信号出现在较高场。母核上连有取代基时，峰的数目和峰位都会相应发生变化。

醌类化合物除了芳氢，还会出现甲氧基、羟甲基、羟基等取代基质子产生的吸收峰。除了核磁共振 ^{1}H 谱外，核磁共振 ^{13}C 在醌类成分结构分析中也得到广泛应用。

4. 质谱

对于 1,4-萘醌，当苯环无取代时，出现特征离子峰 m/z 104 及其碎片离子峰 m/z 76 和 m/z 50，如苯环上有取代基时，各峰会相应移至较高 m/z 位置。

游离蒽醌类成分质谱的基峰多为分子离子峰，裂解时相继失去 2 分子 CO，形成 m/z 180 (M-CO) 和 m/z 152 (M-2CO)。蒽醌衍生物也经过同样的开裂方式，得到相应的碎片离子峰。

蒽醌苷类成分用常规电子轰击质谱得不到分子离子峰，其基峰一般是苷元离子。用场解吸质谱或快原子轰击质谱能得到准分子离子峰，提供分子量的信息。

第五节 应用实例

以下介绍大黄中游离羟基蒽醌类化合物的提取、分离与鉴定。

大黄是蓼科多年生草本植物掌叶大黄 *Rheum palmatum* L.、唐古特大黄 *R. tanguticum* Maxim. ex Balf. 或药用大黄 *R. officinale* Baill. 的干燥根及根茎，记载于《神农本草经》等许多文献中，是常用中药。大黄味苦、性寒，主要功效为泄热通肠、逐瘀通经、利胆退黄。内服治疗实热便秘、目赤咽肿；外用抑菌消炎，治疗烫伤。

1. 化学成分

大黄中化学成分多样，主要成分为蒽醌类化合物，总含量达 2%～5%，以蒽醌苷、游离蒽醌、二蒽酮苷等形式存在。此外，还含有鞣质、脂肪酸、多糖等成分。

大黄中的游离蒽醌结构均属于大黄素型，主要有大黄酚、大黄素、大黄酸、芦荟大黄素、大黄素甲醚五种。具体可参见前文 1. 羟基蒽醌衍生物下内容。

2. 提取分离

由于大黄中的蒽醌类化合物以蒽醌苷、游离蒽醌、二蒽酮苷等形式存在，用酸水解，先将醌苷水解为蒽醌，蒽醌亲脂性强，可用有机溶剂提取。提取液中大黄酸、大黄素、芦荟大黄素、大黄素甲醚、大黄酚五种游离蒽醌都有良好的结晶性和一定的酸性，且这五种游离蒽醌酸性强弱有差异，可以通过 pH 梯度萃取的方法将它们分离开来。

从大黄中提取分离游离蒽醌时，可先用 20%硫酸和有机溶剂的混合液回流水解药材中的蒽醌苷，使蒽醌苷水解产生游离蒽醌进入有机溶剂，再经 pH 梯度萃取分离出各个游离蒽醌。其基本流程见图 4-3。

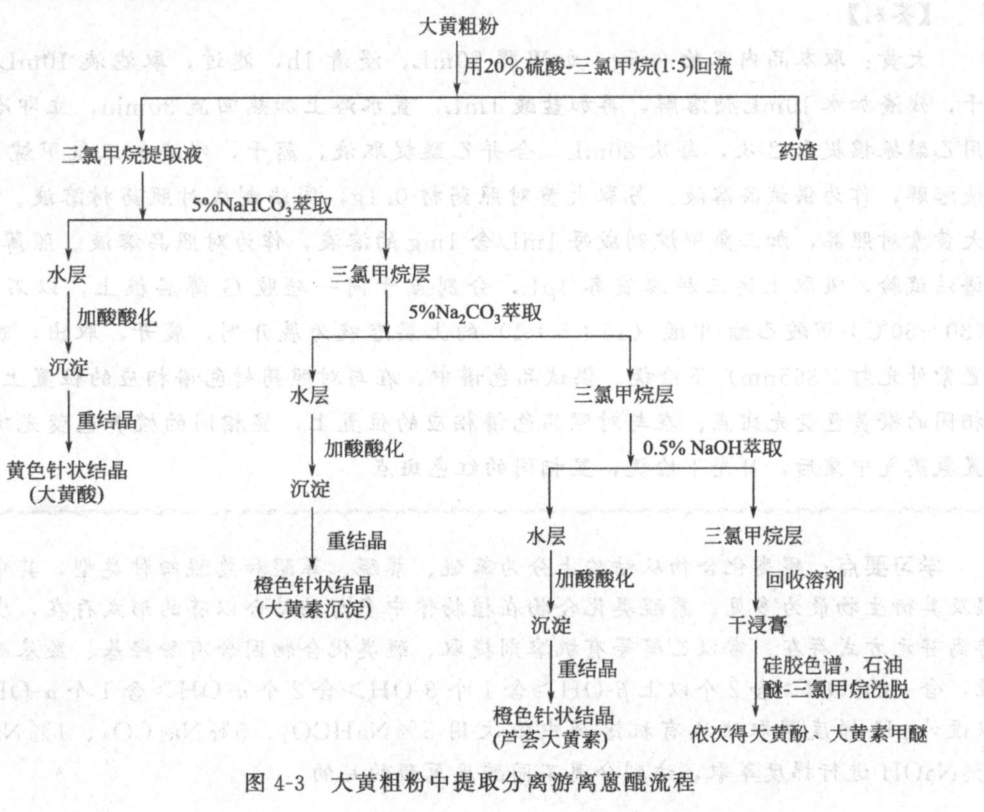

图 4-3 大黄粗粉中提取分离游离蒽醌流程

3. 鉴定

(1) 显色反应　取上述分得的五种游离蒽醌各少许，分别加 3mL 乙醇充分溶解，每个试管中的溶液再一分为二，即制成 2 份供试液，做下列试验，观察颜色变化，记录。

① 在一组供试液中分别加 1%氢氧化钠溶液 2 滴，各试液均显示红至紫红色。

② 在另一组供试液中分别加入 0.5%乙酸镁甲醇溶液 2 滴，大黄素试液显示蓝至蓝紫色，其他试液显示橙红至红色。

(2) 薄层色谱鉴别

样品：自制大黄酸、大黄素、芦荟大黄素、大黄素甲醚、大黄酚分别用甲醇溶解制成 1%的样品溶液。

对照品：大黄酸、大黄素、芦荟大黄素、大黄素甲醚、大黄酚 1%甲醇溶液。

薄层板：硅胶 H-CMC-Na 板。

展开剂：石油醚（30～60℃）-甲酸乙酯-甲酸（15：5：1，上层）。

显色剂：可见光或紫外灯下观察；喷氢氧化钾或 0.5%乙酸镁甲醇液（喷后 90℃加热 5min）等显色剂。

相关链接：　　一清胶囊的质量分析中大黄的鉴别

【处方】 黄连 660g，大黄 2000g，黄芩 1000g

【鉴别】

大黄：取本品内容物 0.5g，加甲醇 20mL，浸渍 1h，滤过，取滤液 10mL，蒸干，残渣加水 10mL 使溶解，再加盐酸 1mL，置水浴上加热回流 30min，立即冷却，用乙醚振摇提取 2 次，每次 20mL，合并乙醚提取液，蒸干，残渣加三氯甲烷 1mL 使溶解，作为供试品溶液。另取大黄对照药材 0.1g，同法制成对照药材溶液。再取大黄素对照品，加三氯甲烷制成每 1mL 含 1mg 的溶液，作为对照品溶液。照薄层色谱法试验，吸取上述三种溶液各 4μL，分别点于同一硅胶 G 薄层板上，以石油醚（30～60℃）-甲酸乙酯-甲酸（15：5：1）的上层溶液为展开剂，展开，取出，晾干，置紫外光灯（365nm）下检视。供试品色谱中，在与对照药材色谱相应的位置上，显相同的橙黄色荧光斑点；在与对照品色谱相应的位置上，显相同的橙黄色荧光斑点；置氨蒸气中熏后，日光下检视，显相同的红色斑点。

学习要点： 醌类化合物从结构上分为苯醌、萘醌、菲醌和蒽醌四种类型，其中以蒽醌及其衍生物最为多见。蒽醌类化合物在植物体中多与糖结合以苷的形式存在，少量以游离苷元方式存在。常以乙醇等有机溶剂提取。醌类化合物因含有酚羟基、羧基而显酸性：含—COOH＞含 2 个以上 β-OH＞含 1 个 β-OH＞含 2 个 α-OH＞含 1 个 α-OH。可以设计 pH 梯度萃取法从有机溶剂中依次用 5% $NaHCO_3$、5% Na_2CO_3、1% NaOH、5% NaOH 进行梯度萃取，达到分离不同酸度蒽醌的目的。

目标检测

一、单项选择题（每个题对应5个选项，每题只选择一个最佳答案）

1. 醌类化合物分子中有（ ）结构。

A. 不饱和环己二酮　B. 饱和环己二酮　C. 不饱和环己二醛
D. 2-苯基色原酮　E. 色原酮

2. 中药丹参中的主要有效成分，属于（ ）类。

A. 黄酮　B. 豆素　C. 萘醌
D. 菲醌　E. 蒽醌

3. 不发生乙酸镁显色反应的蒽醌结构是（ ）。

A. 4-OH 蒽醌　B. 3-OH 蒽醌　C. 8-OH 蒽醌
D. 2,3-二-OH 蒽醌　E. 1,5-二-OH 蒽醌

4. 色谱法分离羟基蒽醌时，下列哪种吸附剂**不能**使用？（ ）

A. 硅胶　B. 聚酰胺　C. 纤维素
D. 酸性氧化铝　E. 碱性氧化铝

5. 蒽醌苷类成分一般**不溶于**（ ）。

A. 水　B. 乙酸乙酯　C. 甲醇
D. 乙醇　E. 石油醚

6. 蒽酮类化合物的专属性试剂是（ ）。

A. 对亚硝基二甲苯胺　B. 对亚硝基苯甲酸
C. 对二甲氨基苯甲醛　D. 联苯二胺
E. 0.5%乙酸镁

7. 下列哪项**不是**游离蒽醌类化合物的一般性质？（ ）

A. 有荧光　B. 有升华性　C. 亲脂性
D. 强碱性　E. 有色晶体

8. 从下列总蒽醌的乙醚溶液中，用冷的5% Na_2CO_3 水溶液萃取，碱水层的成分是（ ）。

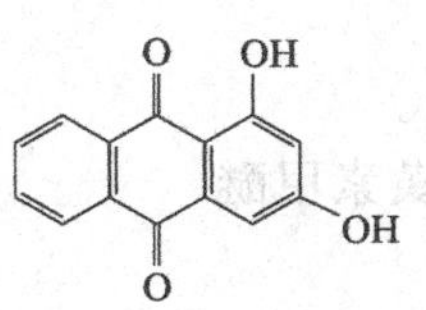

A

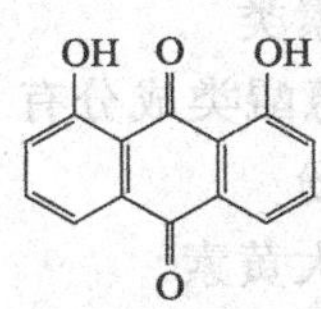

B

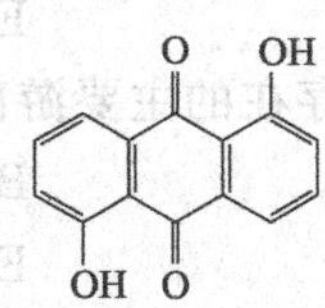

C

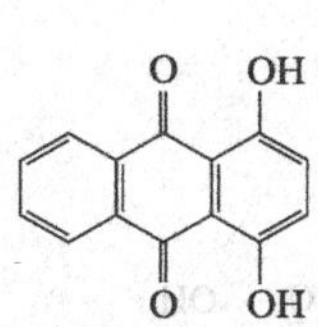

D

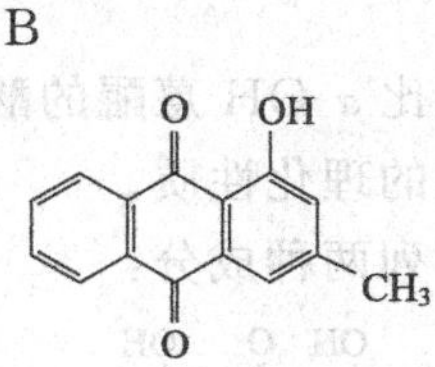

E

9. 专用于鉴别苯醌和萘醌的反应是（ ）。

A. 菲格尔反应　B. 无色亚甲蓝试验　C. 活性次甲基反应
D. 乙酸镁反应　E. 对亚硝基二甲苯胺反应

10. 在大黄总蒽醌的提取液中，要分离大黄酸、大黄酚、大黄素、芦荟大黄素、大黄素甲醚，采用哪种分离方法最佳？（　　）

A. pH梯度萃取法　　B. 氧化铝柱色谱法　　C. 分步结晶法

D. 碱溶酸沉法　　E. pH梯度萃取法与硅胶柱色谱结合法

二、多项选择题（每个题对应5个选项，可选多个选项）

1. 蒽醌类化合物的结构类型包括（　　）。

A. 大黄素型　　B. 茜草素型　　C. 二蒽酮

D. 二蒽酚　　E. 蒽酚（或蒽酮）

2. 下列中药中含有蒽醌类成分的有（　　）。

A. 虎杖　　B. 巴豆　　C. 秦皮

D. 番泻叶　　E. 大黄

3. 色谱法检识蒽醌类化合物，观察斑点的方法有（　　）。

A. 斑点自身颜色　　B. 斑点的荧光　　C. 盐酸-镁粉

D. 氨熏　　E. 乙酸镁试剂

4. 茜草素型羟基蒽醌类化合物的描述正确的为（　　）。

A. 具有不饱和环己二酮结构　　B. 羟基分布在单侧苯环上

C. 羟基分布在双侧苯环上　　D. 都含有羧基

E. 多为橙黄或橙红色

5. 用5% Na_2CO_3溶液从含游离羟基蒽醌的氯仿溶液中萃取，能萃取出来的成分是（　　）。

A. 含2个β-OH的蒽醌　　B. 含1个β-OH的蒽醌

C. 含2个α-OH的蒽醌　　D. 含2个α-OH的蒽醌

E. 含羧基蒽醌

6. 醌类化合物的四种结构类型为（　　）。

A. 苯醌　　B. 萘醌　　C. 菲醌

D. 蒽醌　　E. 蒽酚

7. 下列哪些成分可采取pH梯度萃取法进行分离？（　　）

A. 黄酮类　　B. 生物碱类　　C. 糖类

D. 蒽醌类　　E. 香豆素类

8. 大黄中存在的主要游离羟基蒽醌类成分有（　　）。

A. 大黄素　　B. 大黄酚　　C. 大黄素甲醚

D. 大黄酸　　E. 芦荟大黄素

三、简答题

1. 为什么β-OH蒽醌比α-OH蒽醌的酸性大？

2. 简述蒽醌类化合物的理化性质。

3. 用两种方法鉴别下列两种成分：

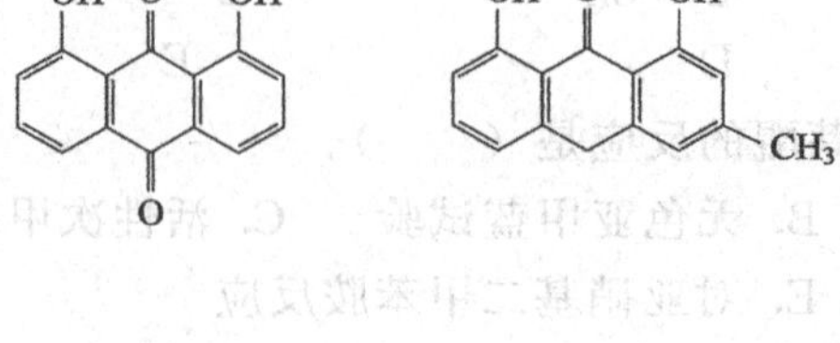

（彭裕红）

第五章

黄酮类化合物

学习目标

1. 掌握黄酮类化合物的结构、分类、理化性质、检识及显色反应。
2. 熟悉黄酮类化合物提取和分离的基本原理。
3. 了解黄酮类化合物在植物界的分布规律、生物活性和结构鉴定。

黄酮类化合物是自然界尤其是植物界广泛存在的一类化合物；主要分布于高等植物体中，在藻类、菌类等低等植物中很少发现，在被子植物中分布较广，尤其是富集于豆科、芸香科、伞形科、唇形科、玄参科、蓼科、鼠李科和姜科等植物中；双黄酮类是裸子植物的特征性成分，在松柏纲、银杏纲等植物中普遍存在；在蕨类植物中分布也很多；在苔藓植物常以游离态或与糖结合成苷类形式存在；在木质部坚硬组织中多以游离态存在；在植物的花、叶、果实等组织中多以苷类形式存在。它对植物的生长、发育、开花结果以及防御异物侵害起着重要作用。

黄酮类化合物具有多种多样的生物活性，例如芦丁、槲皮素等具有降低血管通透性和抗毛细血管脆性的作用，金丝桃苷、牡荆素、槲皮素、葛根素等具有扩张冠状血管的作用，柠檬素、水蓼素、石吊兰素等具有降压作用，芸香苷和橙皮苷有调节血管渗透性的作用，杜鹃素、紫花杜鹃素能镇咳祛痰，蔷薇苷A有泻下作用，异甘草素、大豆素等具有解痉作用，槲皮素、鼠李素、黄芩苷、木犀草素等有抗菌作用，二氢槲皮素及山柰酚等有抗病毒作用，甘草查耳酮A对艾滋病病毒也有抑制作用，牡荆素、桑色素、儿茶素等具有抗癌作用，甚至有些黄酮类化合物如二氢查耳酮还可以作甜味剂。

第一节 黄酮类化合物的结构类型

一、黄酮类化合物的概念

黄酮类化合物泛指两个苯环（A环与B环）通过三碳链相互连接而成的一系列化合物，它们的基本结构为2-苯基色原酮。因分子中有酮基，其颜色又常呈黄色故称黄酮。现在的黄酮是指两个具有酚羟基的苯环（A、B环）通过中央三个碳原子连接而成的一系列化合物。

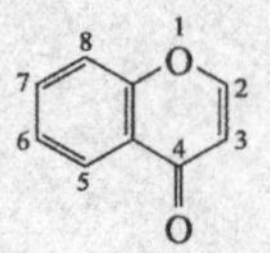

色原酮

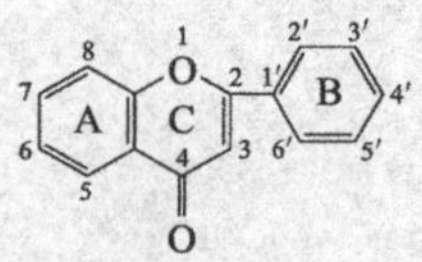

黄酮(2-苯基色原酮)

黄酮的结构特点：①A环上的共轭大π键与4-羰基上π键形成π-π共轭；②B环上的共轭大π键与C-2,3上的π键及4-羰基上的π键形成π-π-π共轭；③两条共轭链以4-羰基为交点，形成一交叉共轭体系，因此分子中所有原子都在同一平面内，形成一平面型结构。

二、黄酮类化合物的分类

根据中央三碳链的氧化程度、B环连接的位置以及三碳链是否构成环状等特点，将黄酮类化合物分类，如表5-1所示。

表5-1 黄酮类化合物分类

结构类型	活性成分	来源	生物活性
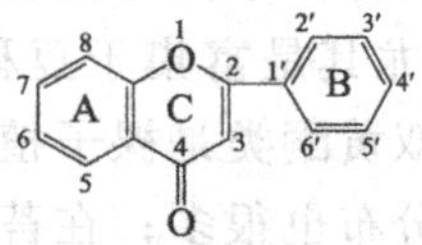 黄酮类	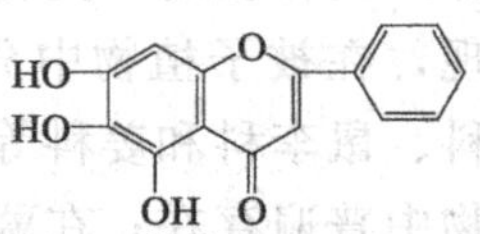 黄芩素	来源于唇形科植物黄芩的干燥根	抗病原微生物、扩张外周血管、保肝
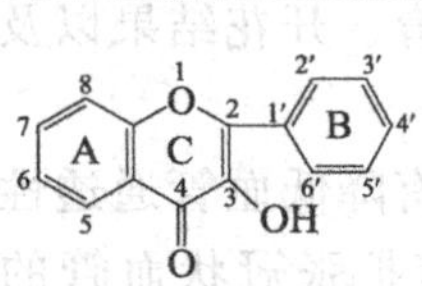 黄酮醇类	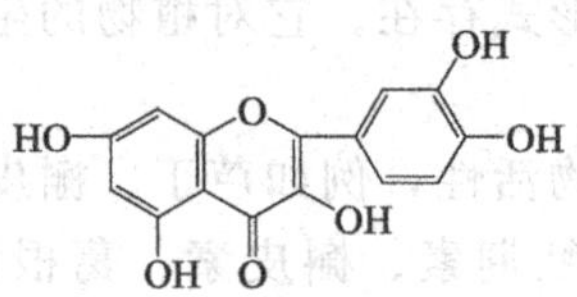 槲皮素	来源于金丝桃科植物红旱莲的全草等	祛痰、止咳、降压、降低毛细血管脆性
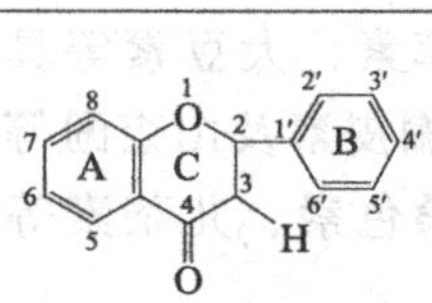 二氢黄酮类	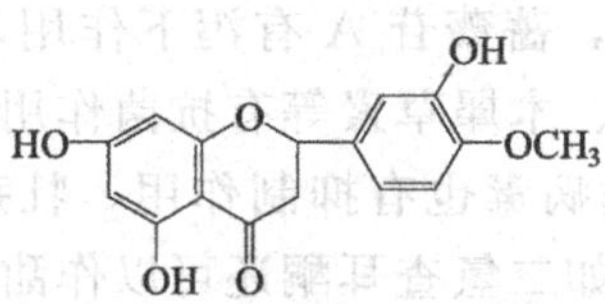 橙皮素	来源于芸香科柑橘属植物甜橙、柠檬的果实	健胃、祛痰、镇咳等
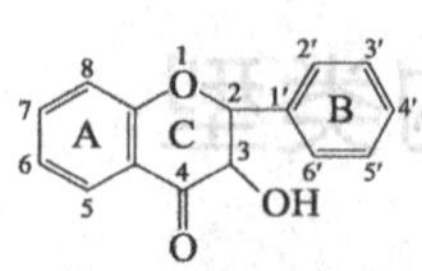 二氢黄酮醇类	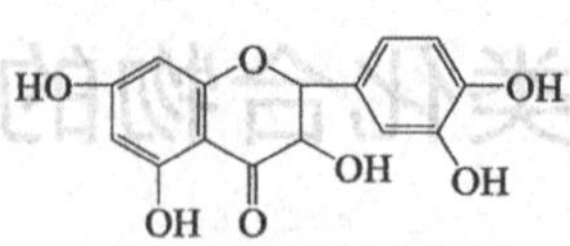 二氢槲皮素	来源于松科植物落叶松、花旗松的木质部	抗菌、抗癌
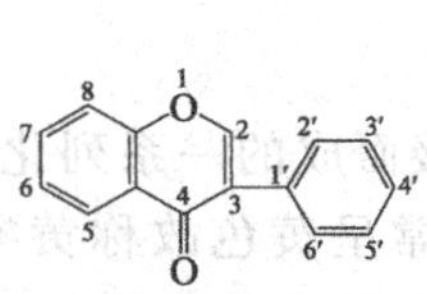 异黄酮类	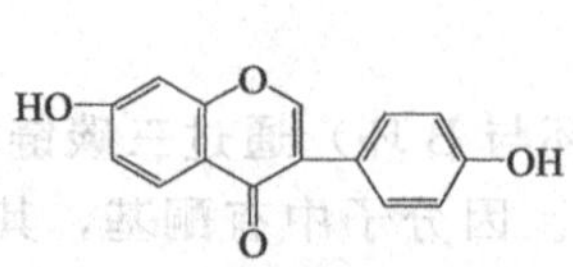 大豆素	来源于豆科植物野葛的根等	扩张血管、增加冠状动脉血流量、降低心肌耗氧量

续表

结构类型	活性成分	来源	生物活性
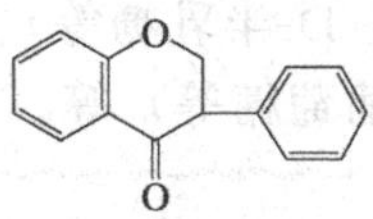 二氢异黄酮类	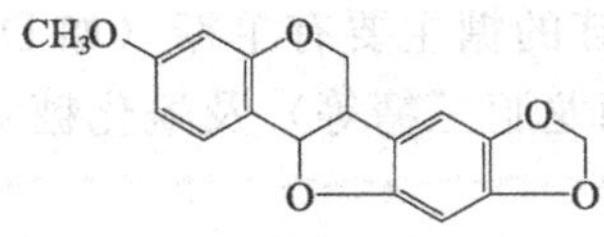 紫檀素	来源于豆科植物柔枝槐的根	抗癌活性
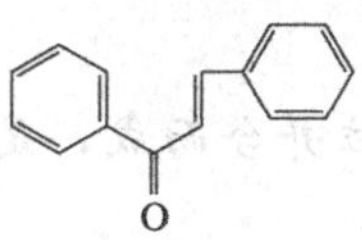 查耳酮	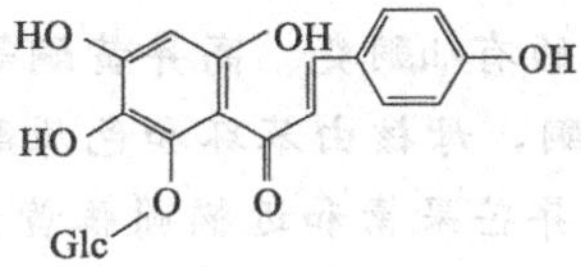 红花苷	来源于鸢尾科植物番红花的根	活血作用
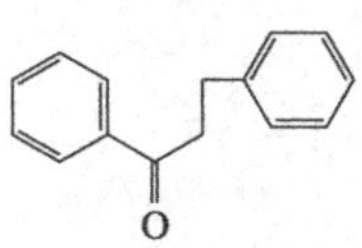 二氢查耳酮	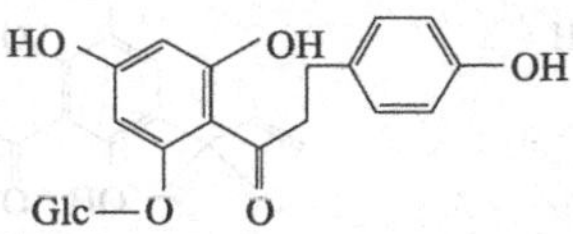 梨根苷	来源于蔷薇科梨属植物根皮中	
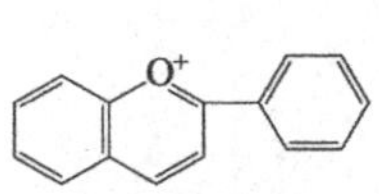 花色素类	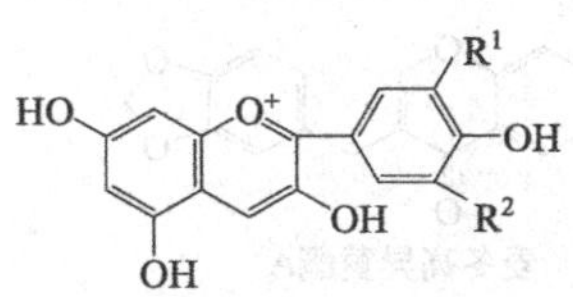 矢车菊素R^1=OH,R^2=H	来源于植物的花、果、叶、茎等中的色素	抗氧化、抗衰老、清除自由基
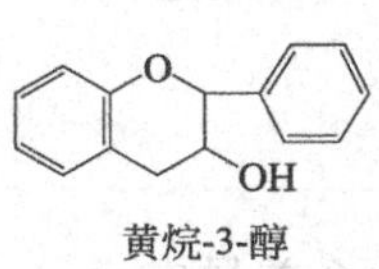 黄烷-3-醇	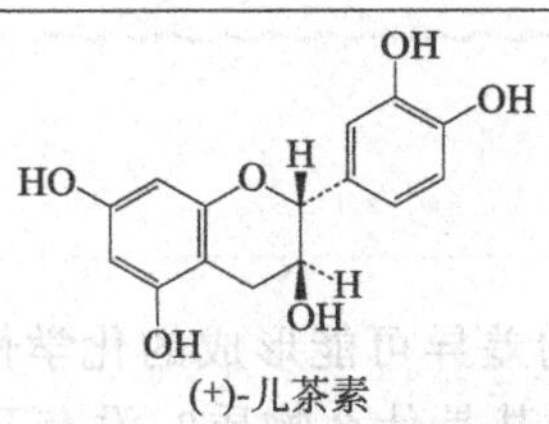 (+)-儿茶素	来源于豆科植物儿茶的去皮枝	收敛、生肌、敛疮
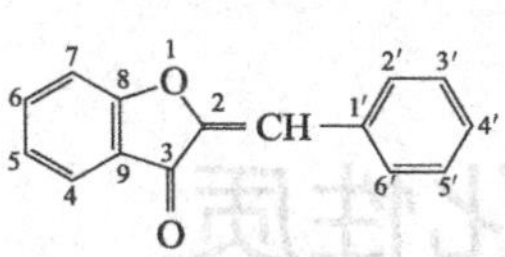 橙酮	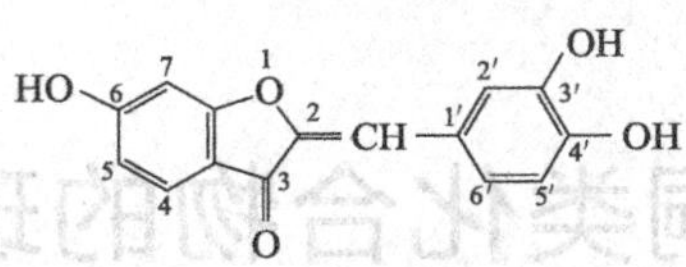 硫黄菊素	来源于漆树科黄栌属紫黄栌木材	细胞碘化甲腺氨酸脱碘酶的抑制剂
双黄酮类 两分子黄酮衍生物聚合而成的二聚物	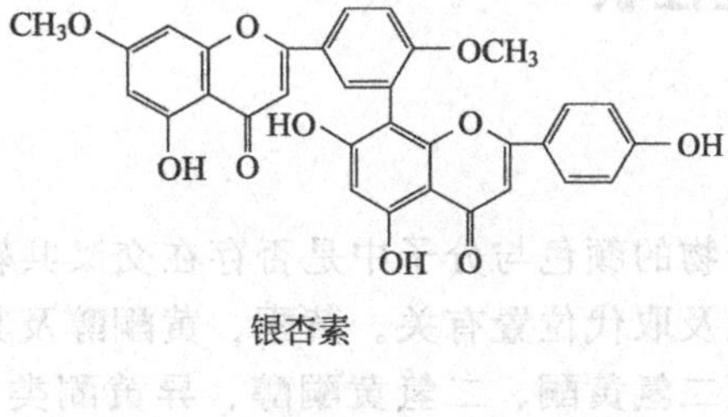 银杏素		

天然黄酮类化合物多为上述基本母核的衍生物，在A环及B环上常连接羟基、甲氧基等取代基。天然黄酮多以苷类形式存在，由于糖的种类、数量、连接位置及连接方式不同，组成了各种黄酮苷类。组成黄酮苷的糖主要有单糖（如D-葡萄糖、D-半乳糖等）、双糖（如龙胆糖、芸香糖等）、三糖（如龙胆三糖等）及酰化糖（2-乙酰葡萄糖等）等。

知识拓展： **其他黄酮类**

此类化合物大多不符合C_6-C_3-C_6的基本骨架，但因具有苯并-γ-吡喃酮结构，也将其归为黄酮类化合物。较常见的有屾酮类、高异黄酮等。

（1）屾酮类 又称为苯并色原酮，母核由苯环和色原酮的2,3位并合而成，是一种特殊类型的黄酮类化合物。如异芒果素和近椭圆藤黄素。

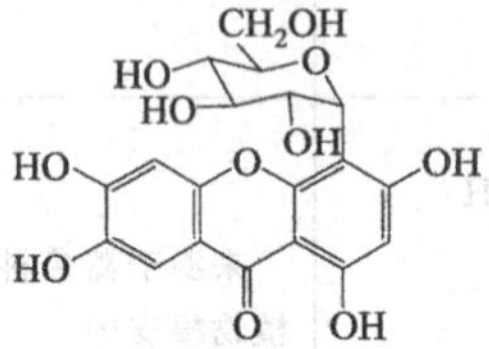

异芒果素

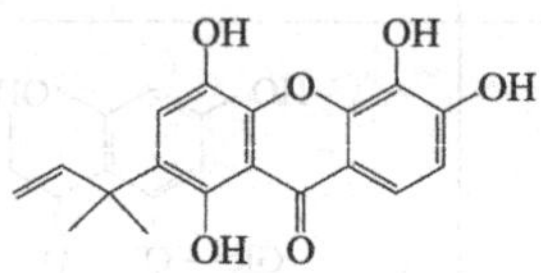

近椭圆藤黄素

（2）高异黄酮类 其母核3位碳上连接苄基，如麦冬高异黄酮A。

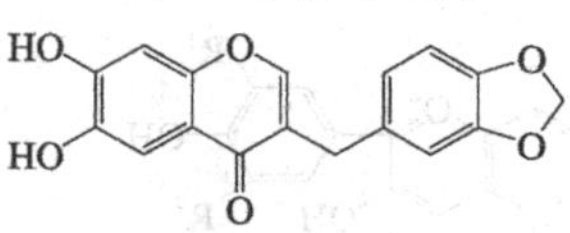

麦冬高异黄酮A

思考题

（1）黄酮和二氢黄酮类物质因结构差异可能形成的化学性质上有什么差异？

（2）2-苯基色原酮若其3位上有羟基是什么物质？没有又是什么物质？

第二节 黄酮类化合物的理化性质

一、物理性状

1. 颜色

黄酮类化合物的颜色与分子中是否存在交叉共轭体系及助色团（—OH、—OCH_3等）的种类、数目以及取代位置有关。黄酮、黄酮醇及其苷类多呈灰黄色至黄色，查耳酮为黄色至橙黄色；而二氢黄酮、二氢黄酮醇、异黄酮类，因C2和C3间的双键被氢化，交叉共轭体系被中断而几乎不显色。黄酮、黄酮醇分子中，尤其在7位或4′位引入—OH及

—OCH_3等助色团后，由于形成 p-π 共轭，促进电子移位、重排，使化合物的颜色加深。花色素及其苷元的颜色随 pH 不同而改变，一般显红（pH＜7）、紫（pH＝8.5）、蓝（pH＞8.5）等颜色。

2. 性状

黄酮类化合物多为结晶性固体，少数（如黄酮苷类）为无定形粉末。游离的各种黄酮苷元母核中，除二氢黄酮、二氢黄酮醇、二氢异黄酮、黄烷醇因含手性碳原子而具有旋光性外，其余均无旋光性。黄酮苷因其结构中引入了糖基，均有旋光性，且多为左旋。

二、溶解性

黄酮类化合物的溶解性因结构及存在状态不同而有很大差异。一般游离苷元难溶或不溶于水，易溶于甲醇、乙醇、乙酸乙酯、乙醚等有机溶剂和碱液中。它们在水中的溶解性顺序为：黄酮、黄酮醇、查耳酮（平面型分子）＜二氢黄酮、二氢黄酮醇、异黄酮（非平面型分子）＜花色素苷元（离子形式）。

在游离苷元的母核上引入羟基，则水溶性增大；引入甲氧基则脂溶性增大。

黄酮苷亲水性较强，一般易溶于水、稀乙醇、甲醇等极性较强的溶剂中，不溶或难溶于苯、三氯甲烷等有机溶剂。黄酮苷元难溶或不溶于水，易溶于甲醇、乙醇、乙酸乙酯、乙醚等有机溶剂及稀碱液中。其中黄酮、黄酮醇、查耳酮等平面性强的分子，因分子与分子间排列紧密，分子间引力较大，难溶于水；而二氢黄酮和二氢黄酮醇等，因系非平面型分子，分子与分子间排列不紧密，分子间引力降低，有利于水分子进入，水溶性较大；花色素（花青素）苷元虽为平面型结构，但因以离子形式存在，具有盐的通性，故水溶性较大。黄酮苷元分子中引入羟基，将增加其水溶性，羟基引入越多，水溶性越大；而引入甲氧基、异戊烯基或单萜基后，水溶性降低，脂溶性增强。糖基越多，水溶性越强。糖基与苷元的连接位置不同，对其溶解度也有一定的影响，一般 3-羟基苷类比相应的 7-羟基苷类水溶性强。

三、酸碱性

1. 酸性

黄酮类化合物分子中因大多具有酚羟基而显酸性，可溶于碱性水溶液、吡啶、甲酰胺及二甲基甲酰胺中。由于酚羟基数目及位置不同，酸性强弱不同。以黄酮为例，其酚羟基酸性强弱顺序为：

7,4′-二羟基＞7-或 4′-羟基＞一般酚羟基＞5-羟基

由于 7,4′-位上羟基处于羰基的对位，在共轭效应下，使羟基上的电子云密度降低，氢更易于离子化，导致酸性增强。7,4′-二羟基者，可溶于碳酸氢钠水溶液。7-或 4′-羟基者，可溶于碳酸钠水溶液，不溶于碳酸氢钠水溶液。具有一般酚羟基者只溶于氢氧化钠水溶液。仅有 5-羟基者，因可与羰基形成分子内氢键，故酸性最弱。因此，可用 pH 梯度萃取法来分离黄酮类化合物。

2. 碱性

黄酮类化合物分子中的C环γ-吡喃酮环上的1-位氧原子，因有孤对电子，与C4位上的羰基在p-π共轭效应的影响下，表现出微弱的碱性（有黄碱素之称），可与强无机酸如浓硫酸、盐酸等生成盐，但生成的盐极不稳定，遇水即分解。黄酮类化合物溶于浓硫酸产生的盐，常表现出特殊的颜色，可用于鉴别。

四、化学反应

黄酮类物质的显色反应与分子中的酚羟基以及γ-吡喃酮环有关。

1. 还原反应

（1）盐酸-镁粉（或锌粉）反应　这是鉴定黄酮类化合物最常用的显色反应之一。取样品的甲醇或乙醇溶液，加入少许镁粉振摇，滴加几滴浓盐酸，1～2min（必要时微热）即可显色。多数黄酮、黄酮醇、二氢黄酮和二氢黄酮醇类化合物显橙红色至紫红色，少数显紫色至蓝色。B环上有—OH或—OCH_3取代时，颜色加深。查耳酮、橙酮、儿茶素类为负反应。异黄酮类除少数外，也不显色。

（2）硼氢化钠（钾）反应　该反应是鉴别二氢黄酮和二氢黄酮醇类化合物专属性较高的反应。在样品的甲醇溶液中，加入等量的2% $NaBH_4$甲醇溶液，1min后，加浓硫酸或浓盐酸数滴，溶液显红色至紫色。该反应也可在滤纸上进行。若A环与B环上有一个以上—OH或—OCH_3取代，则颜色加深，其他黄酮类都不能产生上述反应，均呈亮黄色。

（3）磷钼酸反应　二氢黄酮与磷钼酸试剂反应呈棕褐色，可作为二氢黄酮类化合物的特征鉴别反应。

2. 与金属盐类试剂的络合反应

黄酮类物质分子中因含有如下结构，可与铝盐、锆盐、镁盐、铅盐试剂反应而生成有色物质。

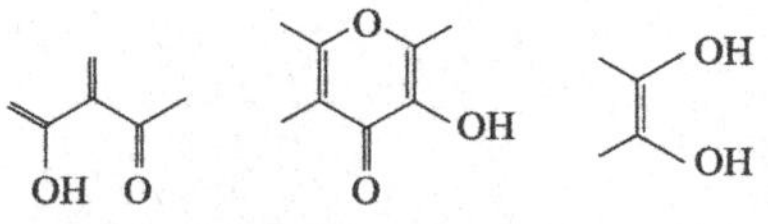

（1）铝盐　常用试剂为1%三氯化铝或硝酸铝溶液，除4′-羟基黄酮醇和7,4′-二羟基黄酮醇显天蓝色荧光外，生成的络合物多为黄色（λ_{max}=415nm），并有荧光，可用于定性或定量分析。

（2）铅盐　常用1%醋酸铅和碱式醋酸铅水溶液两种，均可生成黄色至红色沉淀。醋酸铅只能与分子中具有邻二酚羟基或兼有3-羟基、4-酮基或5-羟基、4-酮基结构的化合物反应生成沉淀。而碱式醋酸铅的沉淀能力要比醋酸铅大得多，与一般酚类化合物均可发生沉淀反应。

（3）锆盐　多用2%二氯氧锆（$ZrOCl_2$）甲醇溶液。黄酮类化合物分子中有游离的3-羟基或5-羟基存在时，均可生成黄色的锆络合物。实际应用时，通常同时使用二氯氧锆和枸橼酸，以区别3-OH和5-OH。二者遇二氯氧锆均显黄色，但加枸橼酸后有5-OH的黄色显著减褪，而有3-OH的黄色不变，因此可用于区分黄酮和黄酮醇。

（4）镁盐 常用醋酸镁甲醇溶液为显色剂，二氢黄酮、二氢黄酮醇类可显天蓝色荧光，若有C5羟基，色泽更明显。而黄酮、黄酮醇、异黄酮类则显黄至橙黄至褐色。

（5）氯化锶（$SrCl_2$） 在氨性甲醇溶液中，氯化锶可与分子中具有邻二酚羟基结构的黄酮类化合物生成绿色至棕色至黑色沉淀。

3. 显色反应

（1）与酸的显色反应 黄酮类物质分子中具有5-羟基（5-羟基双氢黄酮除外）黄酮和2′-羟基查耳酮，在酸性溶液中，可与硼酸反应显亮黄色。用此可将这两类黄酮与其他类黄酮进行区别。5-羟基黄酮和2′-羟基查耳酮在草酸存在下呈黄色，并具有绿色荧光，而在枸橼酸丙酮存在的条件下呈黄色而无荧光。

（2）与碱性试剂的显色反应 在日光及紫外线下，将黄酮类物质滴于滤纸上，用氨蒸气和其他碱性试剂处理滤纸，然后观察颜色变化情况。发现二氢黄酮易在碱液中开环，转变成相应的异构体查耳酮，显橙色至黄色。

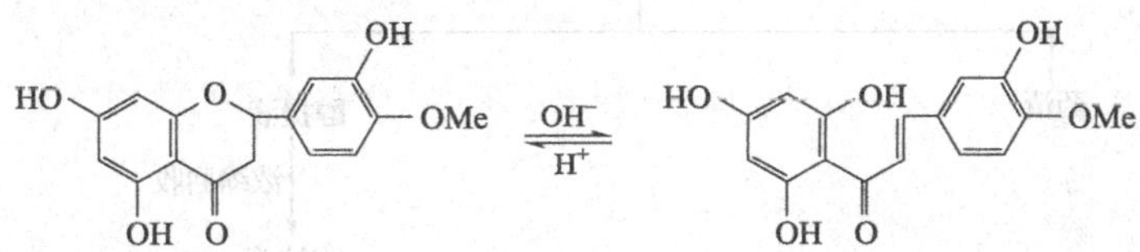

黄酮醇类在碱液中先呈黄色，通入空气后变为棕色。用此性质可区别于其他类黄酮。如果分子中有邻二酚羟基或3,4′-二羟基取代时，在碱液中不稳定，易被氧化，由黄色转为深红色，最后生成棕绿色沉淀。黄酮醇类在碱液中先呈黄色，通入空气后变为棕色。

思考题

（1）如何鉴别黄酮和二氢黄酮类物质？如何鉴别二氢黄酮和二氢黄酮醇类物质？

（2）花色素类一般存在于植物的果实和花瓣中，说明为什么在我国不同的地方相同的植物会呈现不同的颜色？

（3）如何检识药材中含有黄酮类化合物？

第三节 黄酮类化合物的提取与分离

一、黄酮类化合物的提取

黄酮类化合物在植物的花、果、叶、茎等组织中以苷的形式存在，在质地坚硬的纤维组织中多以游离苷元的形式存在。在提取时根据被提取物质的性质及伴存杂质的性质选择适合的提取溶剂进行提取。

苷类和极性较大的苷元（羟基黄酮、双黄酮、橙酮、查耳酮等），一般可用乙酸乙酯、丙酮、乙醇、甲醇、水或某些极性较大的混合溶剂（如甲醇-水1∶1）进行提取。一些多糖苷也可用沸水提取，花青素类在提取时可在溶剂中加入少量的酸（0.1%盐酸）。但提取其他黄酮苷时这个方法要慎用，以免苷水解。为了避免苷在提取时水解，在提取前需先破坏酶的活性。

大多数苷元宜用极性较小的溶剂，如乙醚、氯仿、乙酸乙酯等来提取，多甲氧基黄酮类苷元，甚至可以用苯来提取。

1. 醇提取法

乙醇或甲醇是提取黄酮类化合物的最常用溶剂，黄酮苷和苷元均可溶解。高浓度的醇（如 90%～95%）适合提取苷元，60%左右的醇适合提取苷类，提取的次数一般为 2～4 次，可用加热回流提取或冷浸法。醇提取时因会有较多的杂质溶出，可将提取液浓缩后用不同的溶剂进行萃取，以达到纯化的目的，比如对于叶类植物中的醇提取物可用石油醚萃取，除去叶绿素、胡萝卜素等脂溶性杂质。流程见图 5-1。

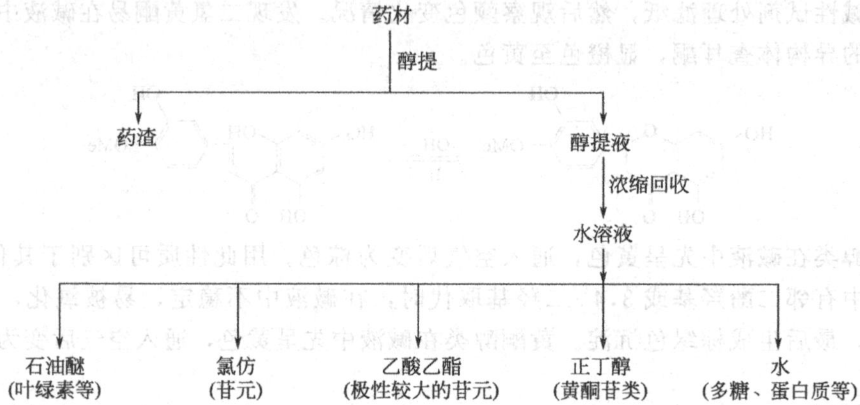

图 5-1　醇提取法流程

醇提取法提取黄酮类物质流程以葛根中大豆素的提取为例来说明其应用，其流程见图 5-2。

2. 水提取法

黄酮苷类具有亲水性，可用热水提取，但由于热水提出的杂质较多，故不常使用。如从槐米中提取芸香苷。如果提取液中含较多多糖、蛋白质等杂质，可将水提取液浓缩后加入多倍量的乙醇溶液，将其沉淀除去。

3. 碱溶酸沉法

利用黄酮类化合物多具有酚羟基、易溶于碱水，而难溶于酸水的性质，用碱水提取后，再加酸使其酸化，黄酮类化合物即可沉淀析出。但所用的碱水浓度不可过高，在强碱条件下，尤其是在加热时易破坏黄酮类化合物的母核。常用的碱水有石灰水溶液、5%碳酸钠溶液及稀氢氧化钠溶液等。加酸酸化时，酸性也不宜太强，以免生成𬭩盐。

4. 炭粉吸附法

主要适于苷类的精制工作。通常，在植物的甲醇粗提取物中，分批加入活性炭，搅拌，静置，直至定性检查上清液无黄酮反应时为止。过滤，收集吸附苷的炭末，依次用沸水、沸甲醇、7%酚-水、15%酚-醇溶液进行洗脱。对各部分洗脱液可运用化学方法进行

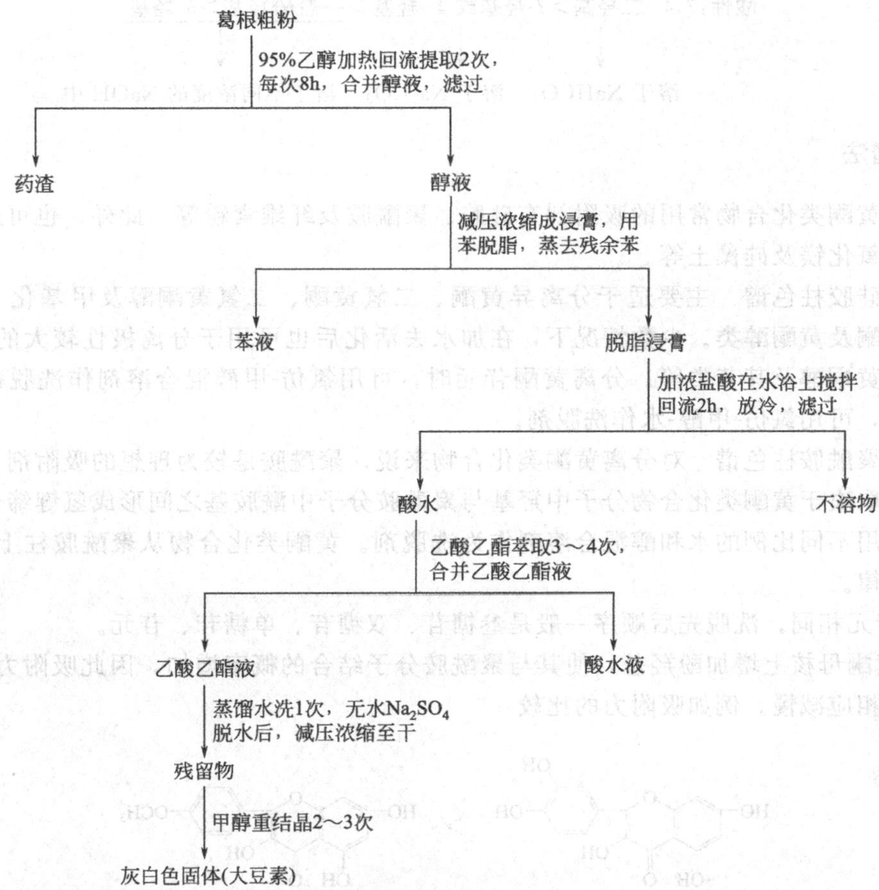

图 5-2 大豆素提取分离流程图

定性检查或用纸色谱鉴定。

二、黄酮类化合物的分离

1. 溶剂萃取法

利用黄酮类化合物的极性及杂质极性不同，选用不同的溶剂进行萃取，可达到精制、纯化和分离的目的。

用水或不同浓度的醇提取得到的浸出液成分复杂，往往不能直接析出黄酮类化合物，需尽量蒸去溶剂，然后用不同极性的溶剂相继萃取，如用石油醚可除去叶绿素、胡萝卜素等脂溶性杂质，用乙醚可萃取出苷元，用乙酸乙酯可萃取出苷。乙醚萃取液回收后，进一步用极性小的溶剂分步重结晶，可分离出不同极性的苷元。

2. pH 梯度萃取法

pH 梯度萃取法适合于酸性强弱不同的游离黄酮类化合物的分离。将混合物溶于有机溶剂（如乙醚）中，依次用 5%$NaHCO_3$、5%Na_2CO_3、0.2%NaOH、4%NaOH 溶液萃取而实现分离。pH 梯度萃取法的一般规律如下：

酸性：7,4′-二羟基＞7-羟基或 4′-羟基＞一般酚羟基＞5-羟基

↓ 溶于 $NaHCO_3$ ↓ 溶于 Na_2CO_3 ↓ 溶于不同浓度的 NaOH 中

3. 色谱法

分离黄酮类化合物常用的吸附剂有硅胶、聚酰胺及纤维素粉等。此外，也可适当选用氧化铝、氧化镁及硅藻土等。

（1）硅胶柱色谱　主要适于分离异黄酮、二氢黄酮、二氢黄酮醇及甲基化（或乙醚化）的黄酮及黄酮醇类。少数情况下，在加水去活化后也可用于分离极性较大的化合物，如多羟基黄酮醇及其苷类等。分离黄酮苷元时，可用氯仿-甲醇混合溶剂作洗脱剂；分离黄酮苷时，可用氯仿-甲醇-水作洗脱剂。

（2）聚酰胺柱色谱　对分离黄酮类化合物来说，聚酰胺是较为理想的吸附剂。其吸附强度主要取决于黄酮类化合物分子中羟基与聚酰胺分子中酰胺基之间形成氢键缔合能力的大小。常用不同比例的水和醇混合溶剂作为洗脱剂。黄酮类化合物从聚酰胺柱上洗脱时，有下述规律。

① 苷元相同，洗脱先后顺序一般是叁糖苷、双糖苷、单糖苷、苷元。

② 黄酮母核上增加酚羟基，使其与聚酰胺分子结合的概率增加，因此吸附力会增强，洗脱速度相应减慢。例如吸附力的比较：

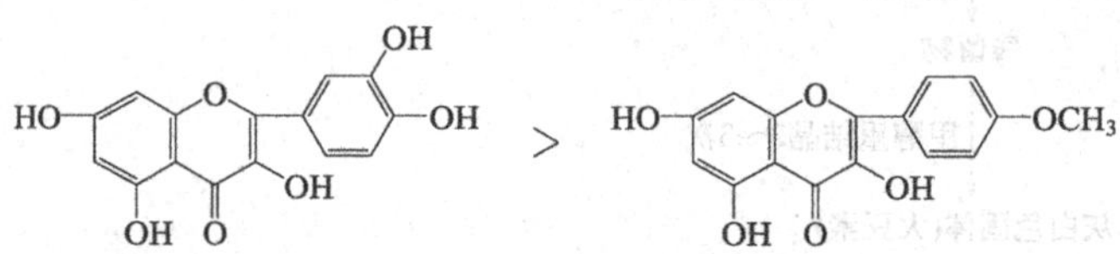

③ 分子中酚羟基位置对吸附力也有影响。当酚羟基数目相同时，形成分子内氢键，则吸附力减弱。例如：

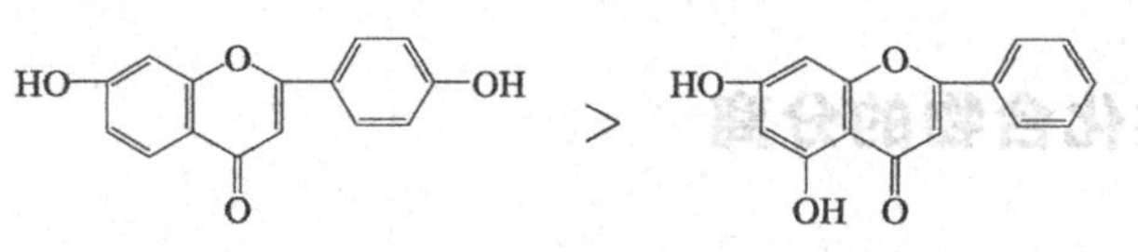

④ 分子中芳香核、共轭双键多者易被吸附，故查耳酮比相应的二氢黄酮难于洗脱。例如：

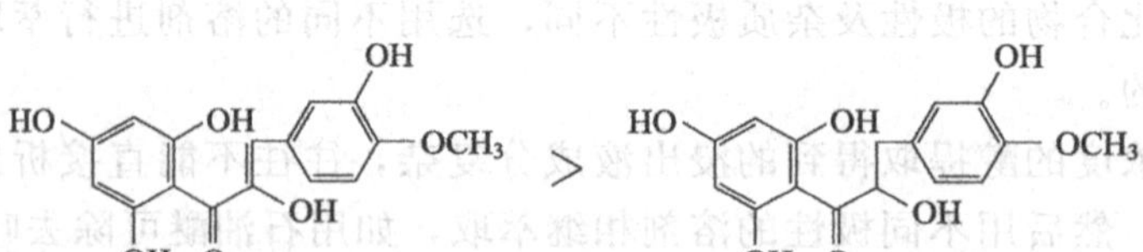

⑤ 不同类型的黄酮化合物，先后流出顺序一般是：异黄酮、二氢黄酮醇、黄酮、黄酮醇。

（3）葡聚糖凝胶（Sephadex gel）柱色谱　对于黄酮类化合物的分离，主要用两种型号的凝胶：Sephadex-G 型及 Sephadex-LH20 型。用葡聚糖凝胶分离黄酮类化合物的苷和苷元，其分离机制是不同的。分离游离黄酮时，主要靠吸附作用，凝胶对黄酮类化合物的吸附程度取决于游离酚羟基的数目。分离黄酮苷时，则分子筛的性质起主导作用。在洗脱时，黄酮苷类大体上是按分子量由大到小的顺序流出色谱柱。

葡聚糖凝胶柱色谱中常用的洗脱剂有：

① 碱性水溶液（如 0.1mol/L NH_4OH），含盐水溶液（如 0.5mol/L NaCl 等）；

② 醇及含水醇，如甲醇、甲醇-水（不同比例）、叔丁醇-甲醇（3∶1）、乙醇等；

③ 其他溶剂，如含水丙酮、甲醇-三氯甲烷等。

4. 铅盐法

此法过去曾用于研究，目前已很少采用。一般是在乙醇或甲醇溶液中依次加入适量中性醋酸铅、碱式醋酸铅水溶液，分别使具有邻二酚羟基成分（包括黄酮）及含羧基成分、具有一般酚羟基的成分分离，再分别将铅盐沉淀悬浮于醇中，脱铅后得到产物。

5. 硼酸络合法

具有邻二酚羟基的黄酮类化合物可与硼酸络合，生成物易溶于水，借此可与无邻二酚羟基的黄酮类化合物相互分离。

思考题

(1) 为什么用碱溶酸沉法提取黄酮类化合物时应注意 pH 的调节。

(2) 简述用碱溶酸沉法从槐米中提取芸香苷时加石灰乳及硼砂的目的。

第四节　黄酮类化合物的鉴定

黄酮类化合物的鉴定方法很多，有化学方法、色谱法、光谱法等。根据其理化常数、紫外光谱、核磁共振谱和质谱等数据，综合运用各种方法和手段，都能给予鉴定和结构测定。这里主要介绍基本的色谱法和紫外-可见光谱法。

一、色谱鉴别

1. 纸色谱

纸色谱法适用于鉴别各种天然黄酮类化合物及其苷类混合物。混合物的鉴定常采用双向色谱法。以黄酮苷类来说，一般第一向展开采用某种醇性溶剂，如正丁醇-乙酸-水（4∶1∶5，上层）等，主要是根据分配作用原理进行分离。第二向展开溶剂则用水或其他含水溶液，如 2%～6%乙酸等，主要是根据吸附作用原理进行分离。

黄酮类化合物苷元中，平面型分子如黄酮、黄酮醇、查耳酮等，用含水溶剂如 3%～5%乙酸溶液展开时，几乎停留在原点不动（$R_f<0.02$）；而非平面型分子如二氢黄酮、二氢黄酮醇、二氢查耳酮等，因亲水性较强，R_f 值较大（0.10～0.30）。

黄酮类化合物分子中羟基苷化后，极性随之增大，在醇性展开剂中 R_f 值相应降低。同一类型苷元，R_f 值依次为：苷元＞单糖苷＞双糖苷。但在用水或 2%～8%乙酸、3%氯化钠水溶液或 1%盐酸展开时，则苷元几乎停留在原点不动，R_f 值大小顺序为：苷元

<单糖苷<双糖苷。

多数黄酮具有颜色，并在紫外线下显示荧光，斑点易于观察。亦可配以显色剂，常用的有2%三氯化铝甲醇液、10%碳酸钠水溶液以及氨熏等。

2. 硅胶薄层色谱

硅胶薄层色谱用于分离和鉴定弱极性黄酮类化合物。分离黄酮苷元常用的展开剂是甲苯-甲酸乙酯-甲酸（5∶4∶1）。可根据待分离成分的极性大小适当调整甲苯与甲酸的比例。分离苷类时可用正丁醇-乙酸-水（3∶1∶1）、甲酸-乙酸乙酯-水（9∶1∶1）、三氯甲烷-乙酸乙酯-丙酮（5∶1∶4）和三氯甲烷-甲醇-水（65∶45∶12）等。分离二氢类黄酮苷类的溶剂系统有三氯甲烷-乙酸（100∶4）、苯-乙酸（100∶4）或三氯甲烷-乙酸-甲醇（90∶5∶5）等。

3. 聚酰胺薄层色谱

聚酰胺薄层色谱适合于分离含游离酚羟基的黄酮及其苷类。展开剂中多含有醇、酸和水。鉴定苷元常用的展开剂有三氯甲烷-甲醇（94∶6）、三氯甲烷-甲醇-丁酮（12∶2∶1）、苯-甲醇-丁酮（4∶3∶3）等。鉴定黄酮苷类需要极性更强的展开剂，常用甲醇-水（1∶1）、甲醇-乙酸-水（90∶5∶5）等。聚酰胺薄层色谱中，各黄酮类化合物吸附规律与前述聚酰胺柱色谱相同。

二、紫外-可见光谱鉴别

紫外-可见分光光度法是鉴定黄酮类化合物结构的一种重要手段。一般测定程序为：

① 测定供试样品在甲醇溶液中的光谱；

② 测定供试样品在甲醇溶液中加入各种诊断试剂后的光谱；

③ 如供试样品为苷类，可进行水解或甲醚化后水解，然后再测定苷元或其衍生物的光谱。将上述测得的光谱进行对比分析，可获知有关结构的重要信息。

黄酮、黄酮醇等多数黄酮类化合物，因分子中存在桂皮酰基及苯甲酰基组成的交叉共轭体系，故其甲醇溶液的紫外吸收光谱由两个主要吸收带组成。出现在300～400nm之间的吸收带称为带Ⅰ，出现在220～280nm之间的吸收带称为带Ⅱ。

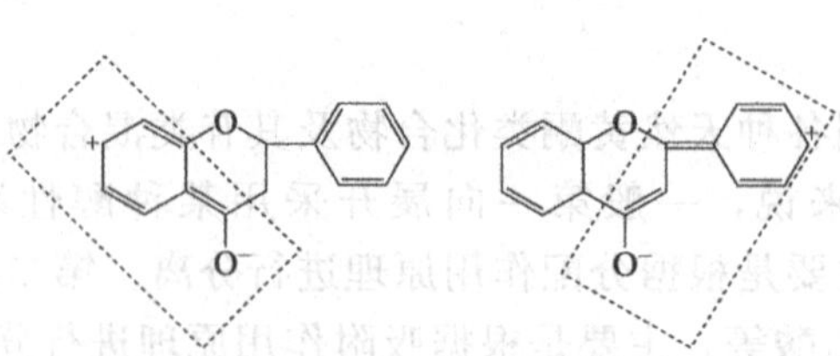

峰带Ⅱ，苯甲酰基　　峰带Ⅰ，桂皮酰基

不同类型的黄酮化合物的带Ⅰ或带Ⅱ的峰位、峰形和吸收强度不同，因此从紫外光谱可以推测黄酮类化合物的结构类型。不同黄酮类化合物的吸收光谱特征见表5-2。

以黄酮、黄酮醇类为例说明其在甲醇中的UV光谱特征。

① 黄酮或黄酮醇的带Ⅰ是由B环桂皮酰基系统的电子跃迁所引起的吸收，带Ⅱ是由A环的苯甲酰基系统的电子跃迁所引起的吸收。黄酮和黄酮醇的UV光谱图形相似，仅

表 5-2 黄酮类化合物 UV 吸收光谱的主要特征

结构类型	峰位/nm		组内区别	组间区别
	带Ⅰ	带Ⅱ	（峰位）	（峰强）
黄酮	310～350	250～280	带Ⅰ不同	Ⅰ、Ⅱ皆强
黄酮醇	350～385	250～280		
异黄酮	310～330（肩峰）	245～275	带Ⅱ不同	Ⅰ弱Ⅱ强
二氢黄酮（醇）	300～330（肩峰）	275～295		
查耳酮	340～390	230～270（低强度）	带Ⅰ不同	Ⅰ强Ⅱ弱
橙酮	380～430	230～270（低强度）		

带Ⅰ位置不同，黄酮带Ⅰ位于 304～350nm，黄酮醇带Ⅰ位于 358～385nm。利用带Ⅰ的峰位不同，可以区别这两类化合物。

② 黄酮、黄酮醇的B环或A环上取代基的性质和位置不同将影响带Ⅰ或带Ⅱ的峰位和形状。例如，7′-位和 4′-位引入羟基、甲氧基等含氧取代基，可引起相应吸收带红移。又如 3-位或 5-位引入羟基，因能与 4-位羰基形成氢键缔合，前者使带Ⅰ红移，后者使带Ⅰ、带Ⅱ均红移。B环上的含氧取代基逐渐增加时，带Ⅰ红移值也逐渐增加，但不能使带Ⅱ产生位移。A环上的含氧取代基增加时，使带Ⅱ红移，而对带Ⅰ无影响，或影响甚微（但 5-羟基例外）。

③ 黄酮或黄酮醇的 3-羟基、5-羟基或 4′-羟基被甲基化或苷化后，可使带Ⅰ紫移，3-OH甲基化或苷化使带Ⅰ（328～357nm）与黄酮的带Ⅰ的波长范围重叠（且光谱曲线的形状也相似），5-OH 甲基化使带Ⅰ和带Ⅱ都紫移 5～15nm，4′-OH 甲基化或苷化，使带Ⅰ紫移 3～10nm。其他位置上的羟基取代对甲醇中的紫外光谱几乎没有影响。

拓展提高　　诊断试剂

当向黄酮类化合物的甲醇或乙醇溶液中分别加入甲醇钠（NaOMe）、乙酸钠（NaOAc）、乙酸钠-硼酸（$NaOAc-H_3BO_3$）、三氯化铝或三氯化铝-盐酸（$AlCl_3$/HCl）试剂，可使黄酮的酚羟基解离或形成络合物等，导致光谱发生变化。据此变化可以判断各类化合物的结构，这些试剂对化合物结构具有诊断意义，称为诊断试剂。

例如，可利用诊断试剂对黄酮、黄酮醇类化合物 UV 光谱的影响，鉴别出羟基的位置。

（1）甲醇钠，带Ⅰ红移 40～60nm，示有 4′-OH，无 3-OH；红移 50～60nm，示有 3-OH，但无 4′-OH。

（2）乙酸钠，带Ⅱ红移 5～20nm，示有 7-OH。

（3）乙酸钠-硼酸，带Ⅰ红移 12～30nm，带Ⅱ红移 5～10nm，示B环有邻二酚羟基或A环有邻二酚羟基（5,6-二羟基除外）。

（4）三氯化铝-盐酸及三氯化铝，带Ⅰ紫移 30～40nm，示B环上有邻二酚羟基；紫移 50～65nm，示A、B环上均可能有邻二酚羟基。

第五节 应用实例

一、黄芩中黄芩苷的提取与分离

黄芩为唇形科植物黄芩的干燥根。其根性味苦寒，能清热燥湿、止血、安胎。主治肺热咳嗽、湿热下痢、胎动不安及血热妄行诸症。现代医学研究证明，黄芩根中含有黄芩苷和黄芩新素。黄芩苷抗菌谱广，对革兰阳性和阴性菌都有抑制作用，能降低转氨酶，对青霉素等抗生素产生的耐药性金黄色葡萄球菌仍极其敏感，是天然的抗菌药。

1. 化学成分

黄芩中黄酮类化合物有黄芩苷、黄芩素、汉黄芩苷、汉黄芩素、木蝴蝶素 A 等 20 多种。其中黄芩苷（4.0%～5.2%）是主要有效成分。

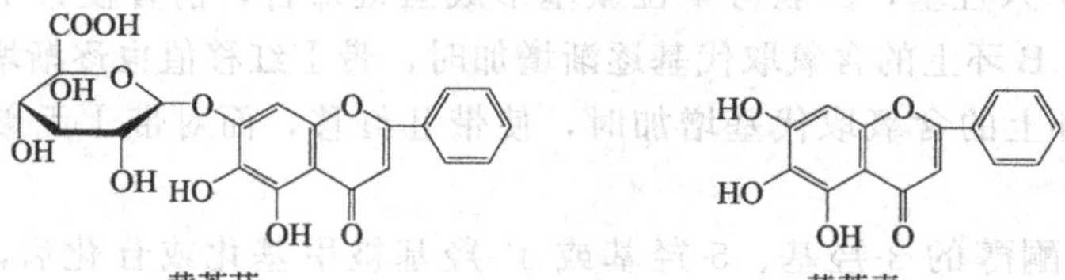

黄芩苷　　　　黄芩素

黄芩苷为淡黄色针晶，熔点 223℃，几乎不溶于水，难溶于甲醇、乙醇、丙酮，可溶于热醋酸，易溶于二甲基甲酰胺、吡啶等碱性溶液。

黄芩素易溶于甲醇、乙醇、丙酮、乙酸乙酯，微溶于乙醚、三氯甲烷。因黄芩素分子中具有邻三酚羟基，性质不稳定，在空气中易氧化成醌式结构显绿色。所以在贮藏、加工炮制及提取过程中应注意防止黄芩苷的酶解、氧化，以减少有效成分破坏、药材质量降低。

2. 提取、分离原理

黄芩苷为黄芩素结构中的 C7 位羟基与葡萄糖醛酸结合成的苷，分子中同时有酚羟基和羧基，具有很强的酸性，在植物体内往往以镁盐形式存在，水溶性较大，故用水煎煮提取。将提取液经酸化使黄芩苷的盐生成有游离羧基的黄芩苷类而沉淀，经进一步碱溶酸沉，除去杂质即可得到黄芩苷粗制品。

3. 提取与分离

（1）流程见图 5-3。

（2）流程说明　黄芩粗粉用适量的水煎煮两次，所得提取液加盐酸酸化，静置离心得到沉淀，沉淀物经过碱溶酸沉处理，除去杂质得到黄芩苷粗品，将黄芩苷粗品用乙醇重结晶进一步精制。

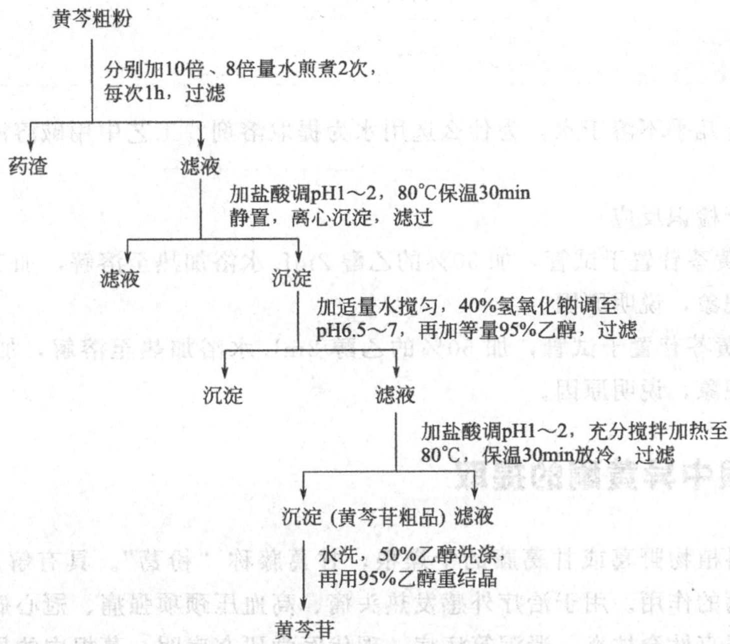

图 5-3 黄芩苷提取流程

4. 黄芩苷和黄芩素的检识

黄芩苷遇三氯化铁显绿色，遇醋酸铅产生橙红色沉淀。溶于碱及氨水初显黄色，不久则变为黑棕色。

拓展提高： **黄芩的其他提取方法**

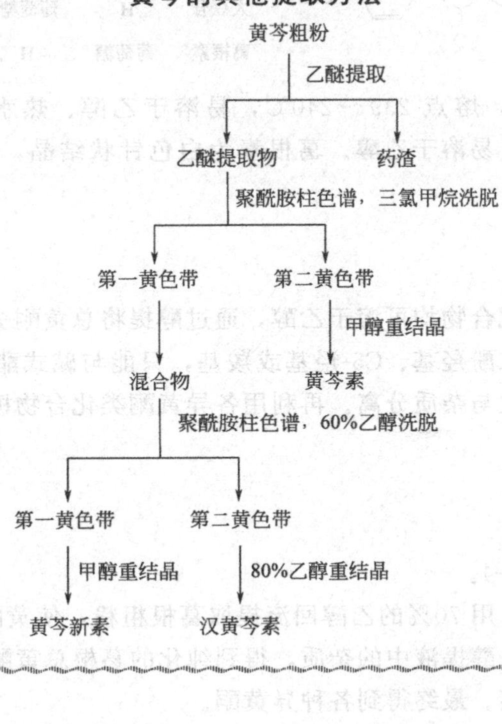

思考题

（1）黄芩苷几乎不溶于水，为什么选用水为提取溶剂？工艺中用碱溶液处理沉淀物的实质是什么？

（2）黄芩苷检识反应

① 取少量黄芩苷置于试管，加 50%的乙醇 2mL 水浴加热至溶解，加三氯化铁试剂数滴，观察反应现象，说明原因。

② 取少量黄芩苷置于试管，加 50%的乙醇 2mL 水浴加热至溶解，加醋酸铅试剂数滴，观察反应现象，说明原因。

二、葛根中异黄酮的提取

葛根为豆科植物野葛或甘葛藤的干燥根，甘葛藤称“粉葛”。具有解肌退热、生津、透疹、升阳止泻的作用。用于治疗外感发热头痛、高血压颈项强痛、冠心病心绞痛、早期突发性耳聋、强直性脊柱炎、泄泻等病症。现代医学研究表明，葛根中的异黄酮类化合物葛根素对高血压、高血脂、高血糖和心脑血管疾病有一定疗效。

1. 化学成分

葛根中主要含异黄酮类化合物，如葛根素（C-苷）、大豆素、大豆苷等。

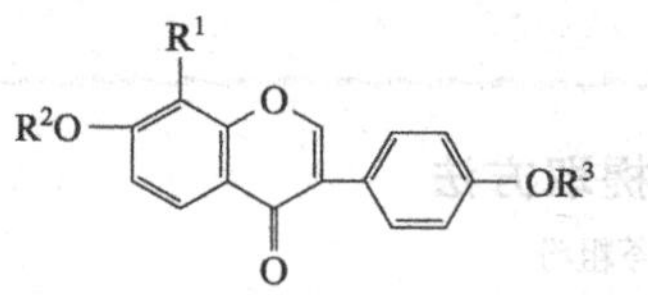

	R^1	R^2	R^3
大豆素	H	H	H
大豆苷	H	葡萄糖	H
葛根素	葡萄糖	H	H

大豆苷为无色针晶，熔点 239～240℃，易溶于乙醇、热水。大豆素为无色针晶，265℃升华，320℃分解，易溶于乙醇。葛根素为白色针状结晶，熔点 187℃（分解），易溶于乙醇。

2. 提取分离原理

葛根中的异黄酮类化合物均可溶于乙醇，通过醇提将总黄酮提取出来。而葛根总黄酮类化合物结构中没有邻二酚羟基、C5-羟基或羧基，只能与碱式醋酸铅产生铅盐沉淀，而杂质可被醋酸铅沉淀，故与杂质分离。再利用各异黄酮类化合物极性不同，采用氧化铝柱色谱分离而得各异黄酮。

3. 提取、分离

（1）提取工艺见图 5-4。

（2）提取流程说明　用 70%的乙醇回流提取葛根粗粉，使黄酮类化合物溶于乙醇液，然后采用铅盐沉淀法除去醇提液中的杂质，得到纯化的葛根总黄酮类化合物。总黄酮再通过氧化铝柱色谱进行分离。最终得到各种异黄酮。

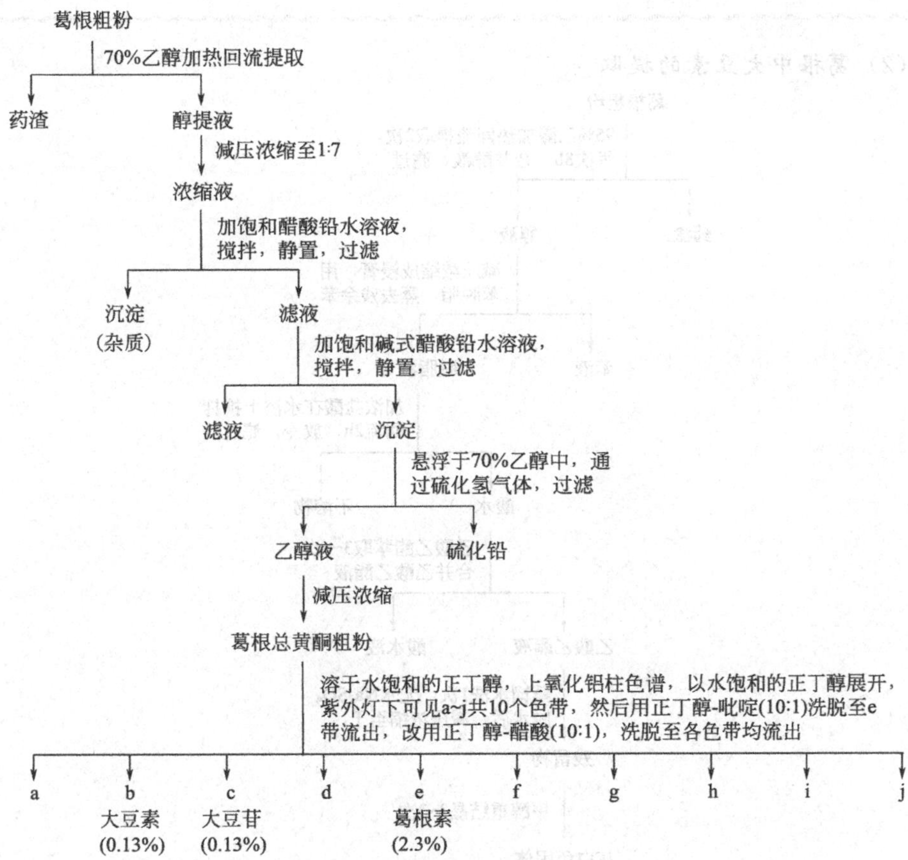

图 5-4 葛根中异黄酮的提取工艺流程

拓展提高：（1）葛根中葛根素的提取

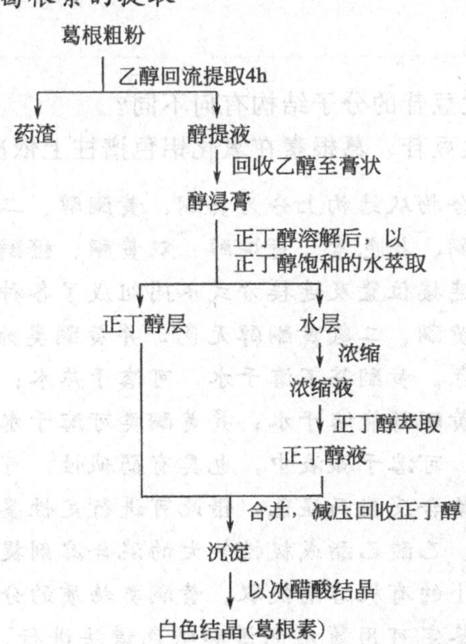

（2）葛根中大豆素的提取

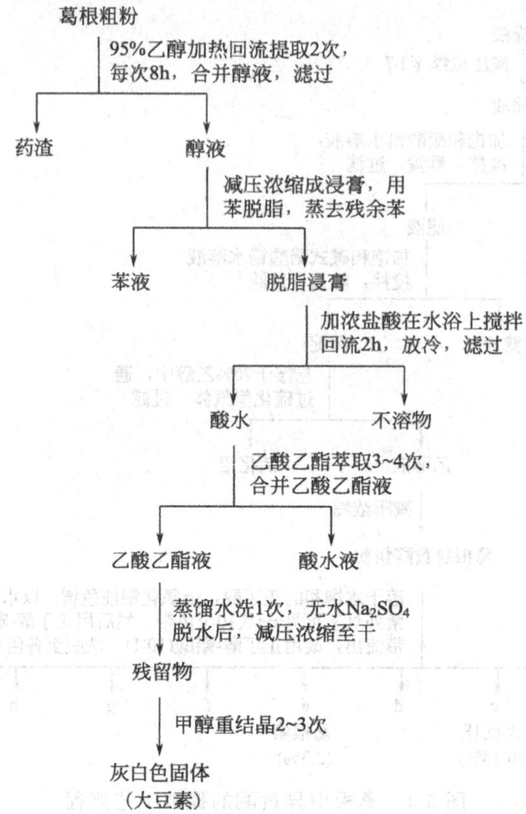

思考题

（1）试分析葛根素和大豆苷的分子结构有何不同？

（2）请分析大豆素、大豆苷、葛根素在氧化铝色谱柱上依次出现的原因。

学习要点： 黄酮类化合物从结构上分为黄酮、黄酮醇、二氢黄酮、二氢黄酮醇、异黄酮、二氢异黄酮、查耳酮、花色素、黄烷醇、双黄酮、橙酮类等。黄酮多以苷类形式存在，糖的种类、数量、连接位置及连接方式不同组成了各种黄酮苷类。黄酮、黄酮醇及其苷类多为黄色，二氢黄酮、二氢黄酮醇无色，异黄酮类为微黄色，花色苷随着pH值的不同而呈现不同的颜色。黄酮苷不溶于水，可溶于热水；黄酮、黄酮醇、查耳酮难溶于水；二氢黄酮、二氢黄酮醇能溶于水；异黄酮类可溶于水；花色素类易溶于水。黄酮类物质具有一定的酸性，可溶于碱液中，也具有弱碱性，可形成不稳定的𨦡盐。黄酮类物质可与金属盐类发生络合反应而显色，借此可进行定性鉴别。黄酮苷类及其极性较大的苷元可用甲醇、乙醇、乙酸乙酯或极性较大的混合溶剂提取，多糖苷类可用沸水提取，多数苷元可用极性较小的有机溶剂提取。黄酮类物质的分离可用pH梯度萃取法和柱色谱法。黄酮类物质的鉴定可用薄层色谱和纸色谱法进行。结构测定用紫外-可见光谱和氢核磁共振谱法。

目标检测

一、单项选择题（每个题对应5个选项，每题只选择一个最佳答案）

1. 具有旋光性的游离黄酮类型是（　　）。

A. 黄酮　B. 异黄酮　C. 黄酮醇

D. 查耳酮　E. 黄烷醇

2. 在5%$NaHCO_3$水溶液中溶解度最大的化合物是（　　）。

A. 3,5,7-三羟基黄酮　B. 7,4′-二羟基黄酮　C. 3,6-二羟基花色素

D. 2′-羟基查耳酮　E. 3,5-二羟基黄酮

3. 下列黄酮类化合物中的不同位置的取代羟基，酸性最强的是（　　）。

A. 6-OH　B. 3-OH　C. 5-OH

D. 7-OH　E. 4′-OH和7-OH

4. 应用Sephadex-LH 20分离下列化合物，最先洗脱出来的化合物为（　　）。

A. 黄酮二糖苷　B. 黄酮单糖苷　C. 黄酮苷元

D. 黄酮三糖苷　E. 双黄酮

5. 与四氢硼钠反应呈阳性的为（　　）。

A. 黄酮醇　B. 二氢黄酮　C. 橙酮

D. 异黄酮　E. 查耳酮

二、多项选择题（每个题对应5个选项，可选多个选项）

1. 与盐酸-镁粉反应阳性的为（　　）。

A. 黄酮醇　B. 查耳酮　C. 橙酮

D. 异黄酮　E. 二氢黄酮

2. 黄酮类化合物的结构分类主要依据（　　）。

A. 三碳链的氧化程度　B. 是否连接糖链

C. 植物来源　D. 三碳链是否成环

E. B环的位置

3. 分离黄酮类化合物常用的方法有（　　）。

A. 水蒸气蒸馏法　B. 升华法

C. 聚酰胺色谱法　D. 葡聚糖凝胶色谱

E. 硅胶色谱法

4. 黄芩苷具有的性质是（　　）。

A. 溶于碳酸氢钠水溶液　B. 易溶于水

C. 易被稀酸水解　D. 游离的苷元易被氧化

E. 自黄芩中提取黄芩苷采用碱提取酸沉淀

5. 黄酮的检识反应很多，其中属于还原反应的有（　　）。

A. 盐酸-镁粉反应　B. 钠汞齐反应　C. 四氢硼钠反应

D. 锆盐-枸橼酸反应　E. 氨性氯化锶反应

6. 可与 $AlCl_3$ 金属盐发生络合反应的化合物是（　　）。

A. 黄烷-3-醇　　B. 3-羟基黄酮

C. 5-羟基黄酮　　D. 5,7-二羟基香豆素

E. 2′,3′-二羟基黄酮

三、简答题

1. 试述黄酮类化合物的基本母核及结构的分类依据，常见黄酮类化合物结构类型可分为哪几大类？

2. 黄酮类化合物的显色反应有哪些？

3. 应用碱溶酸沉法提取黄酮类化合物时，应注意哪些问题？

（王云云）

第六章

萜类与挥发油

学习目标

1. 掌握萜类化合物的含义、分类及主要理化性质；掌握挥发油的定义、化学组成和理化性质。

2. 熟悉萜类化合物及挥发油常用提取分离方法的基本原理；熟悉水蒸气蒸馏法提取挥发油的操作技术。

3. 了解萜类化合物及挥发油在植物中的分布和生物活性；了解萜类化合物及挥发油的常用鉴定方法。

第一节　萜类化合物

萜类化合物为一类由甲戊二羟酸衍生而成，基本碳架多具有两个或两个以上异戊二烯单位结构的化合物。萜类化合物广泛存在于生物界，高等植物中存在较广泛，菌类和苔藓类植物中也有存在，总数约三万种。相当一部分萜类化合物具有苦味，中草药的苦味多源于它的存在，故其曾被称为“苦味素”。萜类化合物种类繁多，性质各异，药理活性多样，如抗生育的芫花酯甲、促肝细胞再生的齐墩果酸、抗菌的穿心莲内酯、抗肿瘤的紫杉醇、抗炎的龙脑、扩张冠状动脉的芍药苷等都属于萜类化合物。科学家屠呦呦领导的科研小组因抗疟成分青蒿素的发现而为我国首次夺得诺贝尔生物学和医学奖，而青蒿素即属于萜类化合物。

相关链接：　　　**萜的生源途径**

经验异戊二烯法则：早年对萜类化合物进行结构研究时，发现其基本碳架均由异戊二烯单位以头-尾顺序或非头-尾顺序相连而成，具 $(C_5H_8)_n$ 通式。此外，对萜类成分进行降解反应可得到异戊二烯，而用异戊二烯亦可合成简单的萜。Wallach 总结了大量此类实验结果后，于 1887 年提出“异戊二烯法则”，认为萜类的碳架是由异戊二烯单位以头-尾或非头-尾顺序相连而成。

生源异戊二烯法则：随着新的萜类化合物不断涌现，人们发现许多萜类化合物的结构不合乎“异戊二烯法则”，且在相当长的一段时间内，在几乎所有植物体内未发现游离异戊二烯的存在。于是，Ruzicka 在 1938 年提出“生源异戊二烯法则”，认为甲戊二羟酸是各种类型萜类化合物生物合成的最关键前体，由其衍变所形成的植物成分称为萜类化合物。此假说后来被越来越多的研究所证实。

一、萜类化合物的结构和分类

甲戊二羟酸是萜类化合物生物合成途径中关键的前体物，由其衍生出的萜类化合物结构类别繁杂。萜类化合物的生成虽与异戊二烯无关，但其结构形式上仍可看作是异戊二烯的聚合体及其含氧和饱和程度不同的衍生物，且大多数萜类化合物（如罗勒烯）确实可拆分出异戊二烯单位。

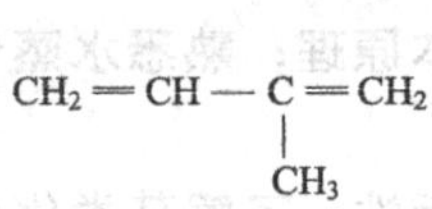
异戊二烯

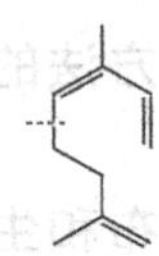
罗勒烯

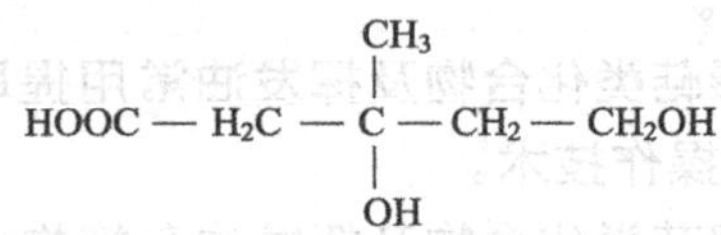
甲戊二羟酸

借助异戊二烯单位对萜类化合物进行碳架划分，有助于未知萜类成分的结构研究，也方便人们对其结构进行分类，所以目前通常按照分子中含有的异戊二烯单位多少对萜类化合物进行分类。分类结果见表 6-1。

表 6-1 萜类化合物的分类及存在形式

类别	碳原子数	异戊二烯单位数	存在形式
单萜	10	2	挥发油
倍半萜	15	3	挥发油
二萜	20	4	树脂、苦味素、植物醇、叶绿素
二倍半萜	25	5	海绵、植物病菌、昆虫代谢物
三萜	30	6	皂苷、树脂、植物乳汁
四萜	40	8	胡萝卜素类
多萜	>40	>8	橡胶

本章主要介绍单萜、倍半萜及二萜。二倍半萜数量较少，不再详解，三萜类化合物将另章介绍，四萜类化合物主要为胡萝卜烃类色素，多萜类化合物主要为橡胶，这些内容在有机化学中已做简要介绍，本章不再赘述。

萜类化合物的主要结构类型见表 6-2

表 6-2 萜类化合物的结构类型

结构类型		活性成分	来源	生物活性
单萜	无环单萜	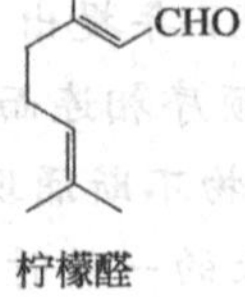 柠檬醛	来源于柠檬草油、柠檬油、白柠檬油、柑橘油、山苍子油、马鞭草油中	顺反异构体通常混合共存，但以反式柠檬醛为主，为重要的香料

续表

结构类型		活性成分	来源	生物活性
单萜	无环单萜	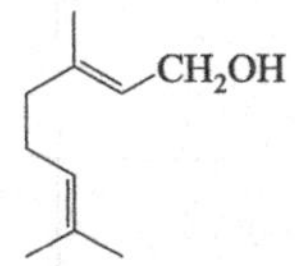 香叶醇	来源于香叶天竺葵油、香茅油、玫瑰油，习称牻牛儿醇	香料工业不可缺少的原料
	单环单萜	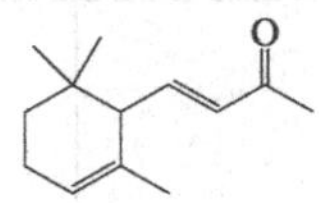 紫罗兰酮	来源于千屈菜科指甲花的挥发油中	α-紫罗兰酮可作香料，β-紫罗兰酮为合成维生素A的原料
		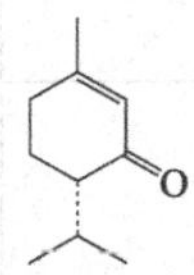 胡椒酮	来源于芸香草等多种中药的挥发油中，习称辣薄荷酮、洋薄荷酮	有松弛平滑肌的作用，是治疗支气管哮喘的有效成分
		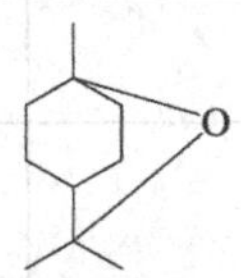 桉油精	来源于桉叶挥发油中	有似樟脑的香气，用作防腐杀菌剂
		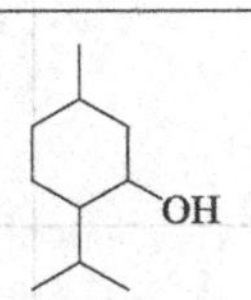 薄荷醇	来源于薄荷油中	有弱的镇痛、止痒和局麻作用，亦有防腐、杀菌和清凉作用
	双环单萜	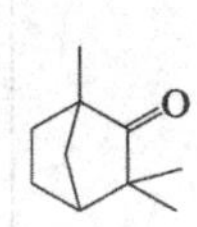 茴香酮	来源于小茴香果实挥发油	为樟脑的异构体，有与樟脑相似的某些局部刺激作用
		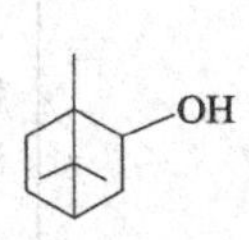 龙脑	来源于龙脑香树的树干、艾纳香的全草、龙脑香樟树的枝叶中，习称“冰片”	用于香料、清凉剂及中成药中，有抗菌、抗炎、抗缺氧等作用
		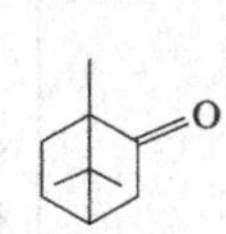 樟脑	来源于樟树挥发油中	有局部刺激作用和防腐作用，可用于神经痛、炎症及跌打损伤

续表

结构类型		活性成分	来源	生物活性
单萜	环烯醚萜	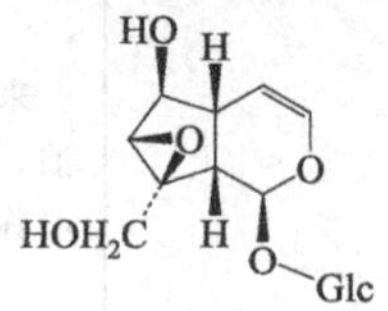 梓醇	来源于地黄等植物	有降血糖、利尿及迟缓性泻下作用
		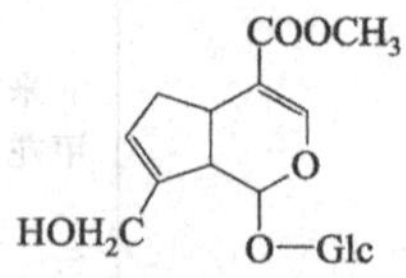 栀子苷	来源于栀子等植物	有一定泻下作用
		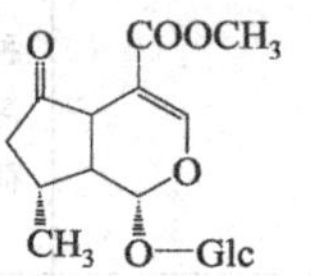 马鞭草苷	来源于马鞭草等植物	具有与麦角相似的收缩子宫作用，也是副交感神经作用器官的兴奋剂，并有镇咳作用
	裂环环烯醚萜	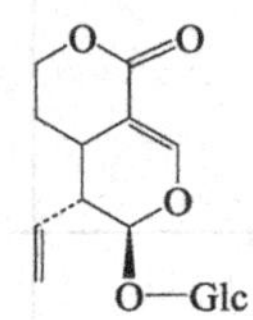 獐牙菜苷	来源于獐牙菜等植物	具有清热解毒、利胆健胃之功效
		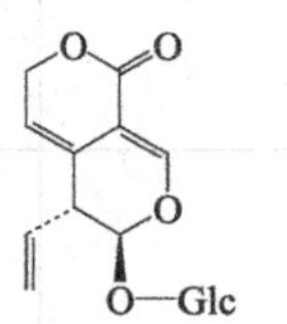 龙胆苦苷	来源于龙胆、当药及獐牙菜等植物	具有利胆、抗炎、健胃、降压等作用
倍半萜	无环倍半萜	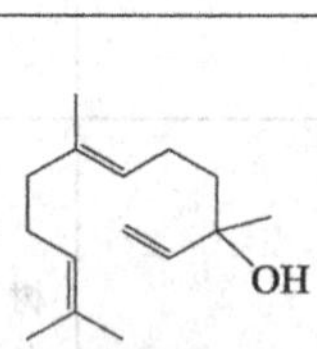 橙花叔醇	来源于橙花油、甜橙油、依兰油、檀香油、秘鲁香脂等植物	用于配制玫瑰型、紫丁香型等香精。持久性好，有一定的协调性能和定香作用
		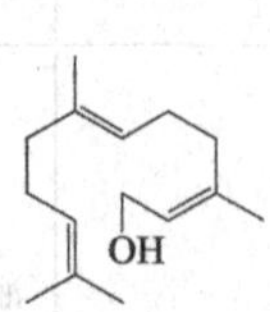 金合欢醇	来源于金合欢花油、橙花油、香茅油等植物中	为重要的高级香料原料

续表

结构类型		活性成分	来源	生物活性
倍半萜	环状倍半萜	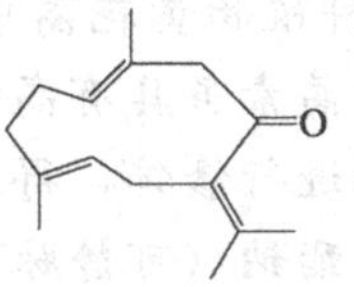 吉马酮	来源于牻牛儿苗科植物大根老鹳草、杜鹃花科植物兴安杜鹃叶的挥发油中	有平喘、镇咳作用
		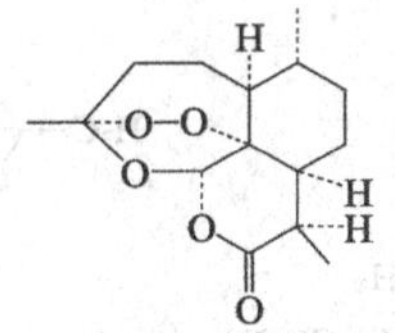 青蒿素	来源于中药青蒿（黄花蒿）等植物中	有很好的抗恶性疟疾活性，其多种衍生物制剂已用于临床
	薁类倍半萜	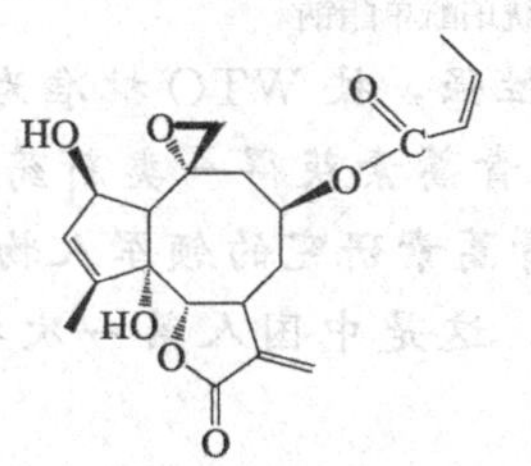 泽兰苦内酯	来源于圆叶泽兰等植物中	有抗癌活性
		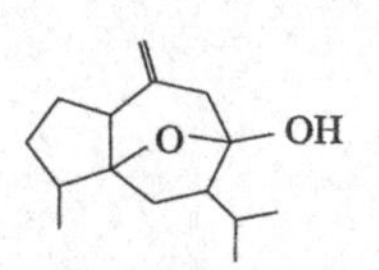 莪术醇	来源于莪术根茎的挥发油中	有抗癌活性
二萜	无环二萜	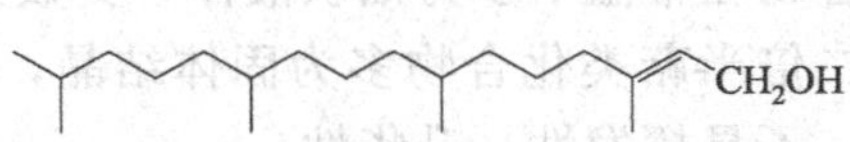 植物醇	是广泛存在于叶绿素的组成成分	维生素 E 和维生素 K_1 的合成原料
	单环二萜	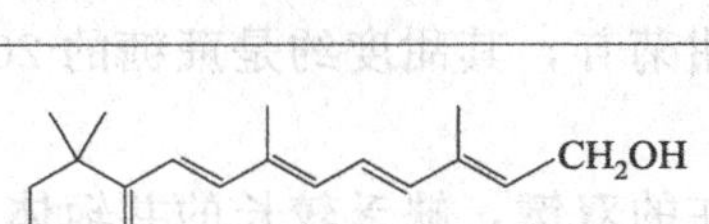 维生素A	来源于动物肝脏，特别是鱼肝中含量更丰富，往往以酯的形式存在	保证正常夜视力所必需物质
	双环二萜	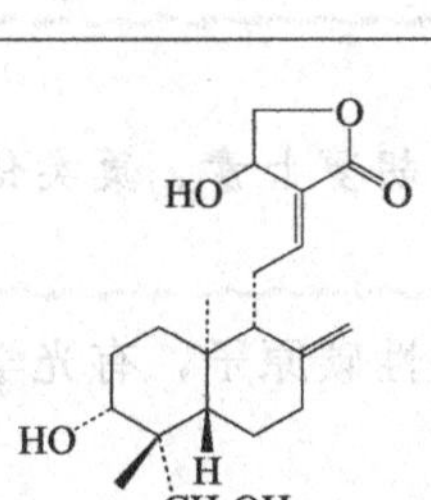 穿心莲内酯	来源于穿心莲的叶中	临床已用于治疗急性菌痢、胃肠炎、咽喉炎、感冒发热等

相关链接： **青蒿素**

青蒿素是中国科学家于1972年从菊科植物黄花蒿中分离得到的倍半萜的过氧化物，具有显著地抗恶性疟疾的作用。青蒿素虽具有高效、速效的抗疟作用，但有复发率高和不溶于水的缺点。经对其结构进行修饰，得到更为高效、低毒、便于制剂的双氢青蒿素、水溶性的青蒿琥珀酰单酯钠（可静脉注射）以及油溶性的蒿甲醚（可制成肌内注射油针剂）。

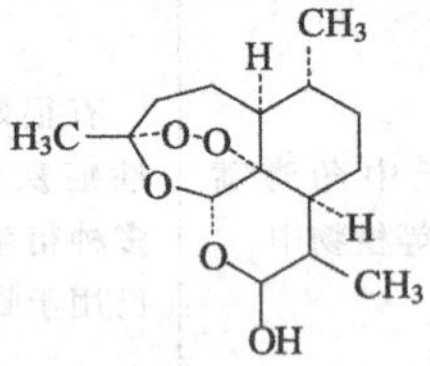

双氢青蒿素

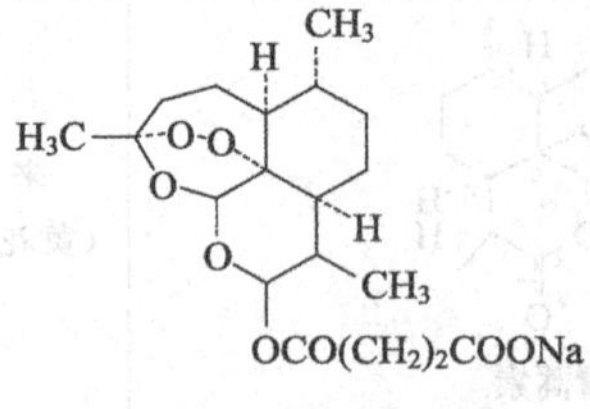

青蒿琥珀酰单酯钠

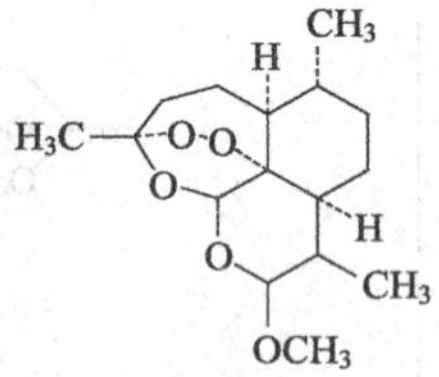

蒿甲醚

青蒿素类系列药物毒性低、抗疟性强，被WTO批准为世界范围内治疗脑型疟疾和恶性疟疾的首选药物。1986年，青蒿素获得一类新药证书，双氢青蒿素也获一类新药证书。2015年10月5日，青蒿素研究的领军人物、中国女科学家屠呦呦获得2015年诺贝尔生理学与医学奖，这是中国人第一次将科学类诺贝尔奖收入囊中。

二、萜类化合物的理化性质

1. 物理性质

（1）性状　单萜及倍半萜类化合物在常温下多为油状液体，少数为固体结晶，具挥发性或升华性及特异性香气。二萜及二倍半萜类化合物多为固体结晶，无挥发性、升华性。萜苷类化合物均为固体结晶或粉末，不具挥发性、升华性。

萜类化合物多具苦味，特别是倍半萜和二萜，早年所称的苦味素多属此类化合物。也有少数萜类化合物具有较强甜味，如甜菊苷，其甜度约是蔗糖的200倍。还有部分萜类化合物具辛辣刺激味，如薄荷醇。

萜类化合物因结构中多数仅有散在的双键，缺乏较长的共轭体系而多无色。少数萜类化合物具有颜色，如胡萝卜素、薁类倍半萜（但其氢化物亦无色）。

课堂讨论：

有机化合物产生颜色的条件有哪些？胡萝卜素、薁类倍半萜为什么有颜色？

（2）旋光性　大多数萜类化合物具有手性碳原子，有光学活性，部分萜类化合物的光学活性与药理活性有关联。

（3）溶解性　萜类化合物亲脂性较强，难溶于水，溶于甲醇、乙醇，易溶于乙醚、氯仿、乙酸乙酯、苯等亲脂性有机溶剂。具羧基、酚羟基结构的萜类化合物可溶于不同碱度的碱水而成盐，具内酯结构的萜类化合物加热时酯环水解开裂而溶于碱水。上述萜类化合物的碱水溶液在加酸酸化后，又可自水中析出或转溶于亲脂性有机溶剂中。

萜苷类化合物随分子中糖数目的增加，水溶性增强而脂溶性减弱，一般能溶于热水，易溶于甲醇及乙醇，不溶或难溶于亲脂性有机溶剂。

2. 化学性质

（1）加成反应　卤素、卤化氢、亚硝酰氯、亚硫酸氢钠和吉拉德（Girard）试剂等，可以与含有双键或醛、酮等羰基的萜类化合物发生加成反应，加成产物因溶解性改变而结晶析出。例如与溴的加成反应，具双键的萜类成分在冰醋酸或乙醚与乙醇的混合溶液中，在冰冷却下滴加溴，析出结晶性溴加成物。

该反应一方面可供识别萜类化合物分子中不饱和键的存在和不饱和程度，另一方面，由于加成产物可以形成完好的结晶，可用于萜类成分的分离与纯化。

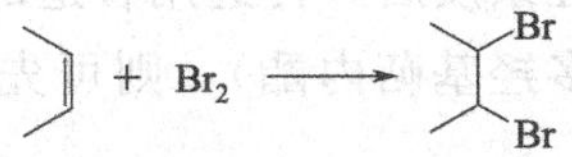

（2）氧化反应　臭氧、铬酐（三氧化铬）、高锰酸钾和二氧化硒等氧化剂可以在不同的条件下，将萜类化合物中各种不同基团氧化，生成不同的氧化产物。在工业生产中此性质应用较多。例如，薄荷醇氧化成薄荷酮的反应如下：

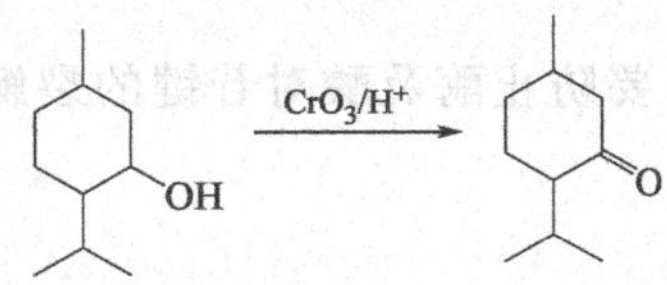

薄荷醇　　薄荷酮

该反应既可用来测定分子中双键的位置，亦可用于萜类化合物的醛酮合成。

（3）脱氢反应　将萜类化合物与硫或硒共热（200～300℃）而实现脱氢，这一反应通常在惰性气体的保护下，用铂黑或钯作催化剂。例如，薄荷酮的脱氢反应。

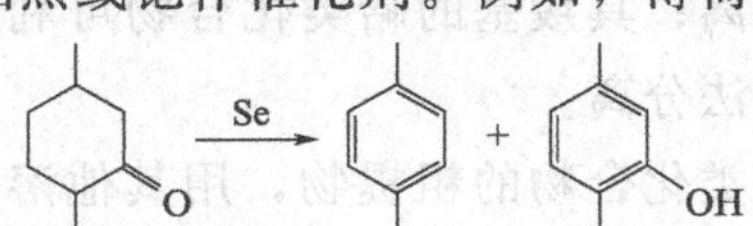

环萜的碳架因脱氢转变为芳香烃类衍生物，所得芳烃衍生物容易通过波谱或化学方法鉴定。因此，脱氢反应可用作萜类化合物的结构测定。

（4）水解反应　环烯醚萜类化合物在植物中以葡萄糖苷的形式存在，对酸、酶敏感，极易被其水解，水解产生的苷元具有半缩醛结构，性质活泼，容易进一步发生聚合反应而变黑。中药地黄、玄参、栀子、龙胆草经炮制或久置后变黑，就是植物中所含有的环烯醚萜苷水解造成的。

萜类化合物对热、光、酸及碱较敏感，长时间接触，常会引起其氧化、重排及聚合反应，导致结构变化。因此，在提取、分离及贮存萜类化合物时，应注意尽量避免以上因素的影响。

三、萜类化合物的提取分离

萜类化合物种类繁杂、数量庞大，理化性质差异较大，而且同分异构体多，结构稳定性差，所以提取分离难度相对较大，一般多根据此类成分理化性质的差异进行提取分离。

这些差异包括：小分子萜类化合物具有挥发性、具羧基或内酯环的萜类化合物可溶于碱水、取代基不同的萜类化合物亲水亲脂性不同等。

如前所述，提取分离萜类化合物时要注意尽量避免热、光、酸及碱对结构的影响。

1. 提取

单萜和倍半萜类化合物有挥发性，可用水蒸气蒸馏法提取；一般游离的萜类化合物有一定的亲脂性，可先用对药材渗透性较强的甲醇或乙醇提取，醇提取液回收溶剂后，再用不同极性的亲脂性有机溶剂按极性由小到大的顺序依次萃取，得到不同脂溶性的萜类提取物。

对从富含油脂及叶绿素的中药材提得的醇提物，可将醇浓缩液的含醇量调至70%～80%，用石油醚萃取除去强亲脂性杂质后，再选用合适的亲脂性有机溶剂萃取总萜；若药材含极性较大的萜类化合物（如多羟基萜内酯），则可先用石油醚对药材脱脂后，再用醇提取。

环烯醚萜类化合物以苷的形式存在，极性较大，亲水性强，难溶于亲脂性有机溶剂，多用甲醇或乙醇进行提取，提取液蒸除醇，加水溶解，过滤后再用正丁醇反复萃取萜苷，回收正丁醇即得粗制萜苷。

在萜苷的提取纯化过程中，要防止酶及酸对苷键的裂解。

2. 分离

（1）利用特殊官能团分离　萜类化合物中常见的官能团有双键、羰基、内酯环、羧基、碱性氮原子（萜类生物碱）等。具有双键、羰基的萜类化合物，可与某些试剂生成结晶性加成物而实现分离；具有内酯结构的萜类化合物，可利用其在碱水中加热开环溶解、酸化后又环合沉出的性质而分离；具羧基的萜类化合物可利用其碱溶酸沉的性质而分离；而萜类生物碱可利用酸溶碱沉法分离。

（2）结晶法分离　有些萜类化合物的粗提物，用其他溶剂渗提或萃取法纯化处理后，其纯度会明显升高。若将其提取液适当浓缩，常会析出粗晶（有的提取物不经浓缩即可析晶），滤取此结晶，再用适当溶剂或方法重结晶，有时可得到纯度很高的结晶。如薄荷醇、樟脑、野菊花内酯及古纶宾等可用结晶法分离。

（3）柱色谱法分离　柱色谱法是分离萜类化合物的主要方法，许多用其他方法难以分离的萜类异构体都可用吸附柱色谱法分离。常用的吸附剂为硅胶、中性氧化铝（非中性氧化铝易引起萜类化合物结构变化），其中硅胶应用最广泛。所用洗脱剂则因萜的结构类型不同而有差异，多以石油醚、正己烷、环己烷及苯等单一溶剂分离萜烯，而分离含氧萜时需再混加不同比例的乙酸乙酯或乙醚。对于多羟基的萜醇及萜酸更要添加甲醇或用氯仿-乙醇洗脱。

课堂讨论：

吸附柱色谱法分离萜类化合物，萜烯及萜的含氧衍生物所用的洗脱剂有何不同，为什么？

四、萜类化合物的鉴定

萜类化合物结构繁杂，无专属性检识方法，常用薄层色谱进行对照检识，以通用显色剂如硫酸-香草醛显色。对于具有特殊结构或特殊官能团的萜类化合物，则可依特殊结构或特殊官能团的性质进行检识。如薁类衍生物的氯仿液滴加5%溴的氯仿液，可产生蓝、紫或绿色；环烯醚萜类化合物遇酸、碱或氨基酸产生颜色；具内酯结构的萜类化合物可发生异羟肟酸铁反应；具酚羟基结构的萜类化合物可发生三氯化铁反应等。

五、应用实例

以下介绍穿心莲二萜类成分的提取分离。

穿心莲为爵床科植物穿心莲 *Andrographis paniculata* (Burm. f.) Nees 的全草或叶，又名榄核莲、一见喜，为一年生草本植物。性苦寒，具有清热、解毒、凉血、消肿的功效，临床用于治疗急性痢疾、尿路感染、胃肠炎、咽喉炎、扁桃体炎、感冒发热、疮疖肿毒及外伤感染等。

1. 化学成分

穿心莲中含有多种二萜内酯类化合物。目前已从穿心莲中分离出的二萜内酯类化合物主要有穿心莲内酯、新穿心莲内酯、去氧穿心莲内酯、脱水穿心莲内酯等，其中以穿心莲内酯的含量最高。

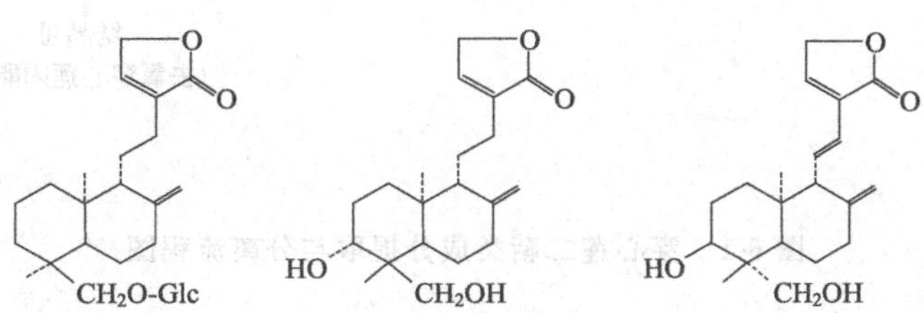

新穿心莲内酯 去氧穿心莲内酯 脱水穿心莲内酯

穿心莲内酯易溶于甲醇、乙醇、丙酮等，微溶于氯仿、乙醚，难溶于水、石油醚、苯。具有内酯的通性，遇碱并加热，内酯可开环成穿心莲酸盐，遇酸则闭环恢复成穿心莲内酯。对酸碱不稳定，pH值大于10时，不但内酯开环，并可产生双键位移等结构改变。

新穿心莲内酯又称穿心莲丙素，属萜的葡萄糖苷，为无色柱状结晶，无苦味。易溶于甲醇、乙醇、丙酮，微溶于水，难溶于苯、乙醚、氯仿。具有苷类和内酯的通性。

去氧穿心莲内酯又称穿心莲甲素，为无色片状结晶（丙酮、乙醇、氯仿）或无色针状结晶（乙酸乙酯），味微苦。易溶于甲醇、乙醇、丙酮、氯仿，微溶于苯、乙醚和水。其具有内酯的通性。

脱水穿心莲内酯，为无色针状结晶（30%或50%乙醇），易溶于乙醇、丙酮，可溶于氯仿，微溶于苯，不溶于水。其也具有内酯的通性。

2. 提取分离

穿心莲中主要成分的提取与分离流程见图6-1。

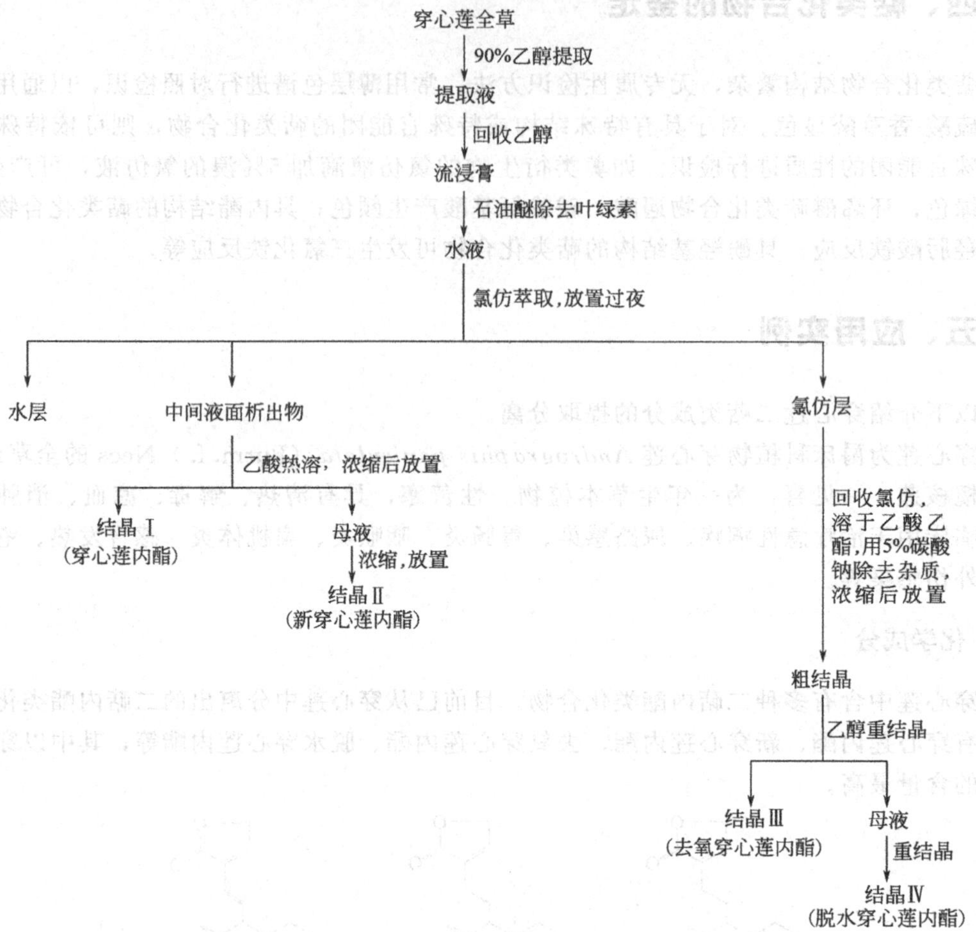

图 6-1 穿心莲二萜类成分提取与分离流程图

第二节 挥发油

挥发油又称精油，是一类存在于植物体内的常温下易挥发、与水不相混溶、可随水蒸气蒸馏并具有特殊气味的油状液体总称。

挥发油在植物界分布很广，含量高低不等，主要存在于植物的腺毛、油室、分泌细胞或树脂道中，多数呈油滴状态存在，也有些与树脂、黏液质共存，还有少数以苷的形式存在（如冬绿苷）。挥发油药理活性多平和，具有祛痰、止咳、平喘、驱风、健胃、解热、镇痛、抗菌消炎等作用。例如，柴胡挥发油有退热作用；香柠檬油对淋球菌、葡萄球菌、大肠杆菌和白喉菌有抑制作用；丁香油有局部麻醉、止痛作用；土荆芥油有驱虫作用；薄荷油有清凉、驱风、消炎、局麻作用等。挥发油不仅具有医疗价值，在香料工业上也应用广泛，如用于食品添加剂、化妆品生产等。

一、挥发油的组成

挥发油是组成复杂的混合物，一种植物挥发油往往含有几十种到几百种成分，但常以某一种或数种成分为主。按化学结构可将挥发油中所含的化学成分分为四种类型：萜类化合物、芳香族化合物、脂肪族化合物、含硫和含氮的化合物以及它们的含氧衍生物。萜类化合物是挥发油的主要组成部分，且含氧衍生物往往是挥发油具有生物活性和芳香气味的代表性成分。

1. 萜类及其含氧衍生物

挥发油中的萜类成分主要是单萜和倍半萜及其含氧衍生物，它们在挥发油中所占的比例最大，如高品质薄荷油中单萜成分薄荷醇含量可高达80%左右。萜的含氧衍生物多具有较强的生物活性，并且是挥发油产生芳香气味的主要成分。

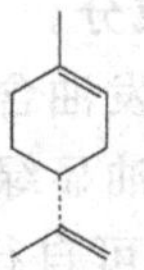
柠檬烯

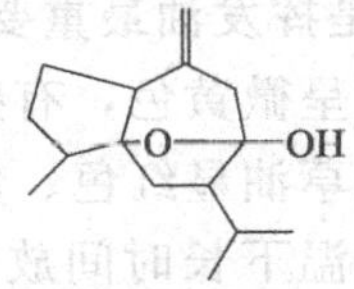
莪术醇

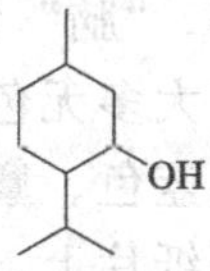
薄荷醇

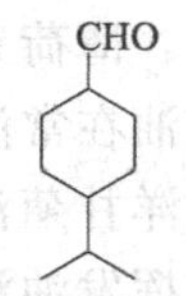
水芹醛

2. 芳香族成分

芳香族化合物在挥发油中所占的比例仅次于萜类化合物，分子量较小，大多为苯丙素衍生物。如肉桂皮挥发油中具有解热镇痛作用的桂皮醛等。

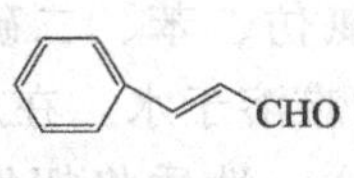
桂皮醛

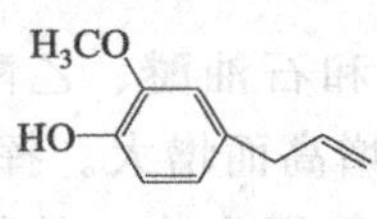
丁香酚

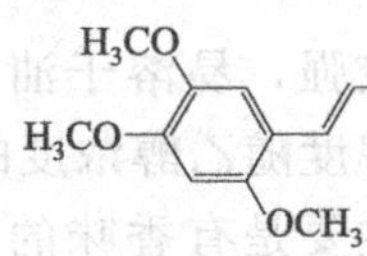
α-细辛醚

3. 脂肪族成分

挥发油中的脂肪族成分一般含量较低，多为一些小分子化合物。如鱼腥草挥发油主要有效成分为癸酰乙醛，具有抗菌作用，有鱼腥气味。

$$CH_3-(CH_2)_8-\overset{\displaystyle O}{\overset{\|}{C}}-CH_2CHO$$

癸酰乙醛

4. 含氮、含硫等杂原子化合物

少数挥发油中有含S和含N的化合物。如临床可治疗痢疾、百日咳、肺结核、头癣及阴道滴虫等症的大蒜辣素，芥子油中的抗菌成分异硫氰酸烯丙酯。

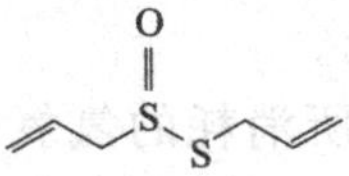
大蒜辣素

$$CH_2=CH-CH_2-N=C=S$$

异硫氰酸烯丙酯

课堂讨论：

花生油属于挥发油吗？为什么？

二、挥发油的性质

1. 性状

（1）状态　挥发油在常温下为透明液体，但挥发油组成的各单一成分常温下并非均为液体，可能有多种固体成分，但由于是混合物，彼此影响降低了固体成分熔点，故常温下能保持液体状态，经冷却或分离精制，往往可得一些固体成分。如某些挥发油在低温久置时会析出结晶，这种现象称为“析脑”，析出物俗称“脑”，滤除脑的油称“脱脑油”或“素油”。例如薄荷脑、薄荷素油。“脑”常是挥发油最重要的成分。

（2）颜色　挥发油在常温下大多无色或呈微黄色，有些挥发油含有薁类成分或溶有色素而显特殊颜色。如洋甘菊油显蓝色、麝香草油显红色、佛手油显绿色。

（3）挥发性　将挥发油涂于纸片上，常温下长时间放置后可自行挥发不留任何痕迹，这是挥发油与脂肪油的显著区别。

（4）气味　大多数挥发油具有强烈特异的香气，口尝有辛辣灼烧感，又习称“芳香油”。少数挥发油有其他特殊的气味，如鱼腥草油有腥气、土荆芥油有臭气。

2. 溶解性

挥发油亲脂性较强，易溶于油脂和石油醚、乙醚、氯仿、苯、二硫化碳等有机溶剂中，在乙醇中的溶解度随乙醇浓度的增高而增大。挥发油难溶于水，在水中只能溶解极少量，但溶解的部分主要是有香味的含氧衍生物，常利用这一性质将挥发油制备成芳香水剂。如薄荷水。

3. 物理常数

挥发油虽由多种成分组成，但由于同一挥发油的成分种类及比例基本稳定，所以其物理常数有一相对固定的范围，据此可以鉴别不同类型的挥发油。挥发油重要的物理常数有相对密度、比旋度、折射率等。挥发油多数比水轻，少数如丁香油、桂皮油等比水重，相对密度在0.85～1.065之间。挥发油几乎均有光学活性，比旋度在＋97°～117°范围内。挥发油具有强折光性，折射率在1.43～1.61之间。

4. 化学常数

酸值、酯值和皂化值是评价挥发油质量时常测定的化学常数。

（1）酸值　为中和1g挥发油中游离羧酸和游离酚类所消耗的氢氧化钾质量（mg）。它代表挥发油中游离羧酸及游离酚类成分的含量高低。

（2）酯值　为1g挥发油中酯类化合物完全水解所消耗的氢氧化钾质量（mg）。它代表挥发油中酯类成分的含量高低。

（3）皂化值　为皂化1g挥发油所消耗的氢氧化钾质量（mg）。它代表挥发油中酯类、游离羧酸及游离酚类化合物的含量总和。

皂化值等于酸值、酯值之和。

5. 稳定性

挥发油对光、空气和热均比较敏感，与空气、光线长期接触会逐渐氧化变质并聚合成树脂样物质，高温会加速这一过程。变质的挥发油相对密度增加，颜色变深，失去原有的香气，难以随水蒸气蒸馏。所以挥发油应尽量采用低温提取技术，其产品宜贮存于棕色瓶中，装满、密塞并在低温阴凉处保存。

三、挥发油的提取与分离

1. 提取

挥发油有多种提取方法，使用时可根据具体挥发油的热稳定性、用途以及药材的种类做适当选择。

(1) 水蒸气蒸馏法 挥发油具有挥发性，可用加热使其沸腾而大量挥发出来的方法将其提取，但挥发油的沸点一般较高，多在70～300℃之间，此温度下挥发油易遭破坏。水蒸气蒸馏法是依据分压原理，将其与互不混溶的水混合加热，则挥发油将在低于100℃时即沸腾，此法是从中草药中提取挥发油最常用的方法。它的操作分为两种形式：一种是共水蒸馏法，即将已粉碎的药材放入蒸馏器中加水浸泡后，直接加热蒸馏。此法操作简单，但因原料易局部受强热而焦化，或使成分发生分解，所得挥发油芳香性气味发生变化，从而降低挥发油应有的品质。另一种方法为通入水蒸气蒸馏法，是将水蒸气通入待提取的药材中，使挥发油和水蒸气一起蒸出，避免了直火高温对挥发油品质的影响。

水蒸气蒸馏法得到的蒸馏液经冷却分层后即可分取油层。如果挥发油在水中溶解度稍大，不易分层，可加氯化钠或硫酸钠等进行盐析，降低挥发油在水中的溶解度，促使挥发油与水分层，也可盐析后用低沸点有机溶剂如乙醚萃取，低温蒸去萃取溶剂即得挥发油。

水蒸气蒸馏法具有产品纯度高、收率高、成本低、适合大多数挥发油的提取等优点，但提取耗时长、能耗大，且提取温度高，某些在100℃高温条件下不稳定的挥发油不能采用此方法。

(2) 脂肪吸收法 此法适用于热敏性的贵重挥发油，如玫瑰油和茉莉花油的提取。将新鲜花瓣接触或浸入脂肪（常用无臭味的豚脂3份和牛脂2份的混合物）内，使挥发油完全被脂肪吸收，所得脂肪称为“香脂”，可直接供香料工业使用。此法成本较高，但因在常温提取，所以所得挥发油香味纯正。

(3) 溶剂提取法 选用低沸点的有机溶剂，如乙醚、石油醚（30～60℃）等，采用连续回流提取法或冷浸法提取，提取液减压低温蒸去溶剂即得浸膏。此法所得浸膏含有其他脂溶性成分如树脂、油脂、蜡等，需进一步精制。一般用浓热乙醇溶解浸膏，−20℃左右放置，过滤除去沉淀后，减压蒸去乙醇，即可得较纯的挥发油。

(4) 冷压法 挥发油含量较高的新鲜药材，如橘、柠檬果皮等原料，可经撕裂、捣碎冷压后静置分层，或用离心机分出油层，即得粗品挥发油。此法在常温下进行，产品保持原有挥发油的新鲜香味，但所得的挥发油含有水分、黏液质及细胞组织等杂质，需进一步处理。同时此法也很难将挥发油全部压榨出来，需再将压榨后的药渣进行水蒸气蒸馏，才能使挥发油提取完全。

(5) 超临界流体萃取法　二氧化碳超临界流体萃取技术具有低温处理、防止氧化和热解、提取效率高、没有溶剂残留的优点，用这种技术提取的挥发油气味芳香纯正，品质明显优于其他方法，但该法设备投资较大。

2. 分离

从植物中提取出来的挥发油为混合物，经进一步分离与纯化，可获得混合度较低的组分甚至单一成分，常用方法如下。

(1) 冷冻结晶法　将挥发油置于低于 0℃环境下放置，使含量高的成分析出结晶(脑)，如无结晶析出可以进一步降低温度至－20℃左右，继续放置，直至结晶析出。例如薄荷油冷至－10℃，12h 析出第一批粗脑；油继续在－20℃冷冻 24h 后即析出第二批粗脑；粗脑加热熔融，在 0℃冷冻，即可得较纯的薄荷脑。

该法常用于挥发油“脑”的制备，但分离不完全，素油中仍含“脑”这一成分。

(2) 分馏法　挥发油的成分大多为单萜、倍半萜类化合物，因其结构不同，沸点各异，可采用分馏法初步分离。挥发油成分沸点的高低有经验规律：分子量越小，沸点越低，如一般单萜的沸点小于倍半萜的沸点；萜烃的沸点小于相应含氧衍生物的沸点；同一类萜烃，双键越少，沸点越低；同一类萜的含氧衍生物，含氧官能团的极性越小，沸点越高。但酯比相应的醇沸点高（分子量增加较多的缘故）。

为了防止结构发生改变，一般采用减压分馏法。

一般萜的沸程见表 6-3。

表 6-3　萜类的沸程

类型	常压沸程(1.013×10^5Pa)	减压沸程(1.333×10^3Pa)
单萜烯类化合物	130～200℃	35～70℃
单萜含氧化合物(包括醛、酮、醇、酚和酯等)	200～230℃	70～100℃
倍半萜及其含氧衍生物、薁类衍生物	230～300℃	100～140℃

分馏法所得的每一馏分为沸点接近的成分的混合物，但已相对单纯，经精馏或结合其他分离方法可得单一化合物。

(3) 化学法　用化学法可将挥发油中具有特殊官能团的成分分离出来。

① 碱性成分的分离　将挥发油溶于乙醚，用 1%的盐酸或硫酸萃取，分取酸水层，碱化后用乙醚萃取，将乙醚回收即可得碱性成分。

② 酸性、酚性成分的分离　将挥发油溶于乙醚，先以 5%碳酸氢钠溶液进行萃取，分取碱水层，酸化后用乙醚萃取，将乙醚回收即得酸性成分。乙醚层继续用 2%氢氧化钠溶液萃取，仍同上操作即得酚性成分。

③ 醛、酮类化合物的分离　常用亚硫酸氢钠法或吉拉德（Girard）试剂法使挥发油中醛、酮类成分生成亲水性加成产物而分离。

a. 亚硫酸氢钠法　将分出碱性、酸性、酚性成分后的挥发油乙醚液加 30%亚硫酸氢钠水溶液，低温短时间振摇萃取。分出水层及加成物结晶，加酸或碱液处理，使加成物分解，以乙醚萃取，回收溶剂，得到挥发油中原有的醛、酮类化合物。但注意提取时间不宜过长或温度过高，否则有使双键与亚硫酸氢钠加成的可能，形成不可逆的双键加成物。如从柠檬挥发油中分离柠檬醛，反应条件不同，加成产物也各不相同。

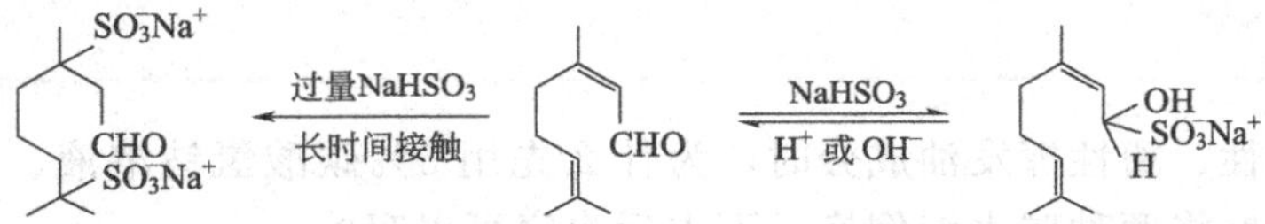

b. 吉拉德试剂法　吉拉德（Girard）试剂是一类带有季铵基团的酰肼，常用的有 Girard T 和 Girard P。

将分出碱性、酸性、酚性成分的挥发油，加入吉拉德试剂的乙醇液和 10%乙酸（促进反应的进行），加热回流，待反应完全后加水稀释，用乙醚萃取非醛、酮类成分，分取水层，水层酸化后用乙醚萃取，萃取液蒸去乙醚可得醛、酮类化合物。

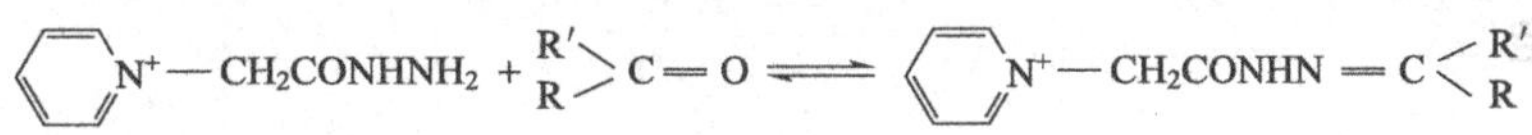

吉拉德P　　羰基成分　　水溶性加成物

④ 醇类成分的分离　挥发油中的醇类成分，利用其与邻苯二甲酸酐等反应生成酸性酯，再将生成物溶于碳酸钠溶液，用乙醚萃取剩余挥发油成分而分离。碱溶液经皂化反应，再用乙醚萃取出挥发油中醇类成分。

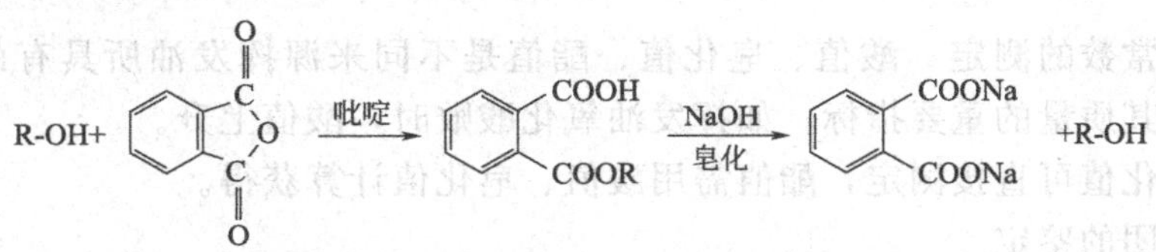

萜醇　邻苯二甲酸酐　酸性邻苯二甲酸萜醇酯　萜醇

⑤ 其他成分的分离　挥发油中具有不饱和双键的萜烃，可与溴、盐酸或氢溴酸等生成加成物结晶析出；挥发油中的薁类、醚类化合物，可用浓酸萃取，萃取液加水稀释后这些成分可重新析出。

（4）色谱分离法　挥发油经用前述方法分离，多数难以得到单一化合物，而将分馏法或化学法与色谱法相结合往往能收到较好的分离效果。

以吸附柱色谱分离挥发油，应用最广泛的吸附剂是硅胶和氧化铝，洗脱剂多用石油醚、己烷（适用于萜烃），或混以不同比例的乙酸乙酯组成（适用于萜的含氧衍生物）。如香叶醇和柠檬烯常常共存于许多植物的挥发油中，将此挥发油溶于石油醚，上氧化铝色谱柱，石油醚洗脱，极性小的柠檬烯先被石油醚洗脱下来，再在石油醚中加入少量乙酸乙酯洗脱，极性较大的香叶醇被洗脱下来。

硝酸银络合柱色谱在挥发油的分离中也很有意义，它可将结构高度相似但双键数目、位置、构型不同的成分分离。一般双键数目多、靠近末端或为顺式结构时形成硝酸银 π 络合物稳定，吸附牢。例如将 α-细辛醚、β-细辛醚和欧细辛醚的混合物通过用 20%硝酸银处理的硅胶柱，用苯-乙醚（5∶1）洗脱，流出先后顺序是：α-细辛醚、β-细辛醚、欧细辛醚。

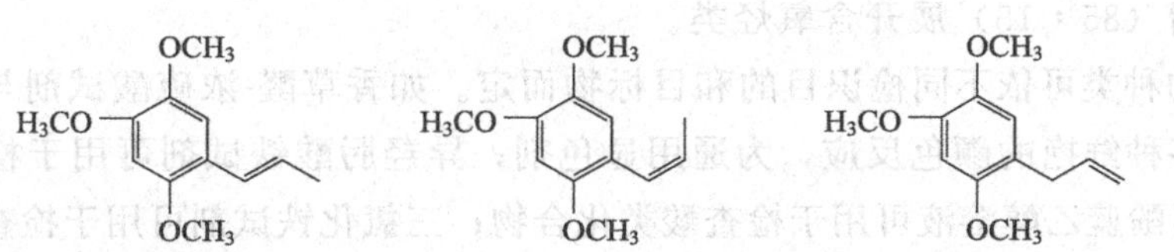

α-细辛醚　　β-细辛醚　　欧细辛醚

思考题

（1）分离酸性、酚性挥发油成分时，为什么先用5%碳酸氢钠溶液、继用2%氢氧化钠溶液进行萃取？将两种碱水液倒换一下先后次序可以吗？

（2）试解释硝酸银络合柱色谱法分离α-细辛醚、β-细辛醚和欧细辛醚的分离结果。

四、挥发油的鉴定

1. 理化鉴定

（1）纸片试验　将挥发油滴于滤纸上，长时间放置，挥发油挥散后不在滤纸上留下油迹，借此可与脂肪油相区别。

（2）物理常数的测定　折射率、相对密度与比旋度等是鉴定挥发油常用的物理常数。由于折射率的测定耗样少、操作简便，常先进行，如果不合格，其他常数就无需再测。

（3）化学常数的测定　酸值、皂化值、酯值是不同来源挥发油所具有的重要化学常数，也是衡量其质量的重要指标。如挥发油氧化酸败时，酸值上升。

酸值、皂化值可直接测定，酯值需用酸值、皂化值计算获得。

（4）官能团的鉴定

① 酚类化合物　将挥发油少许溶于乙醇中，加入三氯化铁的乙醇溶液，如产生蓝、蓝紫或绿色，表示挥发油中有酚类成分存在。

② 羰基化合物　若与氨性硝酸银溶液发生银镜反应，说明有醛类等还原性成分存在；挥发油的乙醇溶液加2,4-二硝基苯肼、氨基脲等试剂，如产生结晶衍生物沉淀，表明有醛或酮类成分存在。

③ 不饱和化合物和薁类衍生物　在挥发油的氯仿溶液中滴加溴的氯仿溶液，若红色褪去，表示油中含有不饱和化合物。继续滴加溴的氯仿溶液，若产生蓝色、紫色或绿色，则表示油中含有薁类化合物。此外，在挥发油的无水甲醇溶液中加入浓硫酸时，如有薁类衍生物，应产生蓝色或紫色。

④ 内酯类化合物　于挥发油的吡啶溶液中，加入亚硝酰铁氰化钠试剂及氢氧化钠溶液，如出现红色并逐渐消失，表示油中含有α,β-不饱和内酯类化合物。

2. 色谱鉴定

（1）薄层色谱　在挥发油的分离鉴定中薄层色谱应用较为普遍。吸附剂多采用硅胶G或Ⅱ～Ⅲ级中性氧化铝G；展开剂常用石油醚、正己烷展开非含氧烃类，石油醚（或正己烷）-乙酸乙酯（85∶15）展开含氧烃类。

显色剂的种类可依不同检识目的和目标物而定。如香草醛-浓硫酸试剂与挥发油大多数成分可产生多种鲜艳的颜色反应，为通用显色剂；异羟肟酸铁试剂可用于检查内酯类化合物；0.05%溴酚蓝乙醇溶液可用于检查酸类化合物；三氯化铁试剂可用于检查酚类化合物。

（2）气相色谱法　现已广泛用于挥发油的定性、定量分析。用已知成分的标准品作对照，可以确定挥发油中某一已知成分的存在及其含量。

五、应用实例

以下介绍从薄荷中提取挥发油并分离薄荷醇。

薄荷为唇形科植物薄荷 *Mentha haplocalyx* Briq. 的干燥地上部分，具宣散风热、清头目、透疹等功效。薄荷全草含挥发油 1%以上，其油（薄荷素油）和脑（薄荷醇）为芳香药、调味品及驱风药，并广泛用于日用化工和食品工业中。

1. 化学成分

薄荷挥发油的化学组成很复杂，油中成分主要是单萜类及其含氧衍生物，还有非萜类芳香族、脂肪族化合物等几十种。

薄荷醇（脑）为其主要成分（约占 75%～85%），是薄荷油质量优劣的重要评价指标。另有薄荷酮（约占 10%～20%）、乙酸薄荷酯（约占 1%～6%）。此外，还有新薄荷醇、辣薄荷酮、胡椒酮等，均为单环单萜的含氧衍生物。

薄荷醇为无色针状或棱柱状结晶，相对密度 0.89，$[\alpha]_D^{20}$ −5°，n_D^{25} 1.458，具有强烈薄荷香气，微溶于水，易溶于乙醇、氯仿、乙醚和液体石蜡等。

薄荷酮味苦，常温下为液体，相对密度 0.895，$[\alpha]_D^{20}$ −24.8°，n_D^{20} 1.4505，具薄荷香味，是薄荷素油的主要成分，略溶于水，易溶于乙醇、三氯甲烷、乙醚和石油醚等。

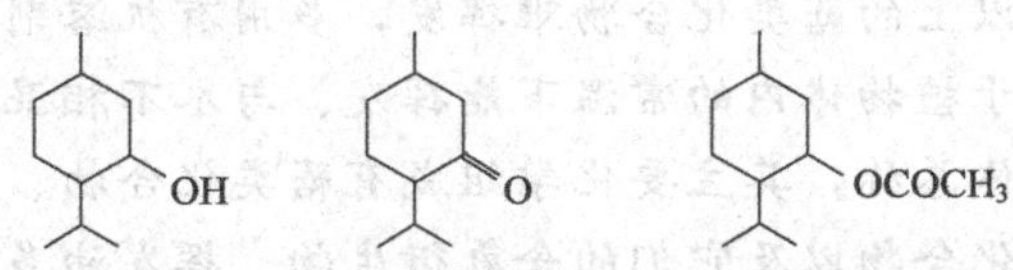

薄荷醇　　薄荷酮　　乙酸薄荷酯

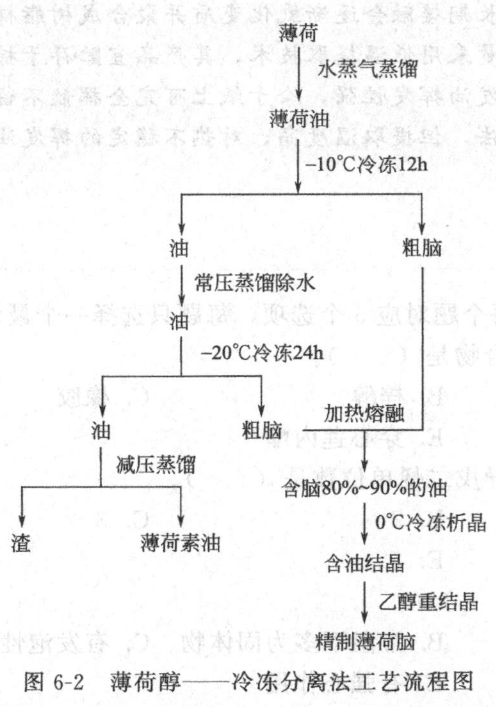

图 6-2　薄荷醇——冷冻分离法工艺流程图

2. 提取分离

薄荷油常用水蒸气蒸馏法提取。薄荷醇的分离精制，一般多采用冷冻分离法，其工艺流程见图 6-2。

也可用分馏法提取分离薄荷醇，其工艺流程见图 6-3。

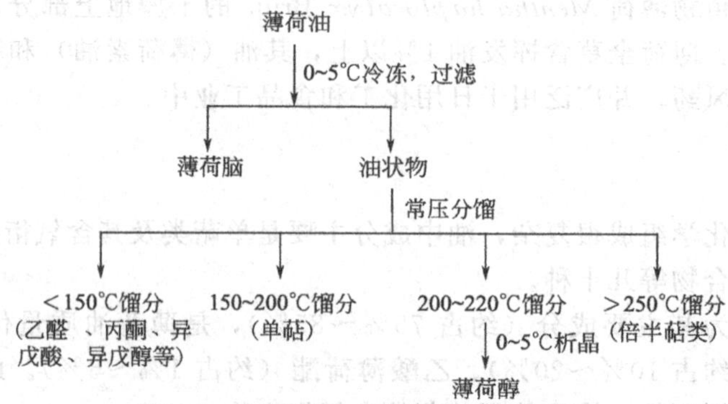

图 6-3 薄荷醇——分馏法工艺流程图

学习要点： 萜类化合物由甲戊二羟酸衍生而成，其基本碳架多具有两个或两个以上异戊二烯单位结构，目前通常按照分子中含有的异戊二烯单位多少进行分类。萜类化合物大多无色、味苦、有光学活性、亲脂性强。单萜、倍半萜类化合物有挥发性，习用水蒸气蒸馏法提取，二萜以上的萜类化合物难挥发，多用有机溶剂提取。

挥发油是一类存在于植物体内的常温下能挥发、与水不相混溶、可随水蒸气蒸馏并具有特殊气味的油状液体总称，其主要化学组成有萜类化合物、芳香族化合物、脂肪族化合物、含硫和含氮的化合物以及它们的含氧衍生物。挥发油多有特异香味，部分挥发油低温时会“析脑”，而脑多为其主要活性成分和香味成分。挥发油对光、空气和热比较敏感，与空气、光线长期接触会逐渐氧化变质并聚合成树脂样物质，高温会加速这一过程，所以挥发油应尽量采用低温提取技术，其产品宜贮存于棕色瓶中，装满、密塞并在低温阴凉处保存。挥发油挥发性强，涂于纸上可完全挥散不留油迹。水蒸气蒸馏法是提取挥发油最常用的方法，但提取温度高，对热不稳定的挥发油不宜采用此法。

目标检测

一、单项选择题（每个题对应 5 个选项，每题只选择一个最佳答案）

1. 属于倍半萜的化合物是（　　）。

A. 龙脑　　B. 梓醇　　C. 橡胶
D. 青蒿素　　E. 穿心莲内酯

2. 二萜分子含有的异戊二烯单位数是（　　）。

A. 1　　B. 2　　C. 3
D. 4　　E. 5

3. 单萜的性质有（　　）。

A. 多有挥发性　　B. 常温下多为固体物　　C. 有发泡性
D. 多有色　　E. 有强心作用

4. 需经适当加热，方可溶于氢氧化钠水溶液的萜具有的基团或结构是（　　）。
A. 内酯　　B. 醇羟基　　C. 羧基
D. 糖基　　E. 酚羟基
5. 与我国科学家所获诺贝尔生理学或医学奖有关的成分是（　　）。
A. 青蒿素　　B. 斑蝥素　　C. 紫杉醇
D. 黄连素　　E. 穿心莲内酯
6. 以冷浸法提取挥发油时，首选的溶剂是（　　）。
A. 甲醇　　B. 乙醇　　C. 乙酸乙酯
D. 氯仿　　E. 乙醚
7. 不属于挥发油化学组成的是（　　）。
A. 单萜类化合物　　B. 倍半萜类化合物
C. 二萜类化合物　　D. 小分子芳香族化合物
E. 小分子脂肪族化合物
8. 属挥发油常用提取方法的是（　　）。
A. 酸提碱沉法　　B. 碱提酸沉法　　C. 溶剂法
D. 水蒸气蒸馏法　　E. 煎煮法
9. 分馏法分离挥发油是根据其各组分（　　）。
A. 溶解性不同　　B. 酸碱性不同　　C. 相对密度差异
D. 折光性不同　　E. 沸点不同
10. 提取温度较低，所得挥发油品质较好，但设备投资较大的提取方法是（　　）。
A. 水蒸气蒸馏法　　B. 压榨法　　C. 溶剂法
D. 超临界流体萃取法　　E. 吸收法
11. 挥发油薄层色谱展开后，通用显色剂是（　　）。
A. 三氯化铁试剂　　B. 香草醛-浓硫酸　　C. 高锰酸钾溶液
D. 异羟肟酸铁试剂　　E. 溴甲酚绿试剂
12. 薄荷中的最主要萜类成分是（　　）。
A. 樟脑　　B. 龙脑　　C. 薄荷醇
D. 醋酸薄荷酯　　E. 梓醇
13. 鉴别挥发油和油脂可采用的较可靠方法是（　　）。
A. 闻气味　　B. 溶解性试验　　C. 观察颜色
D. 纸片油迹试验　　E. 测定折射率
14. 用 $NaHSO_3$ 法分离挥发油中羰基成分时的反应条件为（　　）。
A. 弱酸条件下加热回流　　B. 弱碱条件下加热回流
C. 低温短时间振摇　　D. 低温长时间振摇
E. 60%～65%的硫酸或磷酸中加热
15. 提取某些贵重的挥发油制作香脂，常选用的方法是（　　）。
A. 水蒸气蒸馏法　　B. 吸收法　　C. 压榨法
D. 溶剂回流法　　E. 共水蒸馏法

二、多项选择题（每个题对应 5 个选项，可选多个选项）

1. 下列有关萜类化合物的描述，正确的是（　　）。
A. 可按异戊二烯单位数目分类　　B. 碳原子数一般为 5 的倍数

C. 由异戊二烯衍生而成　　D. 多属无效成分

E. 均有挥发性

2. 关于挥发油的描述，正确的是（　　）。

A. 又称芳香油、精油　　B. 相对密度多大于 1

C. 有较强水溶性，故可制成芳香水剂

D. 有折光性　　E. 为混合物

3. 关于硝酸银络合色谱的描述，正确的是（　　）。

A. 纯粹以硝酸银为吸附剂加黏合剂制板

B. 适于结构相似但含羟基数不同的成分用

C. 适于结构相似但含双键数不同的成分用

D. 适于结构相似但羟基位置不同的成分用

E. 适于结构相似但双键位置不同的成分用

4. 萜类作为挥发油的组成成分，主要包括（　　）。

A. 半萜　　B. 单萜　　C. 倍半萜

D. 二萜　　E. 二倍半萜

三、简答题

1. 萜类化合物分类的方法是什么？

2. 应如何正确贮存挥发油，为什么？

3. 青蒿素属哪类化合物？具有什么重要的药理活性？

4. 挥发油多由哪几类化合物组成？

（付　伟）

第七章 三萜及其苷类

学习目标

1. 掌握三萜及其苷类化合物的结构特点和理化性质。
2. 熟悉三萜及其苷类化合物的提取分离方法。
3. 了解三萜及其苷类化合物的生物活性。

三萜是由 30 个碳原子组成的萜类化合物，其结构根据异戊二烯法则，可视为 6 个异戊二烯单位的聚合体。该类化合物在自然界分布广泛，多以游离三萜或三萜苷的形式存在。三萜类化合物因含有多个碳环而表现为亲脂性，不溶或难溶于水，可溶于常见的有机溶剂，与糖成苷后则水溶性增大，多数可溶于水，其水溶液经强烈振摇后能产生大量持久性肥皂样泡沫，故被称为三萜皂苷。三萜皂苷分子中多具有羧基，所以又常被称为酸性皂苷。

三萜及其苷类化合物广泛存在于自然界中，菌类、蕨类、单子叶、双子叶植物及动物和海洋生物中均有分布，尤以双子叶植物中分布最多，常见于五加科、豆科、远志科、桔梗科、伞形科、玄参科及石竹科等植物中，如中药人参、三七、甘草、黄芪、远志、桔梗、柴胡等都含有此类成分。少数三萜类成分存在于动物体中，如羊毛脂中含有的羊毛脂醇、鲨鱼肝脏中含有的鲨烯。另外，从海洋生物海参、软珊瑚中也分离出各种类型的三萜类化合物。

三萜及其苷类化合物具有广泛的生物活性。文献报道其生物活性及毒性主要表现在溶血、抗癌、抗炎、抗菌、抗病毒、降低胆固醇、杀软体动物、抗生育等方面。由于三萜及其苷类化合物生物活性的多样性及重要性，加之现代分离、分析技术的运用，大大加快了此类化合物的研究进展。1966～1972 年间仅有 30 个皂苷结构被鉴定，而 1987～1989 年分离鉴定的新皂苷就有 1000 多个，截止到 2008 年，共分离到天然来源的三萜类化合物 12530 个，结构类型共有 43 种。近 30 年来，三萜及其苷类成分的研究进展很快，尤其近几年，从海洋生物中发现了许多具有新骨架或生物活性的三萜类化合物，成为萜类成分研究中的一个活跃领域。

第一节　三萜类化合物的结构与分类

从生源途径来看，三萜类化合物是由 2 分子焦磷酸金合欢酯（简称 FPP）缩合生成鲨烯，再由鲨烯通过不同的环化方式转变而来。少数三萜类化合物分子中的碳原子数多于或少于 30 个，是因为在转变过程中产生异构化或发生了降解反应的结果，仍将它们归入三萜类化合物。

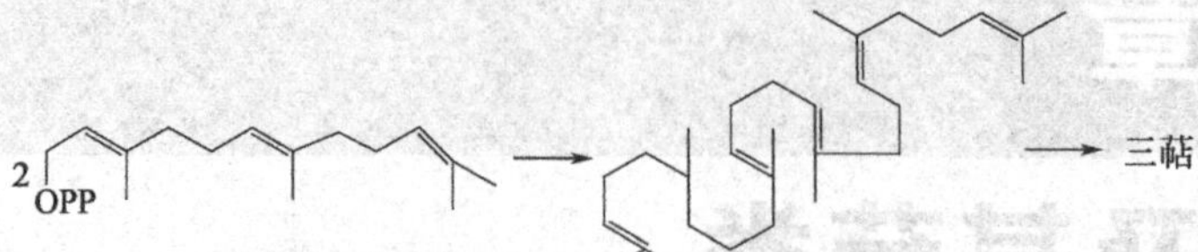

根据三萜类化合物分子中碳环的有无和多少，可分为无环、单环、双环、三环、四环和五环三萜，其中，四环三萜和五环三萜最为多见。四环三萜类主要包括羊毛脂甾烷型和达玛烷型，五环三萜类主要包括 β-香树脂烷型、α-香树脂烷型和羽扇豆烷型，详见表 7-1。

表 7-1 四环三萜和五环三萜类化合物的常见结构类型

结构类型		活性成分	来源	生物活性
四环三萜	羊毛脂甾烷型	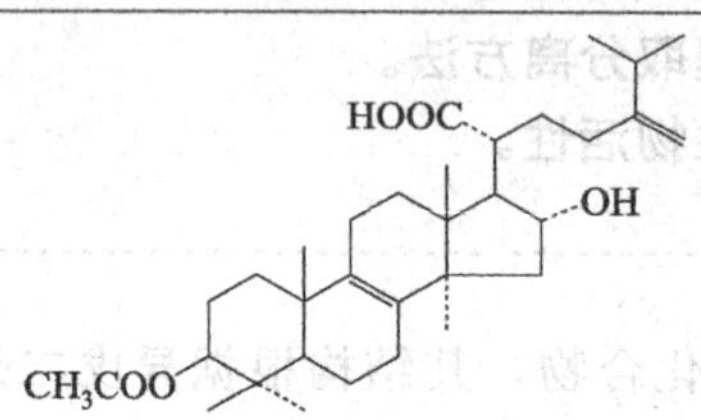 茯苓酸	来源于多孔菌科真菌茯苓的干燥菌核	具有抑制急性排斥反应的作用
	达玛烷型	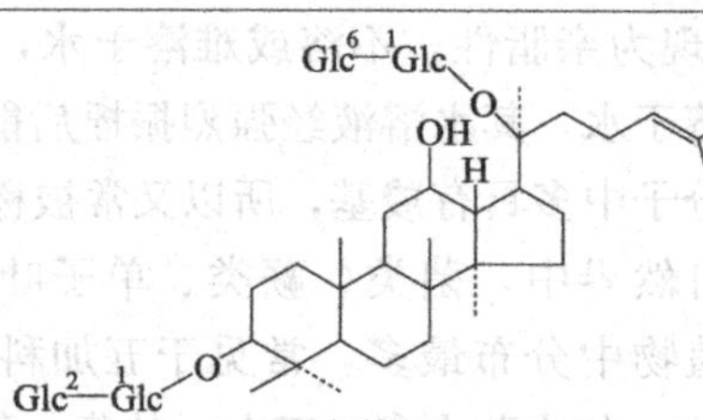 人参皂苷 Rb_1	来源于五加科植物人参的干燥根	具有中枢神经抑制和安定作用
五环三萜	β-香树脂烷型（齐墩果烷型）	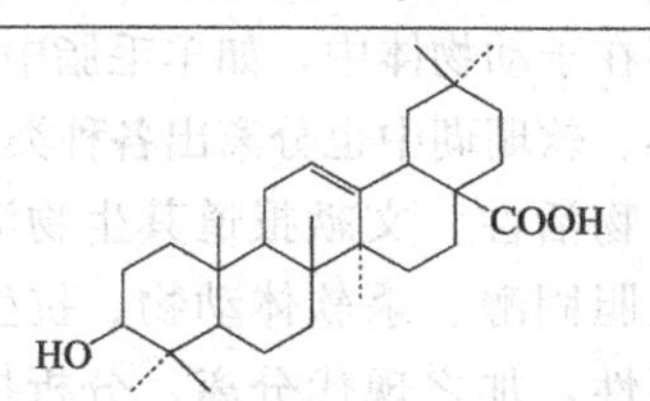 齐墩果酸	来源于木犀科植物油橄榄的叶	具有降低转氨酶作用，能促进肝细胞再生，用于治疗肝炎
	α-香树脂烷型（熊果烷型或乌苏烷型）	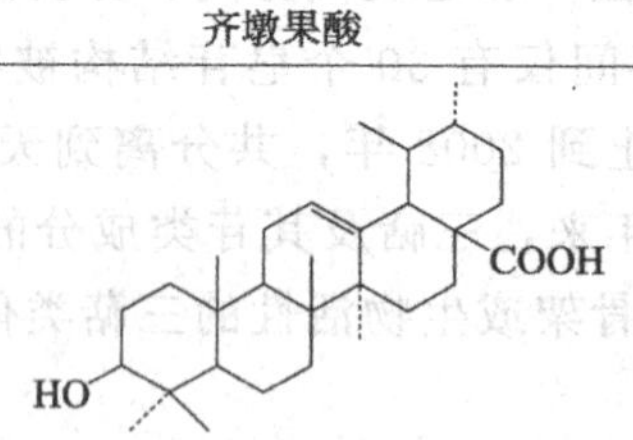 熊果酸	来源于木犀科植物女贞的叶	具有抑菌、抗病毒、抗肿瘤、安定作用
	羽扇豆烷型	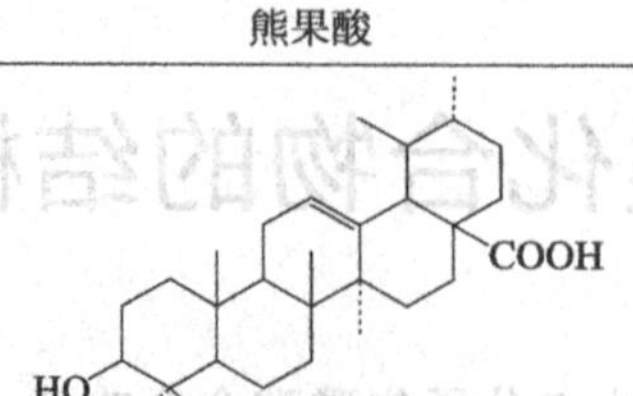 白桦脂酸	来源于鼠李科植物酸枣的干燥成熟种子	具有抗肿瘤、抑制 HIV-1 型感染作用

许多四环三萜和五环三萜以苷的形式存在，即为三萜皂苷。组成三萜皂苷的糖常见的有D-葡萄糖、D-半乳糖、L-鼠李糖、L-阿拉伯糖、D-葡萄糖醛酸等，个别连有乙酰氨基糖。它们多以低聚糖形式与苷元的C3-OH缩合成苷，且多数为吡喃型糖苷，少数为呋喃型糖苷。三萜皂苷多为醇苷，但也有酯苷存在。按照皂苷分子中连接糖链数目不同，可分为单糖链皂苷、双糖链皂苷和三糖链皂苷。与皂苷共存于植物体内的酶，可使低聚糖链部分水解，也可使双糖链皂苷水解成单糖链皂苷，使皂苷转化为次生苷，又称次皂苷。

课堂讨论：

(1) 比较羊毛脂甾烷型、达玛烷型、β-香树脂烷型、α-香树脂烷型、羽扇豆烷型的结构特点，列举代表性化合物，并说明其临床用途。

(2) 简述三萜类化合物的结构分类，写出三萜类化合物的基本母核。

第二节 三萜类化合物的理化性质

一、性状

游离的三萜类化合物多有完好的结晶，与糖成苷后，分子极性增大而不易结晶，大多为白色或无色的无定形粉末，且因极性较大，常具吸湿性。

某些三萜成苷后具有苦味和辛辣味，对黏膜有刺激性，尤以鼻内黏膜最为灵敏，吸入鼻内可引起喷嚏，还可反射性地促进呼吸道黏液腺分泌，使浓痰稀释，易于排出，临床用于祛痰止咳，如桔梗、远志、枇杷叶等止咳化痰药均含有三萜皂苷。少数三萜皂苷无此性质，如甘草皂苷有显著的甜味，对黏膜刺激性也弱。

二、溶解性

游离三萜类化合物主要表现为亲脂性，可溶于石油醚、乙醚、三氯甲烷、甲醇、乙醇等常见的有机溶剂，不溶或难溶于水。与糖成苷后，由于分子的极性增大，一般可溶于水，易溶于热水、含水稀醇、热甲醇和热乙醇，难溶于丙酮、乙醚、苯、石油醚等亲脂性有机溶剂。三萜的苷类水解生成次级苷后，水溶性降低，易溶于中等极性的醇、丙酮、乙酸乙酯中。某些三萜的苷类有一定的助溶性能，可促进其他成分在水中的溶解。

三萜皂苷在含水正丁醇或戊醇中有较大的溶解度，可利用此性质从含三萜皂苷的水溶液中用正丁醇或戊醇进行萃取，从而与糖类、蛋白质等亲水性强的杂质分离。

三、发泡性

三萜皂苷有降低水溶液表面张力的作用。多数三萜皂苷的水溶液经强烈振摇后能产生大量持久性的泡沫，且不因加热而消失，利用此性质可与蛋白质水浸液相区别。但也应注意，少数三萜皂苷泡沫量较少，如甘草皂苷。

四、溶血性

三萜皂苷的水溶液大多能破坏红细胞，产生溶血现象。因此含有三萜皂苷的药材制成静脉注射液时，必须做溶血试验，即使肌内注射，也易引起组织坏死，口服则无溶血作用。

溶血作用的强弱可用溶血指数来衡量。溶血指数是指在一定条件（等渗、缓冲及恒温）下，使同一动物来源的血液中红细胞完全溶解的皂苷水溶液的最低浓度。例如，甘草皂苷的溶血指数为 1∶4000。

皂苷的溶血作用是因为皂苷能与红细胞壁上的胆甾醇结合，生成不溶于水的分子复合物沉淀，破坏了血红细胞的正常渗透性，使细胞内渗透压增高而使细胞破裂，从而导致溶血。但不是所有皂苷都具有溶血作用，例如人参总皂苷无溶血现象，但经分离后，A 型人参皂苷有抗溶血作用，B 型和 C 型人参皂苷则有显著的溶血作用。

五、水解性

三萜皂苷的水解可采用酸催化水解、酶水解、氧化开裂法（又称 Smith 降解）等，含有酯苷键的皂苷，亦可在碱性条件下水解。水解时先利用植物中共存的酶水解，再配合化学方法水解皂苷，可提高皂苷元的收率。

值得注意的是，利用水解法研究皂苷元的结构时，若水解条件较为剧烈，可导致皂苷元在水解过程中发生脱水、环合、取代基位移、构型转化等变化，导致水解产物不是原始的皂苷元，从而造成研究工作复杂化，甚至会得出错误结论。如人参皂苷，最初得到的人参二醇和人参三醇均是原始皂苷元在酸水解过程中异构化的产物，现经研究证明人参皂苷的原始皂苷元是 20(*S*)-原人参二醇和 20(*S*)-原人参三醇。

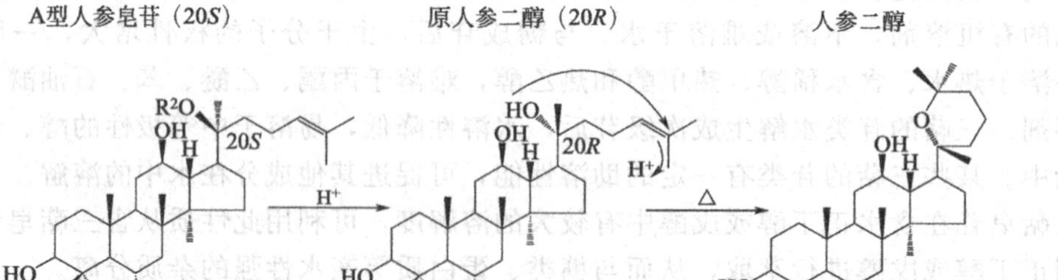

A型人参皂苷（20*S*）　原人参二醇（20*R*）　人参二醇

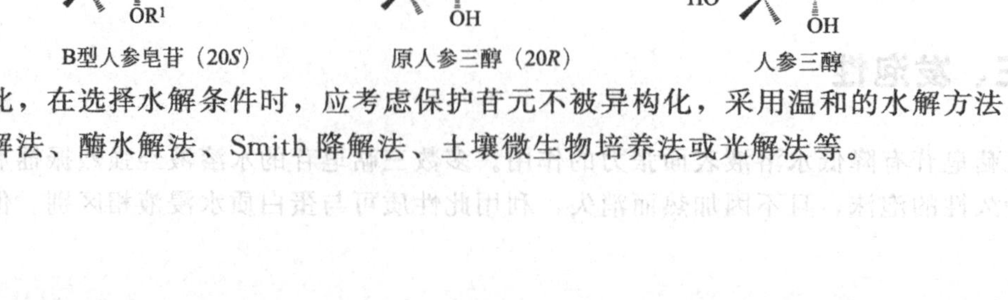

B型人参皂苷（20*S*）　原人参三醇（20*R*）　人参三醇

因此，在选择水解条件时，应考虑保护苷元不被异构化，采用温和的水解方法，如两相酸水解法、酶水解法、Smith 降解法、土壤微生物培养法或光解法等。

六、检识

1. 泡沫试验

取药物粉末1g，加水10mL，煮沸10min后滤过，将滤液强烈振摇后，如产生多量持久性泡沫（15min以上），即为阳性反应，表明可能含有皂苷。泡沫试验是鉴别皂苷的经典物理方法。但要注意鉴别中可能出现的假阳性（如蛋白质的水溶液）或假阴性（如甘草皂苷的水溶液泡沫量较少）反应。

2. 溶血试验

取药物水提液滴于滤纸片上，干燥后，喷雾2%红细胞悬浮液，数分钟后，在红色背底中出现白色或淡黄色斑点，表明可能有皂苷存在。本试验也可在试管中进行，取供试液1mL，加1.8%氯化钠溶液1mL及2%红细胞悬浮液1mL，摇匀后放置，数分钟后可见溶液变透明红色，则可能有皂苷的存在。如在显微镜下观察，可见细胞的溶解情况。

3. 颜色反应

三萜及其苷类化合物在无水条件下，与浓酸或某些Lewis酸作用，会呈现颜色变化或荧光。此类颜色反应虽然比较灵敏，但专属性较差。

（1）醋酐-浓 H_2SO_4 反应（Liebermann-Burchard反应） 将试样溶于醋酐中，加入醋酐-浓硫酸（20∶1）数滴，游离三萜或三萜皂苷类化合物可呈现黄—红—紫等颜色变化，最后褪色。

（2）三氯甲烷-浓硫酸反应（Salkowski反应） 将试样溶于三氯甲烷，再加入浓硫酸，三氯甲烷层呈现红色或蓝色，硫酸层呈现绿色荧光。

（3）三氯乙酸反应（Rosen-Heimer反应） 将试样的三氯甲烷溶液滴在滤纸上，喷25%三氯乙酸乙醇溶液，加热至100℃，生成红色渐变为紫色。由于三氯乙酸较浓硫酸温和，故可用于纸色谱的显色剂。

（4）五氯化锑反应（Kahlenberg反应） 将试样的三氯甲烷或醇溶液点于滤纸上，喷以20%五氯化锑的三氯甲烷溶液（不含乙醇和水），于60～70℃加热，显蓝色、灰蓝色或灰紫色等多种颜色斑点。五氯化锑属Lewis酸类试剂，与五烯阳碳离子成盐而显色。用三氯化锑结果相同。

（5）冰醋酸-乙酰氯反应（Tschugaeff反应） 将试样溶于冰醋酸，加乙酰氯数滴及氯化锌结晶数粒，稍加热，呈现淡红色或紫色。

第三节 三萜类化合物的提取与分离

一、提取方法

1. 醇提取法

根据溶解性，三萜苷类化合物易溶于甲醇或乙醇等极性较大的有机溶剂，因此常用甲醇或乙醇进行提取。提取液经回收溶剂后，再用水饱和的正丁醇萃取，可获得三萜苷类成分，其流程见图 7-1。

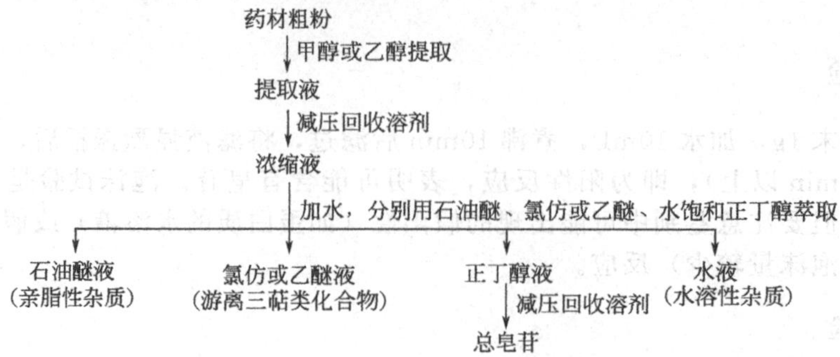

图 7-1 三萜及其苷类醇提取法流程图

2. 酸水解有机溶剂提取法

将药材在酸性条件下水解，使三萜皂苷水解生成苷元（游离三萜），滤过，药渣水洗去余酸后，干燥，再用亲脂性有机溶剂提取出苷元。

加酸水解三萜皂苷时，要注意在剧烈的水解条件下，苷元结构可能发生变化。这时应降低反应条件或改用温和的水解方法，以确保苷元结构不被破坏。也可在酸水解前先用酶解法，不但能缩短酸水解时间，还能提高苷元的收得率。

3. 碱溶酸沉法

某些三萜皂苷含有羧基，可溶于碱水，因此可用碱溶酸沉法提取。

4. 亲脂性有机溶剂提取法

药材中含有的游离三萜类化合物，极性较小，因此可用亲脂性有机溶剂如三氯甲烷、乙醚等提取。

二、分离方法

1. 分段沉淀法（混合溶剂沉淀法）

利用三萜皂苷易溶于醇，而难溶于丙酮、乙醚的特性，可先将粗总皂苷溶于少量的甲醇或乙醇，然后逐滴加入丙酮、乙醚或丙酮-乙醚（1∶1）的混合溶剂，边加边振摇，加至溶液产生混浊，放置即可析出三萜皂苷沉淀。开始析出的皂苷沉淀，极性较大，且往往含有较多杂质，滤出沉淀后的母液继续滴加丙酮或乙醚，可析出极性较小、纯度较高的三萜皂苷。这样反复处理，可初步将不同极性的皂苷分离。此法虽然简便，但难以分离完全，不易得到纯品。

2. 胆甾醇沉淀法

三萜皂苷与胆甾醇形成的分子复合物不如甾体皂苷与胆甾醇形成的复合物稳定，此性质曾被用于皂苷的分离。操作时，先将粗皂苷溶于少量乙醇中，再加入胆甾醇的饱和乙醇溶液，直至不再析出沉淀为止（混合后需稍加热），滤取沉淀，用水、乙醇、乙醚依次洗涤，以除去糖类、色素、油脂及游离的胆甾醇。最后将沉淀干燥，用乙醚回流提取，使皂苷与胆甾醇形成的分子复合物分解，胆甾醇溶于乙醚中，残留物即为较纯的皂苷。

3. 色谱分离法

（1）吸附柱色谱法　常用硅胶作吸附剂，用不同比例的三氯甲烷-丙酮、三氯甲烷-甲醇-水等为洗脱剂进行洗脱。

（2）分配柱色谱法　用正相分配柱色谱分离三萜及其苷类，支持剂可用水饱和的硅胶，固定相可用3%草酸水溶液，流动相用含水的混合有机溶剂，如三氯甲烷-甲醇-水、水饱和的正丁醇等极性较大的溶剂系统进行洗脱。在实际工作中，因皂苷极性较大，为取得好的分离效果，亦经常采用反相分配柱色谱，即以反相键合相硅胶 Rp-18、Rp-8 或 Rp-2 为柱填充剂，用甲醇-水或乙腈-水等溶剂系统洗脱。

（3）高效液相色谱法　是目前分离皂苷类化合物最常用的方法，其分离效能较高。大多采用反相色谱柱，以甲醇-水或乙腈-水等溶剂为洗脱剂。

（4）大孔吸附树脂柱色谱法　常用于分离极性较大的化合物，尤其适用于皂苷的精制和初步分离。对极性较大的皂苷可先用醇提取，回收溶剂后的残渣用水溶解，上大孔吸附树脂柱，先用水洗去糖类和其他水溶性杂质，再用不同浓度的甲醇或乙醇梯度洗脱，得到不同组分的皂苷混合物，初步分离后还需进一步用硅胶柱色谱或高效液相色谱分离得皂苷单体。一般情况下，极性大的皂苷可被10%～30%的甲醇或乙醇洗脱下来，极性小的皂苷则被50%以上的甲醇或乙醇洗脱下来。

（5）凝胶柱色谱法　本法是利用分子筛的原理，用不同浓度的甲醇、乙醇或水等溶剂洗脱时，各成分按分子量由大到小的顺序依次被洗脱下来。应用较多的是能在有机溶剂中使用的羟丙基葡聚糖凝胶（Sephadex LH-20）柱色谱。

色谱法是分离三萜类化合物常用的方法，实际工作中通常采用多种色谱法的组合，即一般先用硅胶柱分离后，再用低压或中压柱色谱、高效液相色谱或凝胶柱色谱等方法进一步分离。对于皂苷的分离，还可以先用大孔吸附树脂柱进行初步分离或精制后，再用硅胶柱色谱、高效液相色谱或凝胶柱色谱等方法反复分离得到单体。

第四节　三萜类化合物的鉴定与结构研究

一、色谱鉴别

1. 薄层色谱法

对于游离三萜及亲脂性强的三萜皂苷，因极性较小，可选用硅胶吸附色谱，采用亲脂性较强的展开剂，如苯-乙酸乙酯（1∶1）、环己烷-乙酸乙酯（1∶1）、苯-丙酮（8∶1）、三氯甲烷-丙酮（95∶5）等。对于亲水性强的三萜皂苷，常用展开剂为水饱和的正丁醇、正丁醇-乙酸乙酯-水（4∶1∶5，上层）、乙酸乙酯-乙酸-水（8∶2∶1）等，也可用反相C_{18}或C_8高效薄层板，用甲醇-水或乙腈-水进行展开。

分离酸性皂苷时，应在展开剂中加少量酸，可避免产生拖尾现象。

薄层色谱常用的显色剂有三氯乙酸、浓硫酸、50%硫酸、三氯化锑或五氯化锑、醋酐-浓硫酸及磷钼酸等试剂。

2. 纸色谱法

对于亲水性强的皂苷，多以水为固定相，展开剂的极性也相应增大，常用的展开剂有：水饱和的正丁醇、正丁醇-乙醇-水（9∶2∶9，上层）、正丁醇-乙酸-水（4∶1∶5，上层）。对于游离三萜和亲脂性三萜皂苷，多用甲酰胺为固定相，用甲酰胺饱和的三氯甲烷或苯为展开剂。

纸色谱常用的显色剂有磷钼酸、三氯化锑或五氯化锑试剂。

二、光谱鉴别

1. 紫外光谱

主要用于判断β-香树脂烷型（齐墩果烷型）三萜类化合物结构中的双键类型。其紫外吸收光谱有如下规律：

（1）一个孤立双键　仅在205～250nm处有微弱吸收。

（2）α，β-不饱和羰基（—C═C—C═O）　在242～250nm处有最大吸收峰。

（3）异环共轭双烯　在240nm、250nm、260nm处有最大吸收峰；同环共轭双烯，最大吸收峰在285nm附近。

此外，11氧代、$\triangle^{12}$-齐墩果烷型化合物可用紫外光谱判断C_{18}-H构型。当C_{18}-H为α-构型时，最大吸收为242～243nm，当C_{18}-H为β-构型时，最大吸收为248～249nm。

2. 红外光谱

红外光谱对判断甾体皂苷结构十分有用。螺旋甾烷（C_{27}β-型）与异螺旋甾烷（C_{27}α-型）结构中F环有相似的四条谱带。

C_{27}β-型：857～852cm^{-1}、899～894cm^{-1}、920～915cm^{-1}、986cm^{-1}；

C_{27}α-型：866～863cm^{-1}、899～894cm^{-1}、920～915cm^{-1}、982cm^{-1}。

通过红外光谱，可以区分β-香树脂烷型（如齐墩果酸）、α-香树脂烷型（如熊果酸）和四环三萜类（如猪苓酸）。在谱图的1200～1400cm^{-1}区域内，可划分为1392～1355cm^{-1}（A）和1330～1245cm^{-1}（B）两个区域，三者在A、B区域内的吸收峰不同。

（1）齐墩果酸的衍生物　在区域A有2个吸收峰1392～1379cm^{-1}和1370～1355cm^{-1}，在区域B有三个较强的吸收峰1330～1315cm^{-1}、1306～1299cm^{-1}和1269～1250cm^{-1}。

（2）熊果酸的衍生物　在区域A和B各有三个吸收峰：1392～1386cm^{-1}、1383～1370cm^{-1}、1364～1359cm^{-1}和1312～1308cm^{-1}、1276～1270cm^{-1}、1250～1240cm^{-1}。

（3）猪苓酸衍生物　在区域A和B内的吸收峰与前两类有着明显的差别。

第五节 应用实例

一、人参中人参皂苷化合物的提取和分离

人参为五加科人参属植物人参 *Panax ginseng* C. A. Mey. 的根，是传统的名贵药材，享有“百草之王”的美誉，具大补元气、复脉固脱、补脾益肺、生津养血、安神益智的功能。临床常用于体虚欲脱、肢冷脉微、脾虚食少、肺虚喘咳、津伤口渴、久病虚羸、阳痿宫冷、心力衰竭等病症。

1. 化学成分

人参中化学成分复杂，含皂苷、多糖、挥发油、氨基酸等多种成分，人参皂苷为主要有效成分之一。人参的根、茎、叶、花及果实中均含有多种人参皂苷，且不同部位的皂苷含量有差异。人参根中总皂苷的含量约为 5%，须根中的含量较主根高。人参皂苷是评价人参内在质量的重要指标，2015 年版《中国药典》规定其含人参皂苷 Rg_1 和人参皂苷 Re 的总量不得少于 0.30%，人参皂苷 Rb_1 不得少于 0.20%。

目前，已明确结构的人参皂苷单体有 40 余种，按其苷元结构不同，可分为三种类型：A 型、B 型和 C 型。A 型和 B 型是四环三萜达玛烷型衍生物，占人参总皂苷的 57%～80%，C 型是五环三萜齐墩果烷型衍生物，仅占人参总皂苷的 7%～10%，故认为前两类是人参的主要活性成分之一。人参皂苷 Ro 是目前发现的唯一的 C 型皂苷类。人参中常见皂苷的类型及化学结构见表 7-2。

表 7-2 人参中常见皂苷的类型及化学结构

苷元结构、名称	人参皂苷	糖 R¹	糖 R²
A 型 20(*S*)-原人参二醇 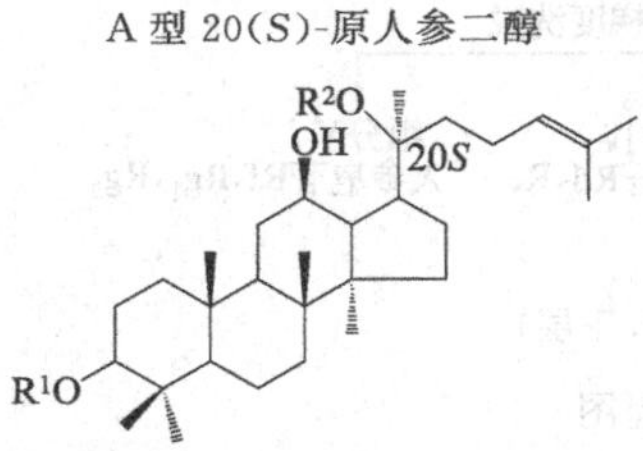	Rb_1	$Glc^{2}-{}^{1}Glc$	$Glc^{6}-{}^{1}Glc$
	Rb_2	$Glc^{2}-{}^{1}Glc$	$Glc^{6}-{}^{1}Arab$ 吡喃糖
	Rc	$Glc^{2}-{}^{1}Glc$	$Glc^{6}-{}^{1}Arab$ 呋喃糖
	Rg_3	$Glc^{2}-{}^{1}Glc$	H
	Rh_2	Glc	Glc
B 型 20(*S*)-原人参三醇 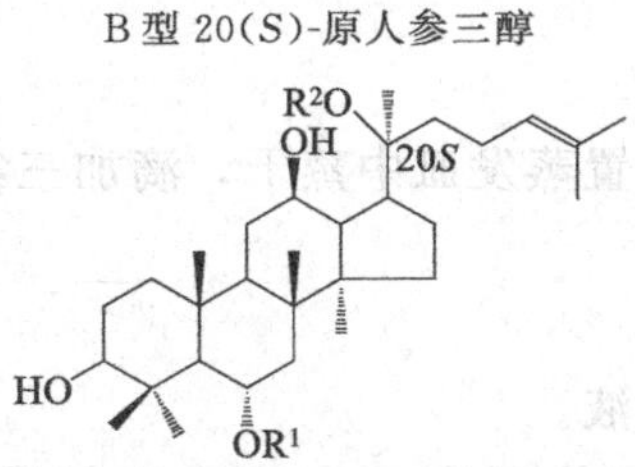	Re	$Glc^{2}-{}^{1}Rham$	Glc
	Rf	$Glc^{2}-{}^{1}Glc$	H
	Rg_1	Glc	Glc
	Rg_2	$Glc^{2}-{}^{1}Rham$	H
	Rh_1	Glc	H

续表

苷元结构、名称	人参皂苷	糖	
		R^1	R^2
C 型齐墩果烷型 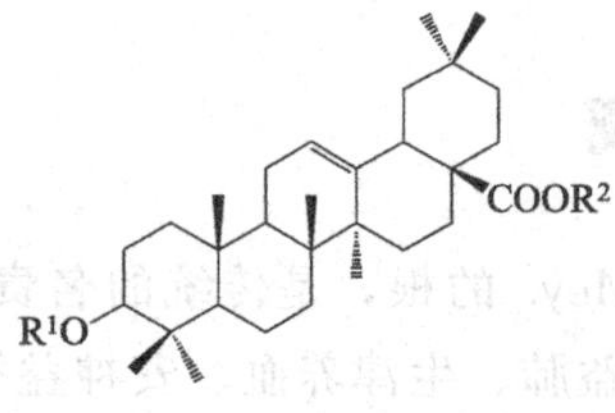	Ro	葡萄糖醛酸^2—^{1}Glc	Glc

人参总皂苷大多为白色无定形粉末或无色结晶，味微甘苦，有吸湿性，易溶于水、甲醇、乙醇，可溶于正丁醇、乙酸乙酯、乙酸，不溶于乙醚、苯等亲脂性强的有机溶剂，其水溶液振摇后能产生大量泡沫。人参皂苷 B 型和 C 型有显著的溶血作用，而 A 型人参皂苷有抗溶血作用，人参总皂苷则无溶血作用。

2. 提取分离

人参皂苷具有皂苷的通性，故提取时一般采用皂苷提取通法，即先以甲醇或乙醇提取，回收溶剂后，再用正丁醇萃取出总皂苷，结合硅胶柱色谱分离各单体成分。

人参皂苷的醇提取法基本流程见图 7-2。

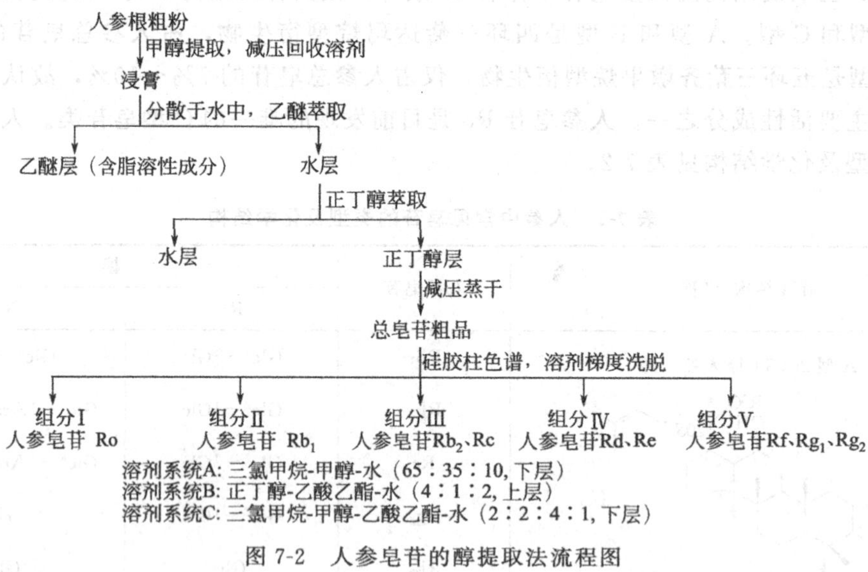

图 7-2 人参皂苷的醇提取法流程图

3. 鉴定

（1）显色反应 取上述分得的各组分，加乙醇溶解，置蒸发皿中蒸干，滴加三氯化锑饱和的三氯甲烷溶液，再蒸干，显示紫色。

（2）薄层色谱鉴别

样品：取各组分适量，分别加甲醇溶解，制成样品溶液。

对照品：取人参对照药材 1g，加三氯甲烷 40mL，加热回流 1h，弃去三氯甲烷液，药渣挥干溶剂，加水0.5mL搅拌湿润，加水饱和正丁醇10mL，超声处理30min，吸取上清液加3倍量氨试液，摇匀，放置分层，取上层液蒸干，残渣加甲醇1mL使溶解，作为对照药材溶液。取人参皂苷Rb_1对照品、人参皂苷Re对照品、人参皂苷Rf对照品及人参皂苷Rg_1对照品，加甲醇制成每1mL各含2mg的混合溶液，作为对照品溶液。

薄层板：硅胶G薄层板。

展开剂：以三氯甲烷-乙酸乙酯-甲醇-水（15∶40∶22∶10）10°C以下放置的下层溶液。

显色剂：10％硫酸乙醇溶液，在105℃加热至斑点显色清晰，分别置日光和紫外光灯（365nm）下检视。样品在与对照药材色谱和对照品色谱相应位置上，分别显相同颜色的斑点或荧光斑点。

二、甘草中甘草皂苷的提取、分离与鉴定

甘草是豆科植物甘草属甘草 *Glycyrrhiza uralensis* Fisch.、胀果甘草 *G. inflata* Bat. 或光果甘草 *G. glabra* L. 的干燥根及根茎，具有补脾益气、清热解毒、祛痰止咳、缓急止痛、调和诸药之功效，主要用于脾胃虚弱、心悸气短、咳嗽痰多、痈肿疮毒、缓解药物毒性与烈性等。近年研究表明，甘草具有较强的抗溃疡、抗炎、抗变态反应作用，临床上也用于治疗和预防肝炎。此外，尚有抗肿瘤和抑制艾滋病毒的作用。

1. 化学成分

甘草的主要有效成分为甘草皂苷，另外还有黄酮类成分如甘草苷。2015年版《中国药典》规定甘草中甘草苷与甘草皂苷的含量按干燥品计算，分别不得少于0.50％与2.0％。

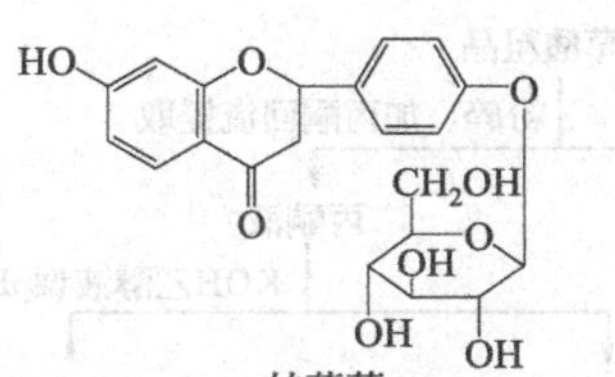

甘草苷

甘草皂苷属β-香树脂烷型三萜皂苷，因苷元部分有—COOH，C3-OH与2分子葡萄糖醛酸连接，是酸性皂苷，故又称甘草酸。因其有甜味，又称甘草甜素，食品工业中用作甜味剂。甘草皂苷在稀酸中水解，失去2分子葡萄糖醛酸，产生的甘草皂苷元，因保留有苷元部分的—COOH，显示酸性，故又称甘草次酸。

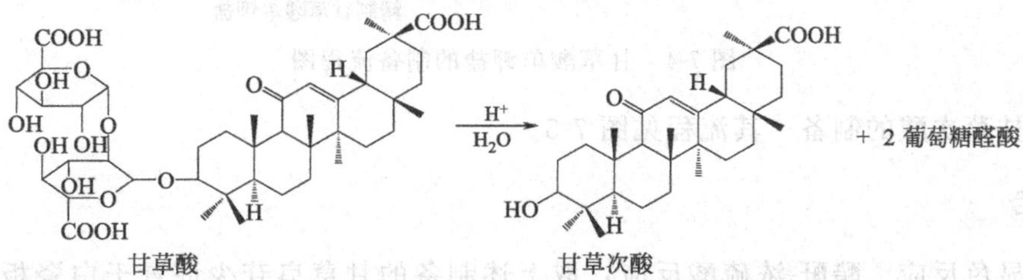

甘草酸　　甘草次酸

甘草皂苷为无色柱状结晶（冰醋酸），易溶于热水，可溶于稀乙醇，几乎不溶于无水乙醇或乙醚。其水溶液有微弱的发泡性和溶血性。甘草次酸为白色针状结晶或小片状结

晶，易溶于乙醇和三氯甲烷。

2. 提取分离

甘草皂苷以钾或钙盐形式存在于甘草中，其盐易溶于水，在水溶液中加稀酸即可游离析出甘草酸，此性质可用于甘草皂苷的提取。提取得到的甘草酸不易精制，一般先将其制成钾盐，再反复结晶处理，才能得到精制的甘草酸单钾盐。将甘草酸单钾盐在5%硫酸溶液中，加压于110～120℃进行水解，产物溶于氯仿，再通过氧化铝色谱柱除去糖等杂质，最后析晶可得甘草次酸。

（1）甘草酸粗品的提取　其流程见图7-3。

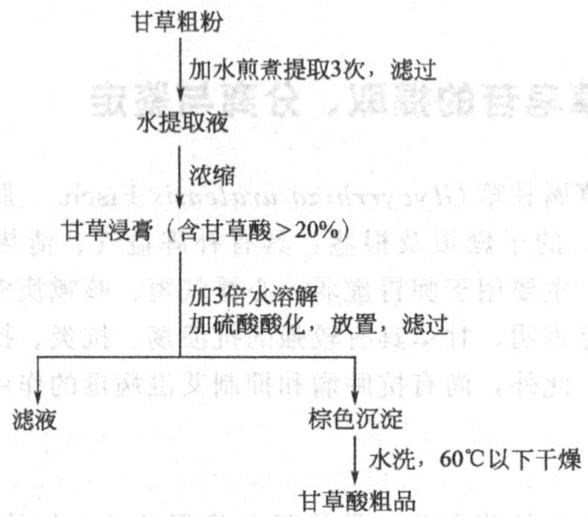

图7-3　甘草酸粗品的水煎煮提取法流程图

（2）甘草酸单钾盐的制备　其流程见图7-4。

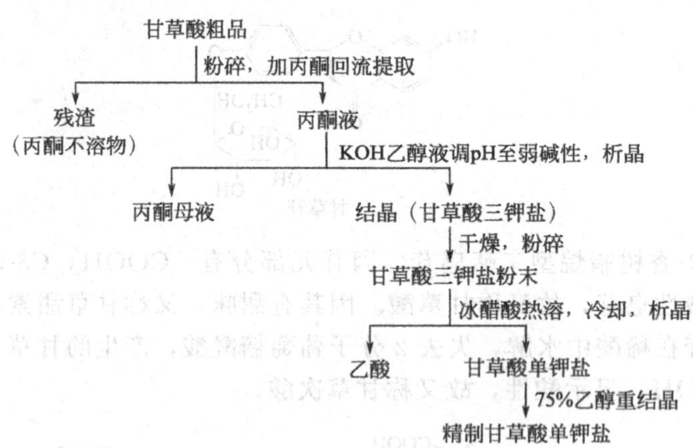

图7-4　甘草酸单钾盐的制备流程图

（3）甘草次酸的制备　其流程见图7-5。

3. 鉴定

（1）显色反应　醋酐-浓硫酸反应：取上述制备的甘草皂苷少许置于白瓷板上，加醋酐数滴使溶解，再加浓硫酸1滴，可出现黄→红→紫色，放置，紫色渐褪去。

（2）薄层色谱鉴别　样品：将精制的甘草酸加甲醇溶解得样品溶液（每1mL含

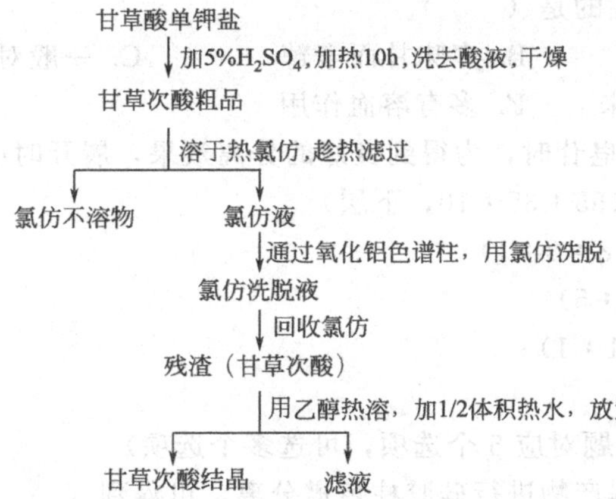

图 7-5 甘草次酸的制备流程图

1mg）。

对照品：取甘草酸对照品适量，加甲醇溶解，制成对照品溶液（每 1mL 含 1mg）。

薄层板：1%氢氧化钠溶液制备的硅胶 G 板。100℃活化 1h 后在干燥箱中放置半小时以上，并冷至室温，备用。

展开剂：乙酸乙酯-乙酸-甲酸-水（15∶1∶1∶2）。

显色剂：10%硫酸水溶液，在 105℃加热至斑点显色清晰，置紫外光灯（365nm）下检视。样品在与对照品色谱相应的位置上，显示相同颜色的荧光斑点。

学习要点：三萜类化合物是由 6 个异戊二烯单位聚合，含 30 个碳原子的萜类化合物。根据分子结构，可分为无环、单环、双环、三环、四环和五环三萜，尤以四环三萜和五环三萜多见，四环三萜类主要包括羊毛脂甾烷型和达玛烷型，五环三萜类主要包括 β-香树脂烷型、α-香树脂烷型和羽扇豆烷型。四环三萜和五环三萜在植物体中与糖结合成为三萜皂苷，广泛分布于自然界。游离三萜类化合物，可用亲脂性有机溶剂如三氯甲烷、乙醚等提取。而三萜苷类极性较大，常以乙醇等有机溶剂提取。利用三萜皂苷易溶于醇，而难溶于丙酮、乙醚的特性，可采用混合溶剂沉淀法分离。常见中药如人参、甘草中均含有三萜皂苷。

目标检测

一、单项选择题（每个题对应 5 个选项，每题只选择一个最佳答案）

1. 分离三萜皂苷的优良溶剂是（ ）。

A. 热甲醇　　B. 热乙醇　　C. 丙酮

D. 乙醚　　E. 含水正丁醇

2. 甘草甜素在结构上属于（ ）。

A. 乌苏烷型　　B. 齐墩果烷型　　C. 羊毛脂甾烷型

D. 达玛烷型　　E. 羽扇豆烷型

3. 根据苷元的结构类型进行分类，属于 C 型的人参皂苷为（ ）。

A. 人参皂苷 Ro　　B. 人参皂苷 Rf　　C. 人参皂苷 Rg_1

D. 人参皂苷 Rh_1　　E. 人参皂苷 Rh_2

4. 不符合三萜皂苷通性的是（　　）。
A. 大多为白色结晶　　B. 多味甘而辛辣　　C. 一般对黏膜有刺激性
D. 振摇后多能产生泡沫　　E. 多有溶血作用
5. 用 TLC 分离某酸性皂苷时，为得到良好的分离效果，展开时应选用（　　）。
A. 三氯甲烷-甲醇-水（65∶35∶10，下层）
B. 乙酸乙酯-乙酸-水（8∶2∶1）
C. 三氯甲烷-丙酮（95∶5）
D. 环己烷-乙酸乙酯（1∶1）
E. 苯-丙酮（1∶1）

二、多项选择题（每个题对应 5 个选项，可选多个选项）

1. 人参总皂苷的酸水解产物进行硅胶柱色谱分离，可得到（　　）。
A. 20(S)-原人参二醇　　B. 20(S)-原人参三醇　　C. 人参二醇
D. 人参三醇　　E. 齐墩果酸
2. 对于中药甘草中的主要有效成分甘草皂苷描述正确的是（　　）。
A. 为三萜皂苷　　B. 有甜味　　C. 难溶于氯仿和乙酸乙酯
D. 能以碱提酸沉法提取　　E. Molish 反应阳性
3. 属于五环三萜皂苷元的是（　　）。
A. 人参二醇　　B. 20(S)-原人参二醇　　C. 熊果酸
D. 羽扇豆醇　　E. 齐墩果酸
4. 精制皂苷时，将粗皂苷溶于甲醇或乙醇，再加下列哪种溶剂可使皂苷析出？（　　）
A. 水　　B. 正丁醇　　C. 乙醚
D. 丙酮　　E. 乙醚-丙酮（1∶1）
5. 可用于分离三萜及其苷类化合物的色谱法是（　　）。
A. 硅胶吸附柱色谱　　B. 聚酰胺柱色谱　　C. 大孔树脂柱色谱
D. 高效液相色谱　　E. 离子交换色谱

三、简答题

1. 简述三萜化合物的结构分类。
2. 简述三萜类化合物的理化性质与化学显色反应。
3. 人参和甘草所含的主要成分各是什么？其结构分别属于什么类型？为什么人参总皂苷没有溶血性？

（吕华瑛）

第八章

甾体及其苷类

学习目标

1. 掌握强心苷和甾体皂苷的结构特点与显色反应。
2. 熟悉强心苷和甾体皂苷的理化性质以及提取分离方法。
3. 了解甾体及其苷类的生物活性。

甾体化合物是广泛存在于自然界中的一类天然化学成分，应用于医院、保健、农业、畜牧业等多个领域，如治疗过敏性疾病的氢化可的松、避孕药黄体酮、利尿剂安体舒通、合成甾体激素的原料薯蓣皂苷元以及具有强心作用的狄戈辛等都是甾体化合物。

知识链接：

强心苷药物大多是原生苷水解失去乙酰基的苷，如西地兰或原生苷水解失去部分糖得到的次生苷如地高辛。西地兰（去乙酰毛花洋地黄苷丙）亲水性强，口服吸收不好，常制成注射液应用；其特点是毒性较小，安全性较好，是一种速效强心药。地高辛（异羟基洋地黄毒苷）是西地兰酶解去掉末端的葡萄糖产生的次生苷；其特点与西地兰相似，作用迅速，蓄积性小，制成注射液用于急性病例，另外，由于其口服方便，吸收好，也制成片剂供临床使用。

第一节　强心苷类

强心苷（cardiac glycoside）是自然界中存在的一类对心脏具有显著生物活性的甾体苷类化合物。它们能选择性地作用于心脏，适当剂量能增强心肌收缩力，常用以治疗急、慢性充血性心力衰竭与节律障碍等心脏疾患。

强心苷多存在于一些有毒的植物中，已从十几个科几百种植物中得到千余种强心苷类，特别是在玄参科、夹竹桃科较为普遍，其他如百合科、萝藦科、十字花科、毛茛科、豆科等科属中也有分布。常见的含强心苷的植物有玄参科植物毛花洋地黄、紫花洋地黄，以及夹竹桃科植物毒毛旋花、黄花夹竹桃等，同一种植物中往往含有数个结构类似的强心苷类化合物。强心苷存在于植物的叶、花、种子、根、茎等不同部位。

目前临床上常用的强心苷类药物有二三十种，如去乙酰毛花洋地黄苷 C（西地兰）、异羟基洋地黄毒苷（狄戈辛）、K-毒毛旋花子苷、黄夹苷、铃兰毒苷等。

一、结构类型

强心苷的结构比较复杂，是由甾体衍生物和糖缩合而成的一类苷。

1. 强心苷元部分

强心苷元是属于 C17 侧链为不饱和内酯环的甾体化合物。

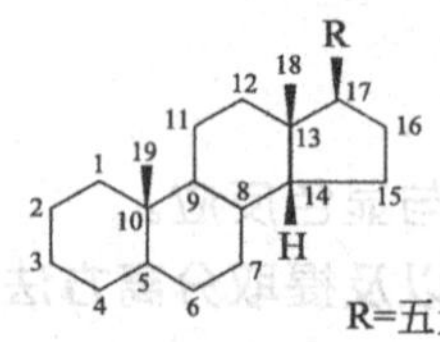

R=五元或六元不饱和内酯

强心苷元

甾体母核由 C1～C17 组成 A、B、C、D 四个环，B/C 环皆为反式稠合，C/D 环皆为顺式稠合，A/B 环两种稠合方式皆有，但以顺式稠合较多。

甾体母核 C3 位、C14 位都有羟基，C3 位羟基与糖缩合成苷。其他位置上也可有羟基、羰基或双键等存在。C10 位、C13 位、C17 位上有三个侧链。C10 位上大都为甲基，也有羟甲基、醛基或羧基；C13 位为甲基；C17 位侧链为不饱和内酯环。依据 C17 位不饱和内酯环的特点，强心苷元分为两类。

（1）甲型强心苷元　C17 位连接的是五元不饱和内酯（$\Delta^{\alpha\beta}$-γ-内酯）环，称为强心甾烯，即甲型强心苷元。其由 23 个碳原子组成。天然存在的强心苷类大多属于此种类型，如洋地黄毒苷元。

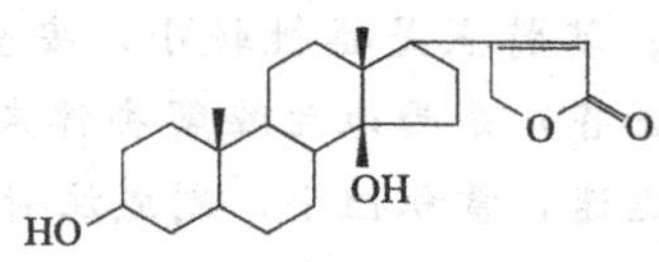

洋地黄毒苷元(digitoxigenin)

（2）乙型强心苷元　C17 位连接的是六元不饱和内酯（$\Delta^{\alpha\beta,\gamma\delta}$-$\delta$-内酯）环，称为海葱甾烯或蟾蜍甾烯，即乙型强心苷元。此种类型在自然界较少，如海葱苷元（scillarenin）等。

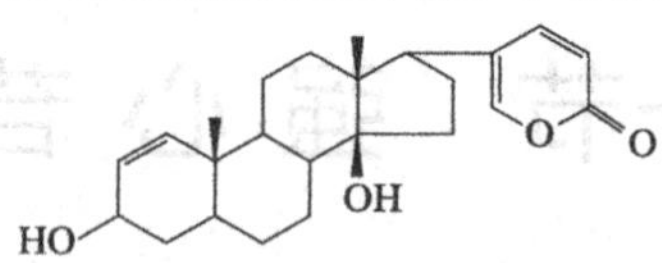

海葱苷元(scillarenin)

2. 糖部分

构成强心苷的糖类有 20 余种，根据它们的 C2 位上有无羟基可以分为 α-羟基糖和 α-去氧糖两类。α-去氧糖主要存在于强心苷中，为强心苷特有的糖。

（1）α-去氧糖　主要包括 2,6-二去氧糖及其衍生物（2,6-二去氧糖甲醚等）。如 D-洋地黄毒糖、D-加拿大麻糖、L-夹竹桃糖、乙酰洋地黄毒糖等。

（2）α-羟基糖　除常见的 D-葡萄糖外，还有 6-去氧糖及其衍生物（6-去氧糖甲醚等）。如 L-鼠李糖、D-洋地黄糖、L-黄花夹竹桃糖等。

3. 糖与苷元的连接方式

强心苷多为单糖链苷，糖链大多与苷元 C3 位的羟基缩合，根据与苷元直接相连的糖的种类不同，可将强心苷分为以下三种类型。

Ⅰ型：苷元 C_3-O-(2,6-二去氧糖)x-(α-羟基糖)$_y$，如紫花洋地黄苷 A(purpurea glycoside A)(x=1～3，y=1～2)。

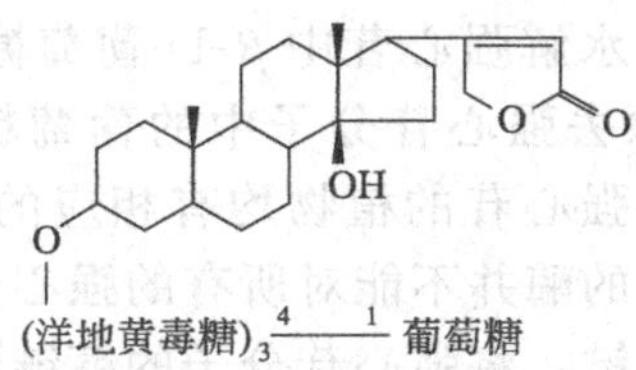

紫花洋地黄苷A

Ⅱ型：苷元 C_3-O-(6-去氧糖)x-(α-羟基糖)$_y$，如黄花夹竹桃苷 A(thevetin A)(x=1～3，y=1～2)。

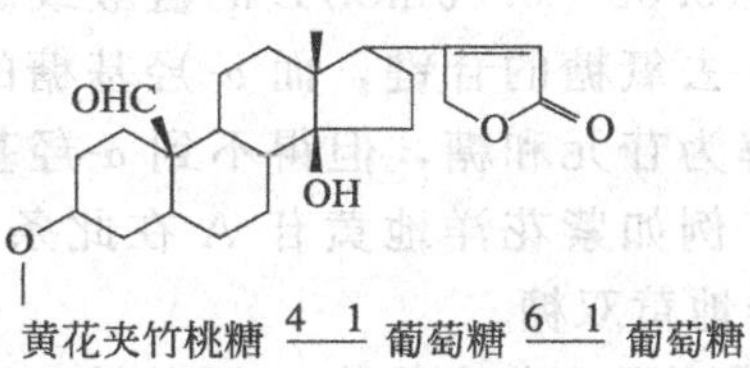

黄花夹竹桃苷A

Ⅲ型：苷元 C_3-O-(α-羟基糖)$_y$，如乌沙苷(uzarin)(y=1～2)。

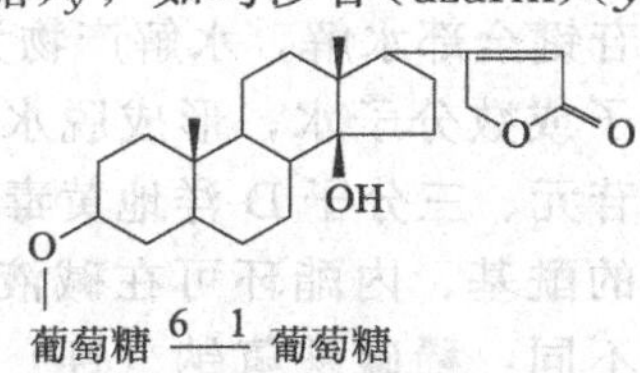

乌沙苷

天然存在的强心苷类以Ⅰ型、Ⅱ型较多，Ⅲ型较少。

二、理化性质

1. 性状

强心苷大多为无色结晶或无定形粉末，具有旋光性，味苦，对黏膜有刺激性。

2. 溶解性

强心苷一般可溶于水、甲醇、乙醇、丙酮等极性较大的溶剂，难溶于乙醚、苯、石油醚等弱极性有机溶剂。其溶解性可因糖的种类、数目及苷元分子中所含羟基的多少不同而有差异。原生苷由于所含糖基数目多且具有葡萄糖，比次生苷和苷元亲水性强，可溶于水、醇等溶剂；次生苷亲水性减弱，可溶于乙酸乙酯、含水氯仿、氯仿-乙醇（4∶1）等溶剂。

在进行溶解性比较时，除了考虑糖的种类及数目外，还必须注意整个强心苷分子中羟基的数目和位置，羟基越多，亲水性越强。如乌本苷（乌本苷元-3-L-鼠李糖）虽是单糖苷，却有 8 个羟基，水溶性大（1∶75），难溶于氯仿；洋地黄毒苷虽是三糖苷，但整个分子仅有5个羟基，在水中溶解度小（1∶100000），而易溶于氯仿（1∶40）。强心苷中的羟基形成分子内氢键后水溶性减小。

3. 水解性

强心苷类化合物的苷键为缩醛结构，可被酸或酶水解，而不被碱水解；强心苷类化合物分子中含有酯键结构，还能被碱水解。

（1）酶水解　植物中只存在水解强心苷中β-D-葡萄糖苷键的酶，无水解α-去氧糖苷键的酶，所以酶水解只能水解除去强心苷分子中的葡萄糖而保留α-去氧糖形成次生苷。酶的水解还具有较强专属性，含强心苷的植物均有相应的水解酶共存，不同的β-D-葡萄糖酶可水解不同的苷键。植物中的酶并不能对所有的强心苷发生酶解反应，而蜗牛酶是一种混合酶，几乎能水解所有的苷键，将强心苷分子的糖链逐步水解，直至获得苷元，常用来研究强心苷的结构。

（2）酸水解　酸水解分为温和酸水解和强烈酸水解。

① 温和酸水解　用稀酸（0.02～0.05mol/L的盐酸或硫酸）在含水乙醇中经半小时至数小时加热回流，可水解α-去氧糖的苷键，而α-羟基糖的苷键不易断裂。因此，温和酸水解只能将Ⅰ型强心苷水解为苷元和糖，但得不到α-羟基糖。此法的优点是对苷元影响较小，不会引起脱水反应。例如紫花洋地黄苷A在此条件下水解生成洋地黄毒苷元、两分子洋地黄毒糖和一分子洋地黄双糖。

② 强烈酸水解　Ⅱ型和Ⅲ型强心苷中均有α-羟基糖，温和条件下不易水解，因此必须提高酸的浓度（0.5～1mol/L），延长作用时间、加热回流或同时加压，才能使苷元与糖之间的苷键、糖与糖之间的糖苷键全部水解，水解产物为苷元和单糖。但由于水解条件强烈，此法易引起苷元失去1分子或数分子水，形成脱水苷元。例如紫花洋地黄苷A在此条件下水解生成缩水洋地黄毒苷元、三分子D-洋地黄毒糖和一分子β-D-葡萄糖。

（3）碱水解　强心苷分子中的酰基、内酯环可在碱液作用下水解或裂解或$\Delta^{20(22)}$转位，用不同的碱液，其水解产物不同：稀碳酸氢钠（钾）溶液可以使α-去氧糖上的酰基水解，而α-羟基糖及苷元上的酰基及内酯环一般不被水解；稀氢氧化钙（钡）溶液可使所用的酰基脱去而内酯环不被水解；稀氢氧化钠（钾）的水溶液不但可使所有的酰基脱去，还会使强心苷分子中的内酯环水解开环，但酸化后又环合；稀氢氧化钠（钾）的醇溶液不但内酯环开环并发生异构化，不能重新环合成原来的内酯环。

三、提取与分离

1. 提取

植物中存在的强心苷大多含量在1%以下，且同一植物中含多种结构性质的强心苷，强心苷中原生苷和次生苷共存，增加了成分的复杂性。同时，与强心苷共存的糖类、鞣质、皂苷、色素等，往往能影响或改变强心苷的溶解性，这些都增加了提取分离强心苷的难度。因此，根据研究和生产的需要，应明确提取的对象是原生苷还是次生苷。

（1）原生苷的提取　提取原生苷时，要注意抑制酶的活性，防止酶水解的发生。用新鲜药材为原料提取原生苷时，采收后要尽快低温（50～60℃）通风，快速烘干或晒干，药材保存期间注意防潮。同时还要注意在提取过程中避免酸或碱的影响，提取强心苷通常用70%～80%的乙醇为溶剂。

若原料为种子类药材或含脂类杂质较多时，需先用石油醚或汽油脱脂处理后再提取；若原料为叶或全草，含叶绿素较多时，可用析胶法，将醇提液浓缩后静置，使叶绿素等脂溶性杂质成胶状沉淀析出，滤过除去，也可用活性炭吸附法除去稀醇提取液中的叶绿素。提取液中共存的糖、水溶性色素、鞣质、皂苷、酸性及酚性等物质可用氧化铝、聚酰胺吸附法或铅盐沉淀法除去，但需注意强心苷也有可能被吸附而损失。

（2）次生苷的提取　提取次生苷时，则要利用酶的活性，一般先利用植物中的酶将原生苷水解，然后再进行提取。常用的方法为：将原料药材粗粉加等量水拌匀润湿，然后在30～40℃条件下放置12～24h进行发酵，然后再根据次生苷的极性大小，选择合适的溶剂和方法进行提取纯化，得到次生苷。或采用适当的化学方法降解，再用乙酸乙酯或乙醇提取次生苷，如狄戈辛的提取。

2. 分离

混合强心苷提取液经初步除杂后，可用萃取法和色谱法等方法进行分离。用氯仿和不同比例的氯仿-甲醇（乙醇）溶液依次萃取，将强心苷按极性大小不同分为若干部分，但每一部分仍为极性相似的强心苷的混合物，需进一步进行色谱分离，并对其中含量较高的组分选用适当溶剂反复结晶以获得单体。

（1）两相溶剂萃取法　利用强心苷在两种互不相溶的溶剂中分配系数的不同而达到分离。例如毛花洋地黄总苷中苷甲、苷乙和苷丙的分离，由于苷甲、苷乙和苷丙在三氯甲烷中溶解度不同，采用三氯甲烷-甲醇-水（5∶1∶5）混合溶剂系统，可将毛花洋地黄总苷中的苷丙与苷甲、苷乙分离。

（2）色谱分离法　若需分离出纯度较高的强心苷单体化合物，常用的色谱法有吸附色谱和分配色谱。分离亲脂性强心苷（如单糖苷、次生苷）和苷元时，一般选用吸附色谱，吸附剂常用硅胶或中性氧化铝，洗脱剂可用氯仿-甲醇、乙酸乙酯-甲醇、正己烷-乙酸乙酯等有机溶剂进行梯度洗脱；分离弱亲脂性强心苷时，宜用分配色谱，常用支持剂为硅胶、硅藻土、纤维素，洗脱剂为不同比例的乙酸乙酯-甲醇-水或氯仿-甲醇-水等极性大的含水溶剂系统进行梯度洗脱。高效液相色谱法对于成分复杂或低含量强心苷能获得较好的分离效果。

四、鉴定

强心苷可采用理化方法和色谱方法进行鉴定。

1. 理化鉴定

强心苷的理化鉴定主要利用其分子结构中的甾体母核、不饱和内酯环及α-去氧糖的颜色反应来进行。

（1）甾体母核的显色反应　强心苷在无水条件下，与浓酸或Lewis酸作用，而呈现一系列的颜色变化或显荧光。常用的显色反应有：

① 醋酐-浓硫酸反应　供试品溶于冰醋酸中，沿壁滴加试剂醋酐-浓硫酸（20∶1），不可振摇，反应液呈黄色→红色→紫色→蓝色→绿色变化，最后褪色。

② 氯仿-浓硫酸反应　供试品溶于氯仿，沿管壁滴加浓硫酸，氯仿层呈血红色或青色，硫酸层呈绿色荧光。

③ 三氯化锑（五氯化锑）反应　将供试品醇溶液滴于滤纸或薄层板上，喷20%三氯化锑（五氯化锑）氯仿溶液，于100℃加热5min，在紫外灯下观察荧光，各种强心苷显

不同颜色的斑点。

④ 冰醋酸-乙酰氯反应　供试品溶于冰醋酸，加乙酰氯数滴及氯化锌结晶数粒，稍加热，呈现淡红色或紫色。

（2）五元不饱和内酯环的显色反应　甲型强心苷类由于C17侧链上有一不饱和五元内酯环，在碱性溶液中，双键转位能形成活性次甲基，从而能够与某些试剂反应而显色。乙型强心苷无此类反应产生。常用的显色反应有：

① 亚硝酰铁氰化钠反应　供试品溶于吡啶中，加入3%亚硝酰铁氰化钠溶液和10%氢氧化钠溶液各1滴，溶液呈深红色，放置渐褪色。

② 间二硝基苯反应　供试品溶于醇，加1%间二硝基苯乙醇溶液，摇匀后再滴入20%氢氧化钠溶液，溶液呈紫红色或蓝色，易褪色。此法也可用于纸色谱显色。

③ 3,5-二硝基苯甲酸反应　供试品溶于醇，加入新制的3,5-二硝基苯甲酸试剂3～4滴，产生红色至紫红色变化。

④ 碱性苦味酸反应　供试品溶于醇，加入新制的碱性苦味酸试剂数滴，数分钟后呈现橙色至橙红色。

（3）α-去氧糖的显色反应

① 三氯化铁-冰醋酸反应　供试品溶于冰醋酸中，加20%三氯化铁水溶液，倾斜试管，沿试管壁滴加浓硫酸。若有α-去氧糖存在，乙酸层渐呈蓝或蓝绿色。此反应只对游离的α-去氧糖，或在反应的条件下能水解出α-去氧糖的强心苷显色。但若不显色，并不能说明无α-去氧糖。

② 呫吨氢醇反应　供试品醇溶液加呫吨氢醇试剂，置水浴中加热数分钟，含α-去氧糖的强心苷都能显红色。本反应非常灵敏，还可用于定量分析。

③ 对二甲氨基苯甲醛反应　供试品甲醇或乙醇溶液滴于滤纸上，挥干，喷对二甲氨基苯甲醛试剂，90℃加热半分钟可呈灰红色斑点。

④ 过碘酸-对硝基苯胺反应　过碘酸能将强心苷分子中的α-去氧糖氧化生成丙二醛，再与对硝基苯胺缩合而呈黄色。本反应亦可作为薄层色谱和纸色谱的显色。

2. 色谱鉴定

色谱法是分离和鉴定强心苷的一种重要手段。

（1）薄层色谱　在强心苷的薄层色谱中，以分配色谱的分离效果较好。不但所得色斑颜色清晰、色泽集中，而且薄层上能承载的供试品量也较大，因此供试品量稍大时也不会出现拖尾现象。分配色谱主要用于分离极性较强的强心苷类化合物，常用硅藻土、纤维素粉作支持剂，固定相可用甲酰胺、二甲基甲酰胺、乙二醇等，移动相均以甲酰胺饱和，常用氯仿-丙酮（4∶1）、氯仿-正丁醇（19∶1）等溶剂系统。强心苷的薄层色谱鉴定也可用吸附色谱，但因强心苷分子中常含有较多的极性基团，因而不宜用吸附性能强的吸附剂如氧化铝，而多用硅胶，展开剂系统有二氯甲烷-甲醇-甲酰胺（80∶19∶1）、乙酸乙酯-甲醇-水（16∶1∶1）等，其中加入少量水或甲酰胺，可有效减轻拖尾现象。

（2）纸色谱　纸色谱是最早应用于分离鉴定强心苷类化合物的色谱方法。强心苷的纸色谱常用的溶剂系统多由氯仿、乙酸乙酯、苯、甲苯等有机溶剂与水混合而成，但因水在这些溶剂中的溶解度较小，可通过加入适量乙醇的方法来增加溶剂系统的含水量，以利于弱亲脂性强心苷的分离。通常强心苷的亲脂性较强时，多将滤纸预先用甲酰胺或丙二醇浸渍数分钟作为固定相，以用甲酰胺饱和的苯或甲苯为移动相。当强心苷的亲脂性较弱时，仍可以前者为固定相，只是将移动相改为极性较大的溶剂，如用二甲苯和丁酮的混合液，或氯仿、苯和乙醇的混合液，或用氯仿-四氢呋喃-甲酰胺（50∶50∶6.5）、丁酮-二甲苯-甲酰胺（50∶50∶4）等溶剂系统作移动相。亲水性较强的强心苷，宜用水浸透滤纸作固定相，用水饱和的丁酮或乙醇-甲苯-水（4∶6∶1）、氯仿-甲醇-水（10∶4∶5 或 10∶8∶5）作移动相。

（3）显色剂　强心苷的纸色谱和薄层色谱中常用的显色剂有：碱性 3,5-二硝基苯甲酸试剂，喷洒后显紫红色，几分钟后褪色；碱性苦味酸试剂，喷后于 95℃左右烘约 5min，强心苷显橙红色；25%三氯乙酸乙醇液，喷后于 100℃烘 2min，显红色，颜色随强心苷及苷元结构的不同而不同。

课堂讨论：

强心苷的显色反应，用连线一一对应连接。

甾体母核的显色反应	三氯化铁-冰醋酸试剂反应
五元不饱和内酯环的显色反应	醋酐-浓硫酸试剂反应
α-去氧糖的显色反应	3,5-二硝基苯甲酸试剂反应

第二节　甾体皂苷

甾体皂苷是一类由螺旋甾烷类化合物与糖结合而成的苷类化合物，其水溶液振摇后能产生大量持久性的似肥皂水溶液样泡沫，故被称为甾体皂苷。这类皂苷往往与强心苷共存于植物中，以百合科、玄参科、薯蓣科及龙舌兰科的植物体内含量较多。

一、结构类型

甾体皂苷元为 27 个碳原子组成的甾体衍生物，基本骨架属于螺甾烷的衍生物，依照螺甾烷结构中 C25 的构型和环合状态，可将其分为四种类型，详见表 8-1。

表 8-1　甾体皂苷元的结构类型

结构类型	活性成分	来源	生物活性
螺甾烷醇类（C25 为 *S* 构型）	剑麻皂苷元 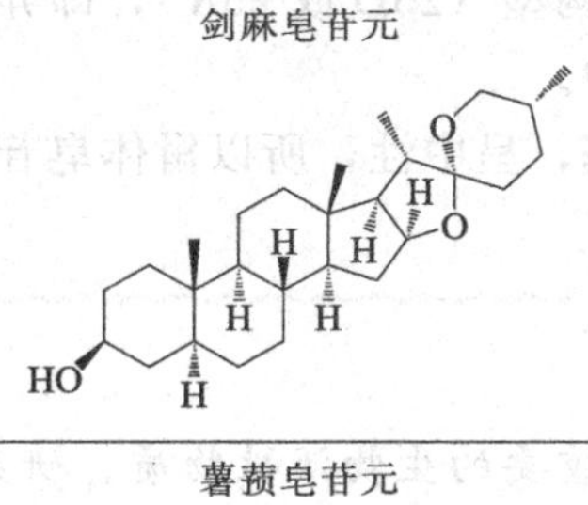	百合科中药剑麻中	制药工业合成激素的重要原料
异螺甾烷醇类（C25 为 *R* 构型）	薯蓣皂苷元 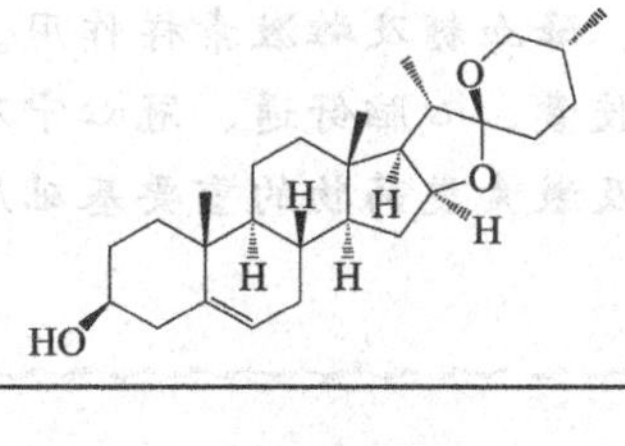	薯蓣科植物薯蓣的干燥根茎	制药工业合成甾体避孕药的重要原料

续表

结构类型	活性成分	来源	生物活性
呋甾烷醇类 （F环为开链衍生物）	原菝葜皂苷 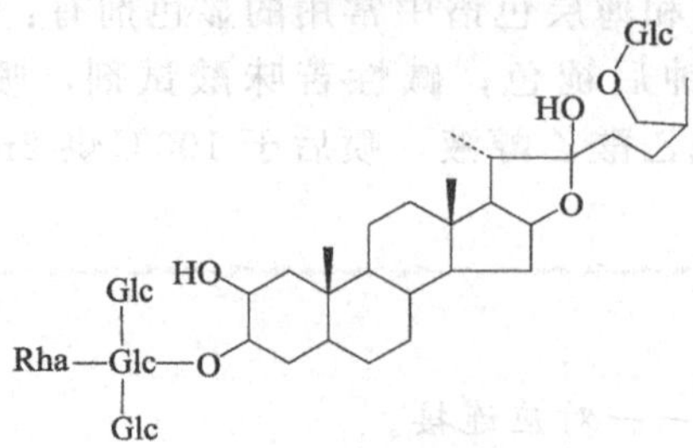 	百合科植物菝葜的根茎中	开环后无溶血作用，无抗菌活性
变形螺甾烷醇类 （F环为五元四氢呋喃环）	纽替皂苷元 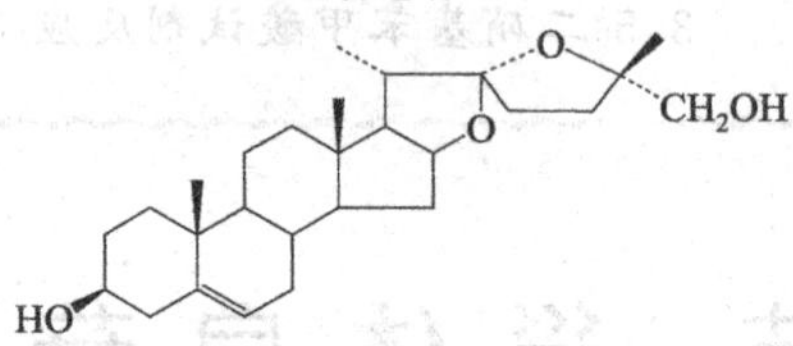 	百合科重楼属植物重楼中	治疗气管炎和风湿病

甾体皂苷元的结构特点列举如下。

(1) 分子中有A、B、C、D、E、F六个环。其中A、B、C、D环组成甾体基本母核。E环为呋喃环，F环为吡喃环，E/F环通过C22的螺原子以螺缩酮的形式连接，它们与甾体母核共同组成了甾体皂苷元的基本骨架。

(2) 一般B/C和C/D环多为反式稠合，D/E环多为顺式稠合。A/B环的稠合方式有顺式和反式。

(3) 分子中含有多个羟基，C3连有的羟基多为β型，并多与糖结合成苷。分子中也常含有羰基和双键。

(4) E环和F环上有C20、C22和C25三个手性碳原子。其中C20甲基在E环背面，为α构型（20αE）。C22对F环也是α构型（22αF）。C25上的甲基为直立键时为β型，其绝对构型为L型，又称*S*构型（25L或25*S*），即螺甾烷型；如C25上甲基为平伏键时为α型，其绝对构型为D型，又称*R*构型（25D或25*R*），即异螺甾烷型。螺甾烷和异螺甾烷互为异构体，常常共存于植物体中。

(5) 甾体皂苷元分子中一般无羧基，呈中性，所以甾体皂苷又称中性皂苷。

知识链接：

甾体皂苷是天然药物中的一类重要的生物活性物质。研究表明，甾体皂苷具有良好的心血管活性、抗癌、降血脂、降血糖及雌激素样作用。许多主要含甾体皂苷的中成药早已上市，如地奥心血康胶囊、心脑舒通、冠心宁及金刚藤胶囊等。

甾体皂苷元是合成甾体避孕药及激素类药物的重要基础原料。目前，我国已大量生产薯蓣皂苷元和海柯皂苷元。

二、理化性质

甾体皂苷的性质与三萜皂苷的性质类似。

1. 性状

甾体皂苷多为无色或白色无定形粉末，不易结晶，而甾体皂苷元有较好的晶形；它们的熔点均较高，多具旋光性，且多为左旋；味苦而辛辣，对人体黏膜有强烈的刺激性。

2. 溶解性

皂苷一般可溶于水，易溶于热水、稀醇，几乎不溶或难溶于石油醚、苯、乙醚等亲脂性有机溶剂。皂苷在含水正丁醇或戊醇中溶解度较大，可利用此性质与糖类、蛋白质等亲水性大的成分分离。甾体皂苷元能溶于亲脂性有机溶剂，不溶于水。

3. 表面活性作用

甾体皂苷多具有发泡性，其水溶液在剧烈振摇时，可以产生大量、持久的泡沫且加热不消失。因此，皂苷可作为清洁剂、乳化剂使用。

4. 溶血作用

甾体皂苷对胆甾醇有强的亲和力，可形成分子复合物，作用于红细胞表面的类脂质而破坏血细胞，表现强的溶血作用。F 环为开链衍生物的呋甾烷型甾体皂苷无溶血作用。

5. 沉淀反应

甾体皂苷的乙醇溶液，可与胆甾醇形成难溶的分子复合物而沉淀。生成的分子复合物用乙醚回流提取时，胆甾醇可溶于乙醚，甾体皂苷不溶。因此，可用于甾体皂苷的分离纯化。

甾体皂苷还可与碱式醋酸铅或氢氧化钡等碱性盐类生成沉淀。

6. 显色反应

甾体皂苷在无水条件下，遇某些酸类亦可产生与三萜皂苷相类似的显色反应。只是甾体皂苷与醋酐-浓硫酸反应，在颜色变化中最后出现绿色，三萜皂苷最后出现红色；与三氯乙酸反应时，三萜皂苷须加热到 100℃才显色，而甾体皂苷加热至 60℃即发生颜色变化。

三、提取分离

甾体皂苷的提取分离方法基本与三萜皂苷相似，只是甾体皂苷一般不含羧基，呈中性，亲水性较三萜皂苷弱，提取分离时应加以注意。

1. 提取

甾体皂苷元主要作为合成激素等的原料，故以提取苷元较为实用。常用方法有在植物组织中将皂苷水解，然后用低极性溶剂提取皂苷元，或先用极性溶剂如甲醇、乙醇、丁醇将皂苷提出，再加酸加热水解，滤出水解物，然后用低极性溶剂提取皂苷元。

2. 分离

沉淀法：有分段沉淀法和胆甾醇沉淀法。

色谱法：可用分配色谱法、吸附色谱法、高效液相色谱法和大孔树脂吸附法等进行分离。

拓展提高　　其他甾类化合物

一、C_{21}甾体化合物

C_{21}甾体化合物是由孕甾烷的含氧衍生物与糖缩合而成的一种植物苷类成分。由于其为含21个碳原子的甾体化合物，故称为C_{21}甾苷。其具有抗炎、抗肿瘤、抗生育等生物活性，这类化合物常与强心苷、皂苷共存于植物中，如白首乌新苷A、白首乌新苷B。

二、植物甾醇

植物甾醇为甾体母核C17位连接8～10个碳原子链状侧链的甾体衍生物，在植物界分布广泛，几乎所有植物中均有存在。植物甾醇用于预防治疗冠状动脉粥样硬化类的心脏病，对治疗溃疡、皮肤鳞癌、宫颈癌等也有明显的疗效；植物甾醇还是重要的甾体药物和维生素D_3的生产原料，具有良好的抗氧性，可作食品添加剂（抗氧化剂、营养添加剂）；也可作为动物生长剂原料，促进动物生长，增进动物健康。

三、昆虫激素

昆虫激素是一类存在于昆虫体内对昆虫的生长、蜕皮、变态、生殖及活动行为起重要作用的化学物质。其中具有甾体母核的是蜕皮激素，存在于某些植物及甲壳动物体内，它们能促进昆虫细胞生长，刺激真皮细胞分裂，产生新的表皮并使昆虫蜕皮。这类成分对人体除能促进蛋白质合成外，还能排除体内的胆固醇，降低血脂，抑制血糖上升。

四、胆汁酸类

胆汁酸是存在于人和动物胆汁中的一类甾体化合物，是胆汁的重要成分，在脂肪代谢中起着重要作用；在胆汁中各种胆甾酸往往以不同的比例共存，总称为胆汁酸。在胆汁中它们一般以其羧基与谷氨酸或牛磺酸成酰胺的形式存在，这种结合型胆甾酸在胆汁中常以钾盐或钠盐的形式存在，在肠中帮助油脂的水解和吸收。某些胆汁酸还有镇痉、健胃、降低血液中胆固醇含量等作用。

第三节　应用实例

一、从毛花洋地黄叶中提制狄戈辛

毛花洋地黄强心苷主要来自毛花洋地黄（*Digitalis lanata*）和紫花洋地黄

(*D. purpurea*)。从毛花洋地黄叶中分离出的强心苷，其苷元均是五元不饱和内酯环的甲型强心苷元。其中毛花苷甲、乙、丙（Lanatoside A、B、C）是原生苷，狄戈辛（digoxin）是去乙酰毛花苷C即西地兰经酶水解去掉末端的葡萄糖后产生的次生苷，其特点与西地兰相似，作用迅速，蓄积性小，可制成注射液用于急性心脏疾患的治疗。从毛花洋地黄叶中提制狄戈辛的流程如图8-1所示。

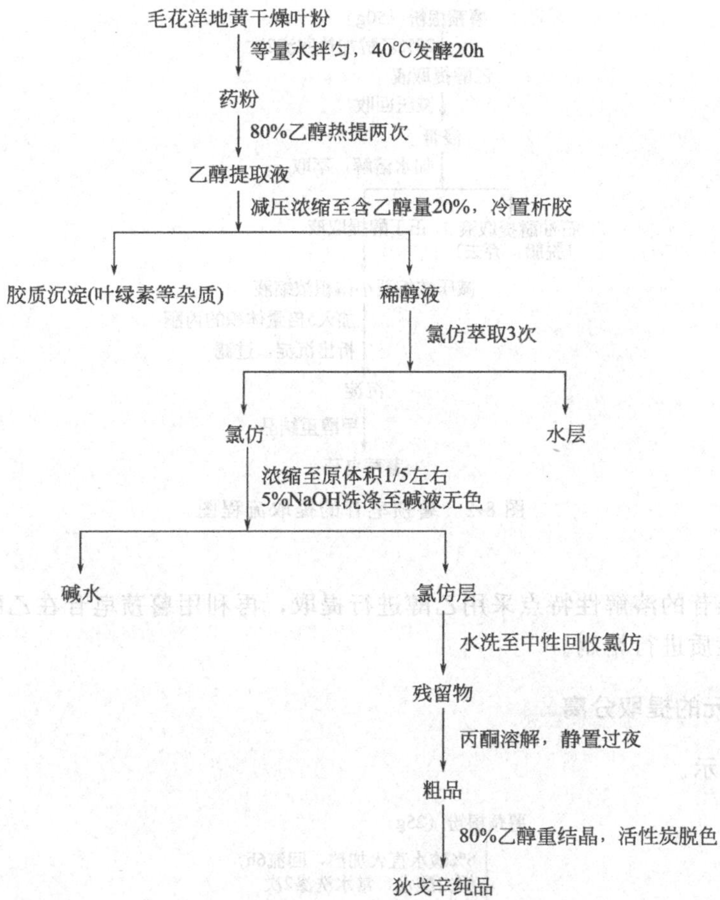

图 8-1 毛花洋地黄叶中提取狄戈辛

流程分析：

利用毛花洋地黄叶中存在的*β-D-*葡萄糖酶水解去除葡萄糖，再用乙醇提取。提取液浓缩至20%时脂溶性杂质溶解度小，析胶效果好，可去除脂溶性杂质。利用次生苷在三氯甲烷中溶解度较大分离次生苷。再用氢氧化钠洗涤脱去乙酰基并除去残留的叶绿素。最后再利用狄戈辛在乙醇中溶解度相差悬殊的性质而进行精制。

二、穿山龙中薯蓣皂苷及薯蓣皂苷元的提取分离

穿山龙为薯蓣科多年生草本植物穿龙薯蓣 *Dioscorea nipponica* Makino 的干燥根茎，具有活血舒筋、消食利水、祛痰截疟的功效，临床上常用于风寒湿痹、慢性气管炎、消化不良、劳损扭伤、疟疾、痈肿等症的治疗。穿山龙中的主要成分为薯蓣皂苷和薯蓣皂苷元，近年来的研究表明，薯蓣皂苷及其苷元具有明显的抗肿瘤活性，而薯蓣皂苷也是合成

副肾皮质激素及口服和注射用避孕药物的主要原料。从穿山龙中提取分离薯蓣皂苷及薯蓣皂苷元的流程如下所述。

1. 薯蓣皂苷的提取分离

如图 8-2 所示。

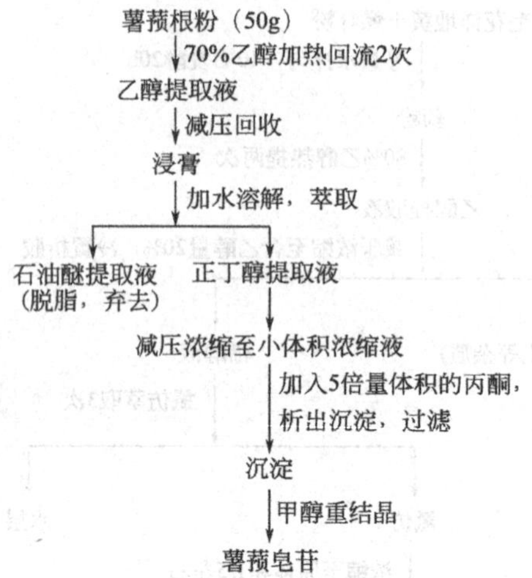

图 8-2　薯蓣皂苷的提取流程图

流程分析：

利用薯蓣皂苷的溶解性特点采用乙醇进行提取，再利用薯蓣皂苷在乙醇或丙酮中溶解度相差悬殊的性质进行精制。

2. 薯蓣皂苷元的提取分离

如图 8-3 所示。

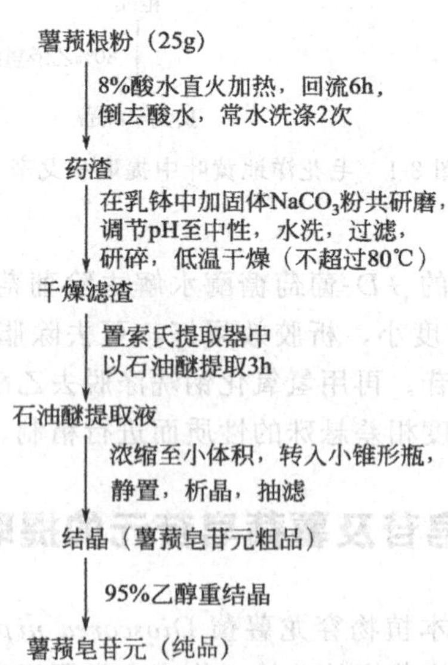

图 8-3　薯蓣皂苷元的提取流程图

流程分析：

利用薯蓣皂苷在酸性条件下水解得到薯蓣皂苷元，再利用苷元在石油醚（甲苯）中溶解度较大，采用石油醚（甲苯）为溶剂进行提取；再利用薯蓣皂苷元在乙醇中溶解度相差悬殊的性质进行精制。

学习要点：根据C17上连接的不饱和内酯环不同可将强心苷分成甲型强心苷和乙型强心苷两种，根据与苷元直接连接的糖种类不同分为Ⅰ型、Ⅱ型、Ⅲ型三种。强心苷在不同水解条件下可以得到不同的水解产物；强心苷的甾体母核、五元不饱和内酯环及α-去氧糖都可以发生显色反应，利用此性质鉴定强心苷类化合物。按照研究和生产的需要，利用强心苷水解的特点，提取原生苷或次生苷，分离方法一般采用两相溶剂萃取法和色谱分离法。

甾体皂苷为螺甾烷类衍生物，分子中一般不含有羧基，又称为中性皂苷。皂苷具有亲水性，尤其在正丁醇中有较大的溶解度，可利用此性质从含皂苷的水溶液中将皂苷类成分萃取出来。多数皂苷水溶液经强烈振摇后可产生大量持久性泡沫，不因加热而消失。皂苷的分离常采用分级沉淀法和胆甾醇沉淀法，再用色谱法进行单体分离。

目标检测

一、单项选择题（每个题对应5个选项，每题只选择一个最佳答案）

1. 2,6-二去氧糖常见于（　　）。

A. 黄酮苷　　B. 蒽醌苷　　C. 三萜皂苷
D. 强心苷　　E. 甾体皂苷

2. 强心苷元多在哪个位置与糖结合成苷？（　　）

A. C3位　　B. C10位　　C. C13位
D. C14位　　E. C17位

3. 甲型强心苷元与乙型强心苷元的主要区别是（　　）。

A. 甾体母核稠合方式不同　　B. C10位取代基不同　　C. C17位取代基不同
D. C13位取代基不同　　E. C3位取代基不同

4. 原生强心苷多难溶于（　　）。

A. 三氯甲烷　　B. 水　　C. 乙醇
D. 甲醇　　E. 丙酮

5. 与醋酐-浓硫酸试剂呈阳性反应的是（　　）。

A. 挥发油　　B. 香豆素　　C. 生物碱
D. 羟基蒽醌　　E. 甾体皂苷

6. 能发生三氯化铁-冰醋酸反应的是（　　）。

A. 芦丁　　B. 洋地黄毒苷　　C. 甘草酸
D. 薯蓣皂苷　　E. 烟碱

二、多项选择题（每个题对应5个选项，可选多个选项）

1. 强心苷一般可溶于（　　）。

A. 水　　B. 甲醇　　C. 乙醇
D. 苯　　E. 丙酮

2. 鉴别三萜皂苷和甾体皂苷的方法有（　　）。

A. 氯仿-浓硫酸　　B. 25%三氯乙酸反应　　C. 五氯化锑反应
D. 冰醋酸-乙酰氯反应　　E. 醋酐-浓硫酸反应

3. 既可以检测皂苷又可以检测强心苷的试剂有（　　）。
A. 香草醛-浓硫酸　　B. 25%三氯乙酸反应　　C. 五氯化锑反应
D. α-萘酚-浓硫酸反应　　E. 醋酐-浓硫酸反应

4. 鉴别甲型强心苷与乙型强心苷的试剂有（　　）。
A. 碱性苦味酸　　B. 3,5-二硝基苯甲酸　　C. 乙酸镁
D. 盐酸-对二甲氨基苯甲醛　　E. 亚硝酰铁氰化钾

5. 作用于强心苷甾体母核的反应有（　　）。
A. 醋酐-浓硫酸反应　　B. 磷酸反应　　C. 三氯乙酸反应
D. 3,5-二硝基苯甲酸反应　　E. 五氯化锑反应

6. 作用于2,6-二去氧糖的反应有（　　）。
A. K-K反应　　B. 呫吨氢醇反应　　C. 碱性苦味酸反应
D. 对二甲氨基苯甲醛反应　　E. 对硝基苯肼反应

7. 醋酐-浓硫酸反应呈阳性的物质是（　　）。
A. 三萜皂苷　　B. 强心苷　　C. 生物碱
D. 甾体皂苷　　E. 黄酮苷

8. 温和酸水解可以切断的苷键是（　　）。
A. 苷元与2,6-二去氧糖之间　　B. 苷元与6-去氧糖之间　　C. 葡萄糖之间
D. 2,6-二去氧糖之间　　E. 2,6-二去氧糖与葡萄糖之间

9. 可以用于强心苷纸色谱显色剂的是（　　）。
A. 3,5-二硝基苯甲酸试剂　　B. 碱性苦味酸试剂　　C. 三氯乙酸乙醇液
D. 香草醛-浓硫酸试剂　　E. 三氯化铁试剂

10. 提取植物中原生苷的方法有（　　）。
A. 80%乙醇回流提取　　B. 沸水提取　　C. 80%乙醇温浸
D. 40℃水温浸　　E. 药材加硫酸铵水润湿，再用水提取

三、简答题

1. 强心苷按苷元结构特征分为几类？如何用化学方法进行区别？

2. 天然甾体化合物常见的颜色反应有哪些？如何用颜色反应区别甾体皂苷与三萜皂苷？

3. 哪几类试剂可以用于检测强心苷的存在？

4. 强心苷元与糖的连接有何特点？按糖的连接方式，可将强心苷分为几种类型？

（项贵贤）

第九章

生物碱

学习目标

1. 掌握生物碱的理化性质、提取和分离方法。
2. 熟悉生物碱的结构和实际应用。
3. 了解生物碱的含义、分类、分布和生理活性。

生物碱（alkaloids）是一类来自于生物界（以植物为主）的含氮有机化合物（氨基酸、多肽、蛋白质、维生素等含氮衍生物除外），大多具有较复杂的氮杂环结构，呈碱性并有较强的生物活性。但少数生物碱比较特殊，如麻黄碱的氮原子不在环内而在侧链上，咖啡因、秋水仙碱几乎不显碱性。

生物碱主要分布于高等植物中，特别是双子叶植物，如豆科、茄科、毛茛科、防己科等植物；单子叶植物中分布较少，如百合科、石蒜科等植物；裸子植物中分布更少，如麻黄科等植物。低等植物中只有个别含有生物碱，如麦角。含有生物碱的常见药材有麻黄、防己、颠茄、黄连、益母草、槟榔、乌头等。

生物碱在植物体内一般集中分布于某一部位或器官中。如防己的生物碱主要分布在根部，麻黄的生物碱主要分布在茎部，马钱子的生物碱主要分布在种子中，金鸡纳树的生物碱主要分布在树皮中。生物碱在植物体内的含量还受到生长环境和采收季节的影响，如产自山西大同地区的麻黄中麻黄碱的含量要高于其他地区，在秋末冬初时采收的麻黄中麻黄碱的含量要高于其他时间。

在植物体内，多数生物碱的碱性较强，此类生物碱多数与有机酸（如酒石酸、草酸、苹果酸等）形成生物碱盐，少数与无机酸（如硫酸、盐酸等）形成生物碱盐，如盐酸小檗碱；少数生物碱的碱性较弱，此类生物碱以游离状态存在，如秋水仙碱；极少数生物碱以酯、苷、氮氧化物的形式存在，如氧化苦参碱。

生物碱有多方面的生物活性，如镇痛、镇静、抗菌、抗病毒、抗癌、抗心律失常、抗肝损伤、抗心肌缺血、防治老年痴呆等作用。如阿片中的吗啡具有镇痛作用，可待因具有止咳作用；麻黄中的麻黄碱具有平喘解痉作用，伪麻黄碱具有升压利尿作用；黄连中的小檗碱具有抗菌消炎作用；长春花中的长春新碱具有抗癌作用；苦参中的苦参碱、氧化苦参碱具有抗心律失常作用；萝芙木中的利血平具有降血压作用。

第一节　生物碱的结构与分类

生物碱种类繁多，化学结构较为复杂，按照其基本母核类型和结构特征，将生物碱分为以下几种主要类型，见表 9-1。

表 9-1 生物碱的结构与分类

结构类型			活性成分	来源	生物活性
有机胺类生物碱	氮原子不在环内		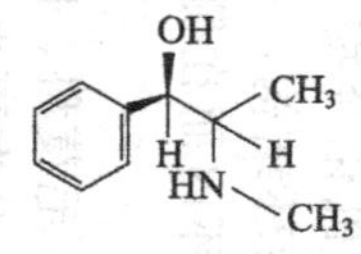 麻黄碱	来源于麻黄科植物草麻黄的茎	平喘
吡啶类生物碱 (由吡啶、哌啶衍生) 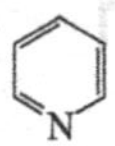	1. 简单吡啶类 吡啶	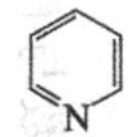	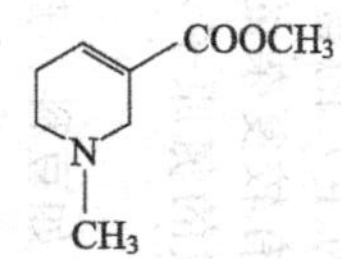 槟榔碱	来源于棕榈科植物槟榔的种子	驱绦虫
	哌啶	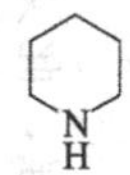	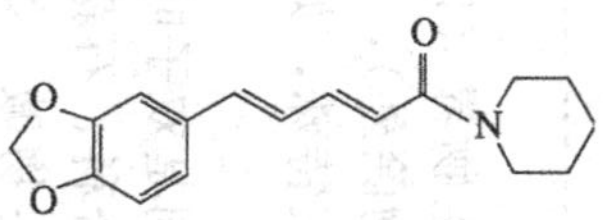 胡椒碱	来源于胡椒科植物胡椒的果实	镇静、抗惊厥
	2. 喹诺里西啶类 (吡啶和哌啶共用一个氮原子)	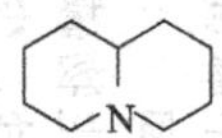	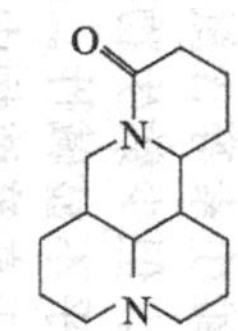 苦参碱	来源于豆科植物苦参的根	抗癌
	3. 吲哚里西啶类 (两个哌啶共用一个氮原子)	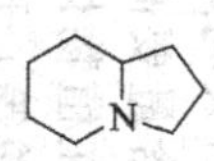	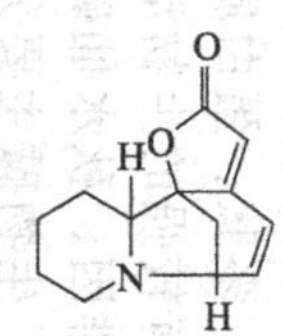 一叶萩碱	来源于大戟科植物一叶萩的根叶	兴奋中枢神经

续表

结构类型			活性成分	来源	生物活性
吡咯类生物碱（由吡咯、四氢吡咯衍生）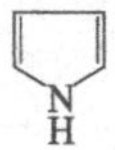	1. 简单吡咯类（吡咯、四氢吡咯）	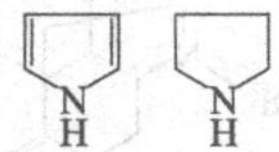	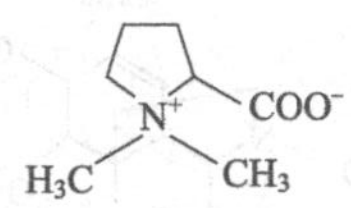水苏碱	来源于唇形科植物益母草叶	镇咳、祛痰
	2. 吡咯里西啶类（两个吡咯共用一个氮原子）	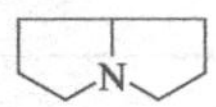	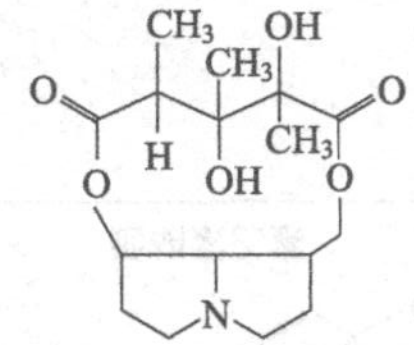野百合碱	来源于豆科植物农吉利全草	抗癌
莨菪烷类生物碱（由莨菪烷衍生物莨菪醇与有机酸缩合的一元酯）	莨菪烷	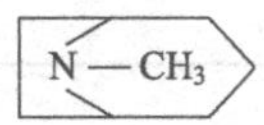	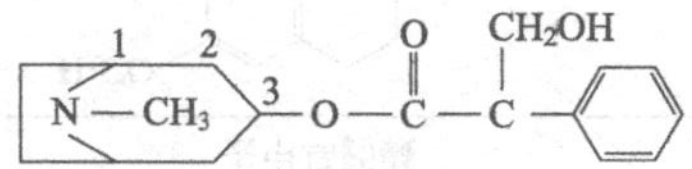莨菪碱	来源于茄科植物白花曼陀罗的花	解痉、镇痛、解毒
喹啉类生物碱（具有喹啉母核）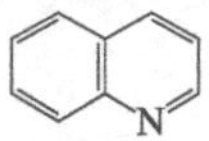	喹啉	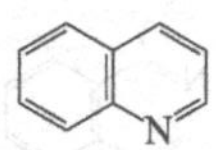	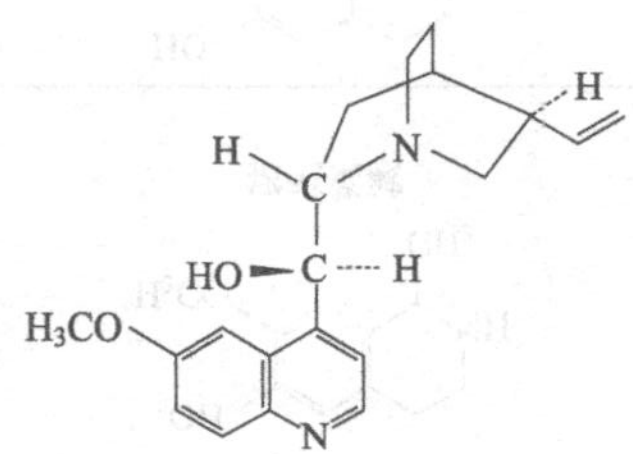奎宁	来源于茜草科植物金鸡纳的树皮	抗疟

续表

结构类型			活性成分	来源	生物活性
异喹啉类生物碱（具有异喹啉母核）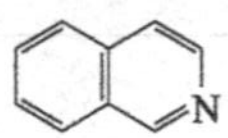	1. 简单异喹啉类	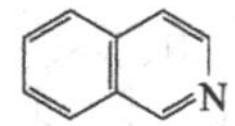	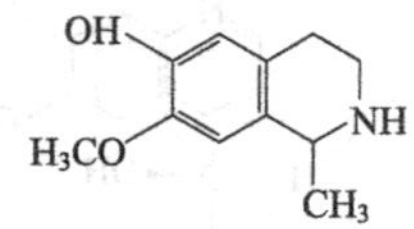 猪毛菜碱	来源于藜科植物猪毛菜全草	扩张血管、镇静
	2. 苄基异喹啉类	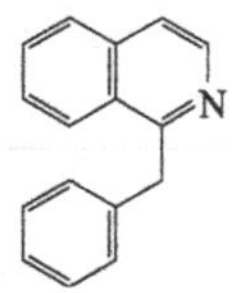	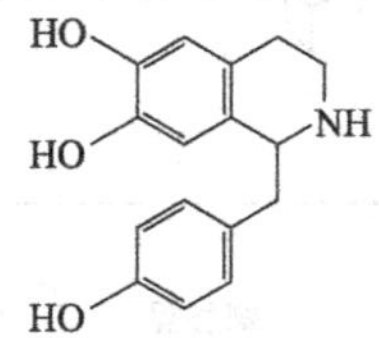 去甲乌药碱	来源于毛茛科植物乌头的根	镇痛、强心
	3. 原小檗碱类（两个异喹啉共用一个氮原子）	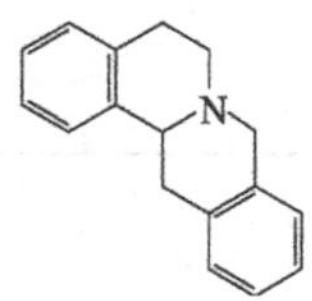	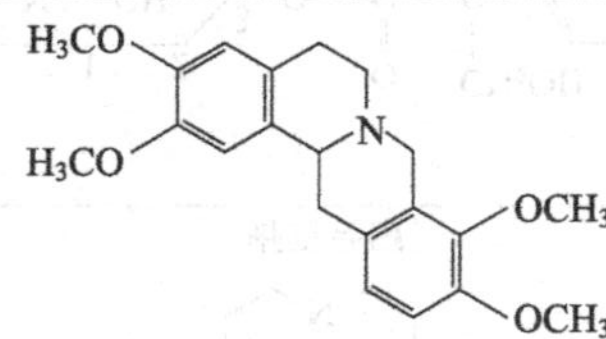 延胡索乙素	来源于罂粟科植物延胡索的茎	止痛、镇静
	4. 吗啡烷类（哌啶环与多氢菲垂直稠合）	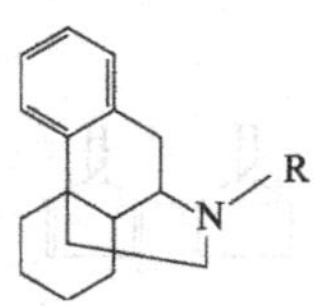	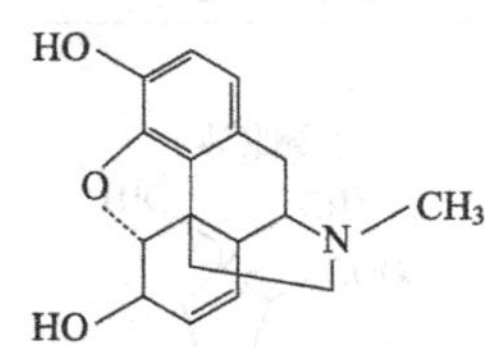 吗啡	来源于罂粟科植物罂粟	镇痛

续表

结构类型		活性成分	来源	生物活性
吲哚类生物碱 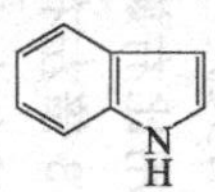	1. 简单吲哚类（苯并吡咯） 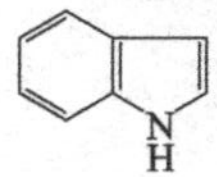	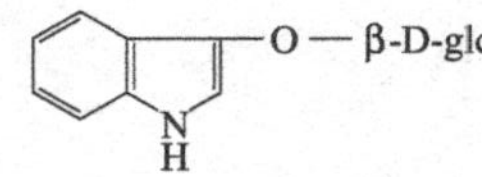 靛青苷	来源于蓼科植物蓼蓝及十字花科菘蓝	杀菌
	2. 色胺吲哚类	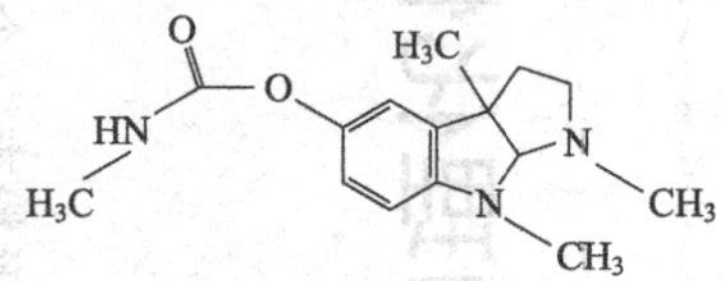 毒扁豆碱	来源于豆科植物毒扁豆的种子	抗胆碱酯酶，主要用于治疗青光眼
	3. 单萜吲哚类（由色胺和一个单萜组成）	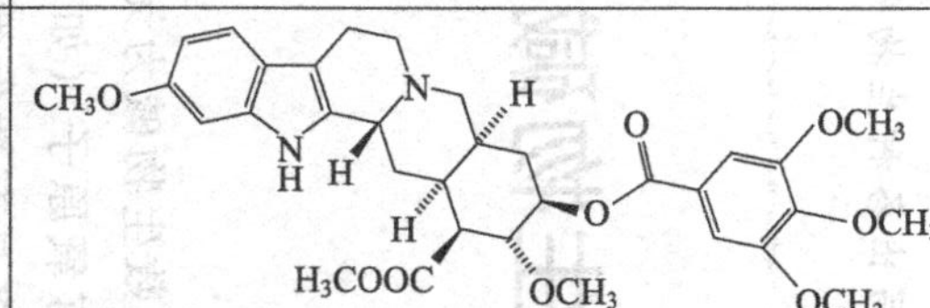 血利平	来源于夹竹桃植物萝芙木	降压
	4. 双吲哚类（由 2 分子单萜吲哚类聚合而成）	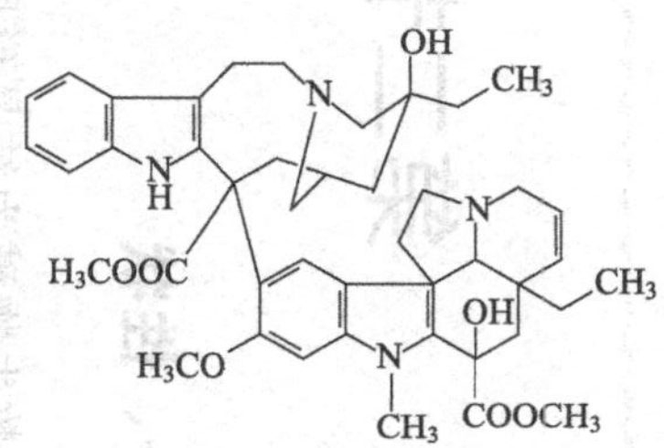 长春碱	来源于夹竹桃科植物长春花	抗癌

相关链接　　　　　　　　**苦参碱和氧化苦参碱**

苦参是豆科植物苦参（*Sophora flavescens* Ait.）的干燥茎。苦参性寒，味苦，具有杀虫、清热、利尿、祛湿、祛风等功效，是常用中药。苦参中含有十余种生物碱，苦参碱和氧化苦参碱是其主要成分，它们的分子结构中含有一个叔胺氮和一个酰胺氮。现代临床和药理学研究表明，苦参碱和氧化苦参碱具有明显的抗肿瘤作用。

课堂讨论：

1. 比较各种生物碱的结构特点，列举代表性化合物，并说明其医疗用途。
2. 简述生物碱的结构分类，写出各种生物碱的基本母核。

第二节　生物碱的理化性质

一、性状

多数生物碱为结晶形固体，少数生物碱为无定形粉末，个别生物碱在常温下为液体。液体生物碱分子中一般不含有氧原子（如烟碱）或氧原子以酯键形式存在（如槟榔碱）。液体生物碱除槟榔碱外多具有挥发性，个别固体生物碱也具有挥发性，如麻黄碱，在常压下可以用水蒸气蒸馏法提取。此外，个别生物碱还具有升华性，如咖啡因。

多数生物碱为无色或白色，少数含有较长共轭体系的生物碱在可见光下呈现各种不同的颜色，如小檗碱显黄色、血根碱显红色、甜菜花色苷碱显红至紫色、尼泊尔碱显宝石红色等。

多数生物碱具有苦味，如小檗碱，少数生物碱不具有苦味，个别生物碱具有甜味，如甜菜碱。

二、旋光性

多数生物碱分子结构中具有手性碳原子或缺少对称中心，因此具有旋光性，且多呈左旋性。生物碱的生理活性和其旋光性有关，一般情况下，左旋体的生物活性比右旋体的生物活性要强，如左旋莨菪碱的散瞳作用比右旋莨菪碱强约 100 倍；但也有特殊，如右旋古柯碱的局部麻醉作用比左旋古柯碱强 3 倍左右。生物碱的旋光性容易受到溶剂、浓度、温度、溶液的 pH 等因素影响，如麻黄碱在水中呈右旋光性，而在氯仿中呈左旋光性；烟碱在酸性条件下呈右旋光性，而在中性条件下呈左旋光性。

三、碱性

1. 碱性的产生及强度表示

绝大多数生物碱都具有碱性，其分子上的氮原子具有一对未共用的电子对（孤电子对），能够接受质子或给出电子而显示碱性。

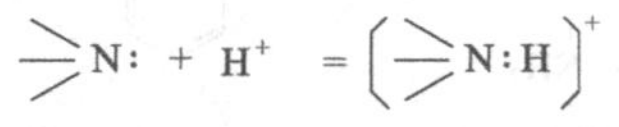

生物碱　　生物碱盐

生物碱的碱性强度一般用酸式解离常数 pK_a 表示。pK_a 值越大，则碱性越强。

碱性强度与 pK_a 值大小的关系为：极弱碱性生物碱（$pK_a<2$），弱碱性生物碱（pK_a 2～7），中强碱性生物碱（pK_a 7～11），强碱性生物碱（$pK_a>11$）。

碱性基团与 pK_a 值大小的关系为：胍基[—NH(C═NH)NH₂]＞季铵碱＞*N*-烷杂环＞脂肪胺＞芳胺≈*N*-芳杂环＞酰胺基≈吡咯。其中，胍基、季铵碱属于强碱性基团，*N*-烷杂环、脂肪胺属于中强碱性基团，芳胺、*N*-芳杂环属于弱碱性基团，酰胺基、吡咯属于极弱碱性基团。

2. 碱性与分子结构的关系

生物碱的碱性强弱由其分子结构决定，与氮原子的杂化方式、诱导效应、共轭效应、空间效应以及分子内氢键等因素有关。不同的分子结构影响氮原子的电子云密度，从而改变氮原子接受质子或给出电子的能力，一般情况下，氮原子的电子云密度越大，氮原子就越容易接受质子或给出电子，碱性就越强；反之，碱性就越弱。

（1）氮原子的杂化方式　生物碱分子中氮原子上的孤电子对有三种杂化方式：sp^3、sp^2、sp，其中 p 电子成分所占比例越大，接受质子的能力就越强，碱性就越强，其碱性强弱顺序为：sp^3杂化＞sp^2杂化＞sp 杂化。一般情况下，当生物碱分子中氮原子与相邻的碳原子形成单键（N—C）时，为 sp^3 杂化；形成双键（—N═C＜或＞N—C═C＜）时，为 sp^2杂化；形成三键（N≡C—）时，为 sp 杂化。

如哌啶（$pK_a=11.2$）和四氢异喹啉（$pK_a=9.5$）分子中均含有 N—C，属于 sp^3杂化，碱性较强；吡啶（$pK_a=5.2$）和异喹啉（$pK_a=5.4$）分子中均含有—N═C＜或＞N—C═C＜，属于 sp^2杂化，碱性较弱。

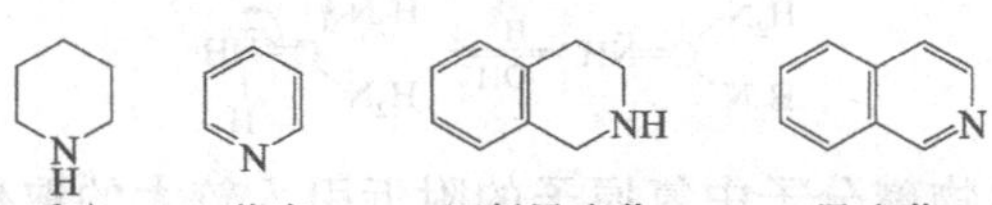

哌啶　吡啶　四氢异喹啉　异喹啉

季铵碱中的氮原子可以提供 4 个电子与其他原子形成 4 个共价键，因此其最外层有 9 个电子（包括一个未成键电子），与钠原子的最外层电子结构类似，容易给出电子与氢氧根以离子键结合，在水中羟基以负离子形式存在而显强碱性，如季铵碱中的小檗碱（$pK_a=11.5$）显强碱性。

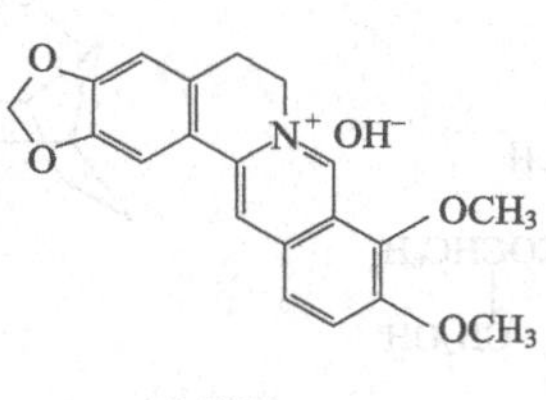

小檗碱

（2）诱导效应　生物碱分子结构中氮原子上的电子云密度容易受到附近存在的供电子基团和吸电子基团的影响。供电子基团使氮原子上的电子云密度升高，碱性增强；吸电子基团使氮原子上的电子云密度降低，碱性降低。常见的供电子基团有甲基、乙基等烷基，吸电子基团有羟基、醚基、羰基、酯基、苯基及双键等。

如去甲麻黄碱（$pK_a=9.01$）比苯异丙胺（$pK_a=9.8$）的氮原子多一个吸电子的羟基，故碱性较弱。

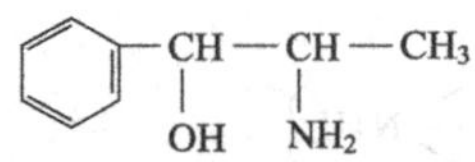

去甲麻黄碱

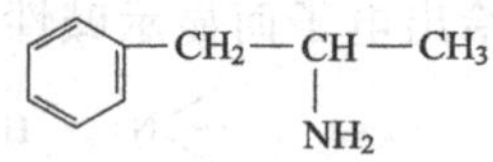

苯异丙胺

（3）共轭效应　生物碱分子中的氮原子若和供电子基或吸电子基处于同一共轭体系时，可形成 p-π 共轭效应，使碱性增强或减弱。

若氮原子处于苯胺或酰胺结构（吸电子基）中，则形成吸电子共轭效应，氮原子上孤电子对与苯环或羰基 π-电子形成 p-π 共轭体系，电子云密度降低，碱性减弱。

如苯胺（$pK_a=4.58$）中氮原子与苯基形成 p-π 共轭体系，碱性较环己胺（$pK_a=10.14$）弱。

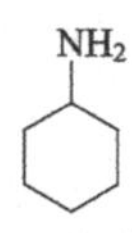

环己胺

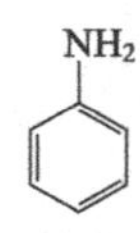

苯胺

如咖啡因（$pK_a=1.22$）、胡椒碱（$pK_a=1.42$）中氮原子与羰基形成 p-π 共轭体系，碱性很弱。

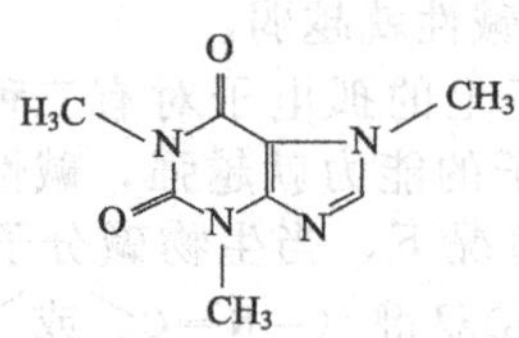

咖啡因

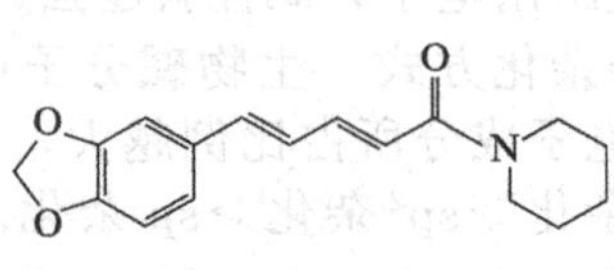

胡椒碱

若氮原子上孤电子对与供电子基发生共轭时，则形成供电子共轭效应，碱性增强。如含胍基（$pK_a=13.6$）的生物碱多数呈强碱性，这是由于胍基接受质子后能形成稳定的季铵离子，具有高度共轭稳定性，不易给出质子，而呈强碱性。

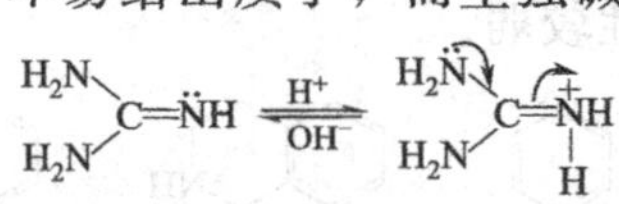

（4）空间效应　在生物碱分子中氮原子的附近引入较大的取代基，其分子的立体结构对氮原子产生较大的空间屏蔽，阻碍质子靠近氮原子，而使碱性减弱。如东莨菪碱（$pK_a=7.5$）分子结构中，氮原子附近有三元氧环，对氮原子接受质子形成空间屏障，因此其碱性弱于莨菪碱（$pK_a=9.65$）。

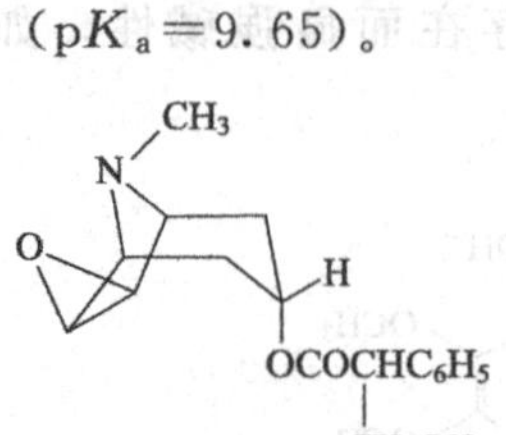

东莨菪碱

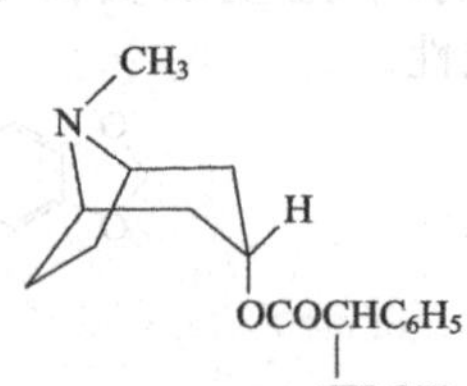

莨菪碱

（5）氢键效应 生物碱分子结构中氮原子上的孤电子对接受质子形成生物碱共轭酸，如在其附近有羟基、羰基等取代基团并且有利于同生物碱共轭酸分子的质子形成分子内氢键缔合，则可增加共轭酸的稳定性，使碱性增强。如10-羟基二氢去氧可待因有顺反两种异构体，顺式羟基与共轭酸分子的质子处于同一个平面，形成分子内氢键的作用强于反式，因此顺式（$pK_a=9.41$）碱性强于反式（$pK_a=7.71$）碱性。

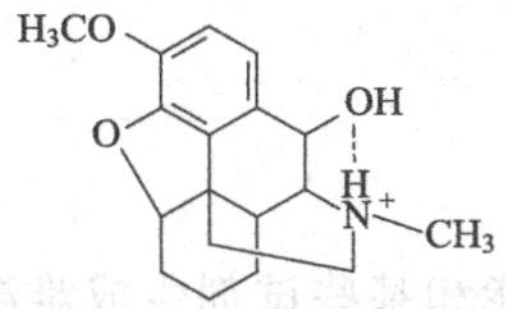
顺式10-羟基二氢去氧可待因

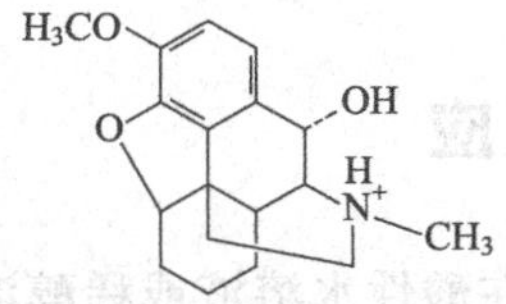
反式10-羟基二氢去氧可待因

在比较生物碱的碱性强弱时，对于具体生物碱来说，影响其碱性强弱的因素往往有多个，需要综合考虑。一般情况下，影响较大的因素依次为氮原子的杂化方式、诱导效应、共轭效应、空间效应和氢键效应；但当诱导效应、空间效应并存或诱导效应、共轭效应并存时，则应以空间效应或共轭效应为主。

四、溶解性

生物碱按其溶解性可分为脂溶性生物碱和水溶性生物碱。

1. 游离生物碱

（1）脂溶性生物碱 大多数游离生物碱（如伯胺、仲胺、叔胺等）属于脂溶性生物碱，易溶于氯仿、乙醚、苯等亲脂性有机溶剂，尤其易溶于氯仿，可溶于甲醇、乙醇、丙酮等亲水性有机溶剂和酸水，难溶于水和碱水。脂溶性生物碱的溶解度与溶剂的关系为：氯仿＞丙酮＞乙醇＞甲醇＞乙酸乙酯＞乙醚＞苯＞石油醚。

（2）水溶性生物碱 少数游离生物碱如季铵型生物碱和某些含有氮氧化物结构的生物碱（如氧化苦参碱）属于水溶性生物碱，易溶于水，可溶于甲醇、乙醇等醇类溶剂，难溶于氯仿、乙醚、苯等亲脂性有机溶剂。

（3）含有特殊官能团的生物碱 两性生物碱具有酚羟基或羧基等酸性基团，此类生物碱既可溶于酸水，也可溶于碱水，如槟榔碱，但其在pH8～9时溶解度最小，易沉淀析出。

具有内酯或内酰胺结构的生物碱，在碱性条件下加热水解开环形成羧酸盐而溶于水，酸化后又重新环合而溶于有机溶剂，如喜树碱、毛果芸香碱。

（4）其他生物碱 液体生物碱（如烟碱）和一些小分子的固体生物碱（如苦参碱、麻黄碱、秋水仙碱），既可溶于水和亲水性有机溶剂，又可溶于亲脂性有机溶剂。

2. 生物碱盐

生物碱盐一般易溶于水，可溶于甲醇、乙醇等醇类溶剂，难溶于氯仿、乙醚、苯等亲脂性有机溶剂。生物碱在酸水中成盐溶解，溶液碱化后又游离析出，通常可利用此性质进行生物碱的提取分离。生物碱盐在水中的溶解度因成盐的酸种类不同而各有差异，一般来说其溶解度有如下规律：无机酸盐水溶性大于有机酸盐；含氧无机酸盐（如硫酸盐、磷酸盐）水溶性大于卤代酸盐（如盐酸盐，卤代酸分子量越大则水溶性越小）；小分子有机酸盐（如醋酸盐）水溶性大于大分子有机酸盐。但个别的生物碱盐溶解性不符合上述规律，如盐酸小檗碱难溶于水，却能溶于氯仿。

课堂讨论：

1. 脂溶性生物碱可以采用怎样的提取方法？用什么溶剂？
2. 水溶性生物碱可以采用怎样的提取方法？用什么溶剂？

五、沉淀反应

大多数生物碱在酸性水溶液或稀醇溶液中，能和某些试剂生成难溶于水的复盐或分子络合物的反应，称为生物碱沉淀反应，这些试剂被称为生物碱沉淀试剂。通过沉淀反应可以检测判断中药材或中药制剂中是否含有生物碱，检查生物碱是否提取分离完全，也可用于生物碱的分离纯化（如雷氏铵盐）与色谱检识（如改良碘化铋钾）。

1. 生物碱沉淀试剂

生物碱沉淀试剂种类较多，常用的生物碱沉淀试剂见表 9-2，其中碘化铋钾应用最多。

表 9-2 常用生物碱沉淀试剂

试剂名称	试剂组成	反应现象
碘化铋钾(Dragendorff 试剂)	$BiI_3 \cdot KI$	红棕色无定形沉淀
碘化汞钾(Mayer 试剂)	$HgI_2 \cdot 2KI$	类白色沉淀
碘-碘化钾(Wagner 试剂)	$KI\text{-}I_2$	棕色或褐色沉淀
硅钨酸(Bertrand 试剂)	$SiO_2 \cdot 12WO_3$	淡黄色或灰白色沉淀
磷钨酸(Scheibler 试剂)	$H_3PO_4 \cdot 12WO_3$	白色或褐色沉淀
苦味酸(Hager 试剂)	$(NO_2)_3C_6H_2OH$	晶形沉淀(反应必须在中性条件下进行)
雷氏铵盐(硫氰酸铬铵)(Ammonium reineckate)	$NH_4[Cr(NH_3)_2(SCN)_4]$	生成难溶性复盐，往往有一定的晶形、熔点或分解点

2. 注意事项

（1）反应要在酸性水溶液或稀醇溶液中进行（个别是中性条件）。因为在这种条件下，生物碱和生物碱沉淀试剂均可以溶解，而反应产物难溶，有利于反应的进行和反应结果的观察，但苦味酸与生物碱的沉淀反应必须在中性条件下进行。

（2）排除杂质干扰，防止出现假阳性反应。植物的酸水提取液中常含有鞣质、蛋白质、氨基酸、多糖等杂质，可与生物碱沉淀试剂反应产生沉淀，影响对结果的正确判断。一般将酸水提取液碱化，用氯仿萃取后再用酸水萃取，用此酸水液进行生物碱沉淀反应。

（3）采用多种沉淀试剂进行沉淀反应。不同的沉淀试剂对生物碱的灵敏度不同，一般应选用三种以上试剂若均能产生沉淀，才可判定有生物碱的存在。

（4）极少数生物碱与某些生物碱沉淀试剂不产生沉淀，如麻黄碱、咖啡因与多数生物碱沉淀试剂不能发生反应。

六、显色反应

某些生物碱能和一些试剂发生反应生成具有不同颜色的产物，这种反应称为生物碱显色反应，这些试剂称为生物碱显色试剂。生物碱的不同分子结构会产生不同的颜色反应，因此显色反应可以分析和检识个别生物碱，但有些生物碱不发生显色反应，而且显色反应对生物碱纯度也有较高要求，故生物碱显色试剂没有生物碱沉淀试剂应用广泛。常用的生物碱显色试剂见表 9-3。

表 9-3 常用生物碱显色试剂

试剂名称	试剂组成	生物碱及反应现象
Mandelin 试剂	1%钒酸铵的浓硫酸溶液	阿托品显红色 奎宁显淡橙色 吗啡显蓝紫色 可待因显蓝色 士的宁显蓝紫色到红色
Fröhde 试剂	1%钼酸钠或 5%钼酸铵的浓硫酸溶液	乌头碱显黄棕色 吗啡显紫色转棕色 可待因显暗绿色至淡黄色
Marquis 试剂	浓硫酸中含有少量甲醛	吗啡显橙色至紫色 可待因显洋红色至黄棕色

课堂讨论：

1. 生物碱的碱性强弱如何判断？碱性与分子结构的关系如何？
2. 生物碱的沉淀反应有哪些？

第三节 生物碱的提取与分离

在植物体内，多数生物碱的碱性较强，以盐的形式存在；少数生物碱的碱性较弱，以游离状态存在；极少数生物碱以酯、苷、氮氧化物的形式存在。因此，在进行生物碱的提取分离时，要充分考虑生物碱的性质特点和存在形式，选择合适的提取分离方法。

一、生物碱的提取

大多数生物碱采用溶剂法进行提取，个别具有挥发性的生物碱（如麻黄碱）可以采用水蒸气蒸馏法提取，而一些具有升华性的生物碱（如咖啡因）可以采用升华法提取。一般先进行脂溶性生物碱的提取，再进行水溶性生物碱提取。

1. 脂溶性生物碱的提取

(1) 酸水提取法 此法利用生物碱盐易溶于水的性质，将植物体内以多种形式存在的生物碱（如大分子有机酸盐、游离生物碱）转变为在水中溶解度较大的小分子盐而被提出。酸水提取法常以0.5%～1%的硫酸、盐酸、乙酸等为提取溶剂，以浸渍法、渗漉法或煎煮法（含淀粉少的药材）为提取方法。此法的优点是操作简单，成本较低，安全实用；缺点是水提取液体积较大，不易浓缩，且水溶性杂质较多，容易霉变，需要采用以下几种方法对其进行纯化处理。

① 离子交换树脂法　此法是利用生物碱盐在水溶液中可解离出生物碱阳离子，能与阳离子交换树脂发生离子交换的性质。先将生物碱的酸水提取液通过阳离子交换树脂（如磺酸型阳离子交换树脂），生物碱盐阳离子被交换到树脂上，杂质随溶液流出；再用氨水碱化树脂，使生物碱从树脂柱上游离出来；最后用氯仿、乙醚、苯等亲脂性有机溶剂洗脱，浓缩后即可得到游离的总生物碱（脂溶性）。其原理如下：

$$R—SO_3^- H^+ + (BH)^+ Cl^- \longrightarrow R—SO_3^- (BH)^+ + HCl$$

$$R—SO_3^- (BH)^+ + NH_4^+ OH^- \longrightarrow R—SO_3^- NH_4^+ + B + H_2O$$

注：R代表树脂，B代表生物碱分子。

离子交换树脂法的优点是所得的总生物碱纯度高，有机溶剂用量少，树脂再生后可以反复使用。

② 有机溶剂萃取法　此法是利用游离生物碱易溶于亲脂性有机溶剂的性质。将生物碱的酸水提取液用碱液（如氨水、石灰乳或石灰水等）碱化，使生物碱盐转变为游离生物碱，再用亲脂性有机溶剂（如氯仿、乙醚、苯等）萃取，合并萃取液，回收溶剂即可得到总生物碱（脂溶性）。

③ 碱沉淀法　此法是利用游离生物碱难溶于水而沉淀析出的性质。将生物碱的酸水提取液用碱液（如氨水、石灰乳或石灰水等）碱化，使生物碱盐转变为游离生物碱而沉淀析出，可与水溶性生物碱及杂质分离。

（2）醇类溶剂提取法　此法利用生物碱及生物碱盐都可溶于甲醇或乙醇的性质进行提取。甲醇对生物碱及生物碱盐的溶解性能比乙醇好，实验室多采用甲醇提取。但甲醇毒性较大，生产中多采用乙醇提取。一般采用回流、浸渍、渗漉等方法。此法的优点是水溶性杂质较少，提取液易浓缩；缺点是往往含有其他脂溶性杂质，因此提取液浓缩后，需采用酸水溶解，以有机溶剂萃取做进一步纯化得总生物碱（脂溶性）。

（3）亲脂性溶剂提取法　此法利用游离生物碱易溶于亲脂性有机溶剂的性质进行提取。一般采用浸渍、回流、连续回流等方法提取。由于部分生物碱在植物体内以盐的形式存在，因此采用此法提取时需先用氨水、石灰乳等碱水对药材粗粉进行润湿膨胀并碱化，使药材组织中所有生物碱都转变为游离状态，再用亲脂性有机溶剂（如氯仿等）提取，得到总生物碱（脂溶性）。此法的优点是所得的总生物碱纯度高、杂质少，缺点是提取时间长、溶剂毒性大、易燃易爆。

2. 水溶性生物碱的提取

将药材提取物中的脂溶性生物碱提出后，若碱水层仍可以检识出生物碱，说明药材中含有水溶性生物碱，可用雷氏铵盐沉淀法和溶剂法进行提取。

（1）雷氏铵盐沉淀法　此法利用季铵型生物碱与雷氏铵盐沉淀试剂反应生成难溶于水的雷氏盐而沉淀析出的性质。将季铵型生物碱的水溶液酸化（常用盐酸）至呈弱酸性，加入新制的雷氏铵盐饱和水溶液至不再生成沉淀（雷氏盐）。滤取沉淀，用少量水洗涤，将沉淀溶于丙酮中，过滤，向滤液中加入硫酸银饱和水溶液，使生物碱的雷氏盐转化成生物碱的硫酸盐和雷氏银盐沉淀，过滤。向滤液中加入计算量的氯化钡溶液，滤除沉淀，滤液浓缩后即得季铵型生物碱的盐酸盐。其反应过程如下：

$$B^{+}+NH_4[Cr(NH_3)_2(SCN)_4] \longrightarrow B[Cr(NH_3)_2(SCN)_4]\downarrow +NH_4^{+}$$

$$2B[Cr(NH_3)_2(SCN)_4]+Ag_2SO_4 \longrightarrow B_2SO_4+2Ag[Cr(NH_3)_2(SCN)_4]\downarrow$$

$$Ag_2SO_4+BaCl_2 \longrightarrow 2AgCl\downarrow +BaSO_4\downarrow$$

$$B_2SO_4+BaCl_2 \longrightarrow 2BCl+BaSO_4\downarrow$$

注：B代表季铵型生物碱。

（2）溶剂法 此法利用水溶性生物碱能溶于极性较大但又与水不相混溶的有机溶剂（如正丁醇、异戊醇等）的性质，采用两相溶剂萃取法提取。

二、生物碱的分离

经过提取得到的总生物碱是多种生物碱的混合物，其结构相似、性质相近，需要进一步去除杂质，分离纯化。一般先进行总生物碱的初步分离，再进行单体生物碱的分离。

1. 总生物碱的分离

根据总生物碱中各成分理化性质的差异，按照生物碱的碱性强弱、有无酚羟基和极性大小进行分类，初步分离出弱碱性生物碱、中强碱性生物碱和强碱性生物碱、水溶性生物碱和酚性生物碱、非酚性生物碱等不同的部分，基本流程见图 9-1。

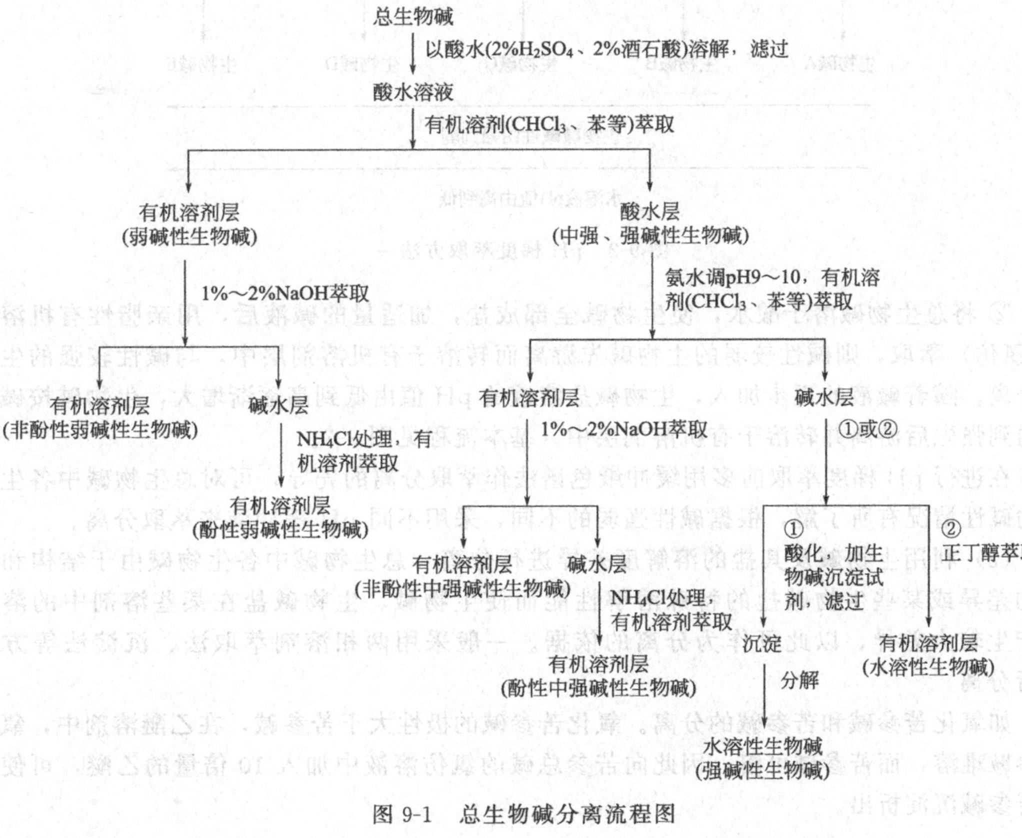

图 9-1 总生物碱分离流程图

2. 单体生物碱的分离

单体生物碱的分离主要是利用待分离生物碱之间的结构及理化性质（如碱性、溶解度、官能团）的差异而进行分离。

（1）利用生物碱的碱性差异进行分离　总生物碱中各单体生物碱的碱性之间存在一定的差异，可在不同的 pH 条件下分离，称为 pH 梯度萃取法。

总生物碱中的强碱可以在弱酸性条件下形成生物碱盐（强碱弱酸盐）溶于水，而弱碱则必须在强酸性条件下才能形成生物碱盐（强酸弱碱盐）溶于水；总生物碱盐的水溶液在碱化时，弱碱盐可以在弱碱性条件下形成游离生物碱而溶于亲脂性有机溶剂，而强碱盐则必须在强碱性条件下才能形成游离生物碱而溶于亲脂性有机溶剂。因此，具体操作方法有以下两种：

① 总生物碱溶于亲脂性有机溶剂（如氯仿）中，加入适量的酸水萃取，则碱性较强的生物碱先成盐而溶于酸水溶液中，与碱性较弱的生物碱分离。随着酸水的逐步加入，酸水溶液的 pH 值由高到低逐渐减小，生物碱按碱性由强到弱先后成盐并转溶于酸水溶液中。再将酸水溶液分别收集碱化，转溶于有机溶剂，即可获得生物碱单体。基本流程见图 9-2。

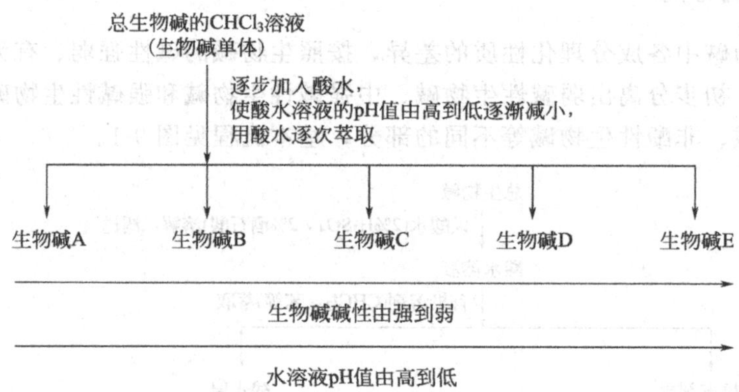

图 9-2　pH 梯度萃取方法一

② 将总生物碱溶于酸水，使生物碱全部成盐，加适量的碱液后，用亲脂性有机溶剂（如氯仿）萃取，则碱性较弱的生物碱先游离而转溶于有机溶剂层中，与碱性较强的生物碱分离。随着碱液的逐步加入，生物碱盐溶液的 pH 值由低到高逐渐增大，生物碱按碱性由弱到强先后游离并转溶于有机溶剂层中。基本流程见图 9-3。

在进行 pH 梯度萃取前多用缓冲纸色谱法作萃取分离的先导，可对总生物碱中各生物碱的碱性情况有所了解，根据碱性强弱的不同，采用不同 pH 缓冲液来萃取分离。

（2）利用生物碱及其盐的溶解度差异进行分离　总生物碱中各生物碱由于结构和极性的差异或某些生物碱盐的特殊溶解性能而使生物碱、生物碱盐在某些溶剂中的溶解度产生较大差异，以此可作为分离的依据。一般采用两相溶剂萃取法、沉淀法等方法进行分离。

如氧化苦参碱和苦参碱的分离。氧化苦参碱的极性大于苦参碱，在乙醚溶剂中，氧化苦参碱难溶，而苦参碱可溶。因此向苦参总碱的氯仿溶液中加入 10 倍量的乙醚，可使氧化苦参碱沉淀析出。

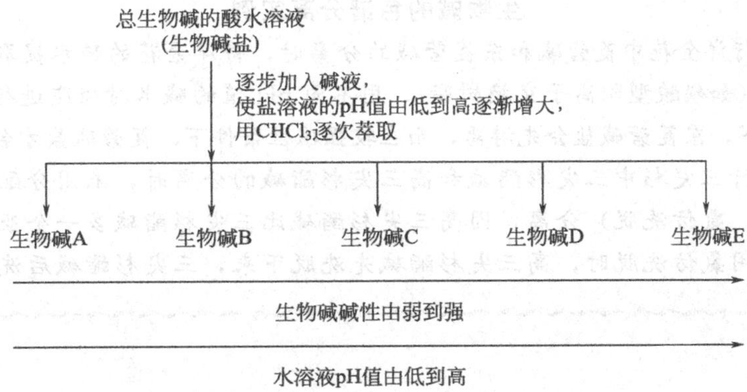

图 9-3 pH 梯度萃取方法二

又如麻黄碱和伪麻黄碱的分离。麻黄碱的草酸盐比伪麻黄碱的草酸盐在水中的溶解度小，因此向麻黄总碱的水溶液中加入适量草酸，可使麻黄碱的草酸盐沉淀析出。

(3) 利用生物碱中的特殊官能团进行分离　有些生物碱的分子中含有酚羟基、羧基等酸性基团以及内酰胺或内酯结构，这些基团、结构能发生可逆性化学反应，故可用于具有特殊官能团生物碱的分离。

① 具有酚羟基、羧基等酸性基团的生物碱，除具有碱性可与酸成盐外，还有弱酸性，可分别与碳酸氢钠、氢氧化钠生成可溶于水的钠盐，利用此性质可与其他普通生物碱分离。如阿片生物碱中可待因与吗啡的分离，吗啡是酚性生物碱，可溶于氢氧化钠水溶液，而可待因不是酚性生物碱，不溶于氢氧化钠水溶液。利用此性质可将二者分离。将碱水溶液调 pH 至 8～9，两性生物碱沉淀析出。

② 具有内酯或内酰胺结构的生物碱，在碱性条件下加热水解开环形成羧酸盐而溶于水，酸化后又重新环合而从水溶液中沉淀析出，利用此性质可与不具有此结构的其他生物碱分离。如喜树碱和苦参碱的分离。

(4) 利用色谱法进行分离　上述分离方法往往难以使总生物碱得到完全分离，尤其是对于一些结构近似的成分，此时需要采用色谱法对生物碱进行分离，此法在生物碱的分离中应用最为广泛。

生物碱的色谱分离方法主要有吸附柱色谱、分配柱色谱和高效液相色谱。对于极性较小的脂溶性生物碱，一般采用吸附柱色谱进行分离，以氧化铝、硅胶为吸附剂，以氯仿、乙醚、苯等亲脂性有机溶剂或混合溶剂系统为洗脱剂。对于极性较大的生物碱，一般采用分配柱色谱进行分离，以硅胶为支持剂，以氯仿、乙醚、苯等亲脂性有机溶剂或混合溶剂系统为洗脱剂。需要注意的是，硅胶具有弱酸性，可与生物碱发生化学吸附而难以洗脱，因此需在洗脱剂中加入二乙胺等碱性溶液，以保持生物碱的游离状态。对于采用其他色谱方法难以分离的生物碱，可采用高效液相色谱进行分离，但不适用于大量制备性分离。此外，也可以采用离子交换色谱、葡聚糖凝胶色谱、大孔树脂吸附色谱等进行生物碱的分离。

在实际工作中，依靠其中某一种技术很难分离得到生物碱单体，一般需要将多种分离方法配合使用才能取得比较满意的效果。

拓展提高： **生物碱的色谱分离实例**

(1) 进行洋金花中莨菪碱和东莨菪碱的分离时，将洋金花的酸水提取液通过阳离子交换树脂（如磺酸型阳离子交换树脂），用不同 pH 值的碱水对树脂进行碱化，在较弱碱性条件下，东莨菪碱盐会先游离，而在较强碱性条件下，莨菪碱盐才会游离。

(2) 进行三尖杉中三尖杉酯碱和高三尖杉酯碱的分离时，采用分配色谱（以硅胶为支持剂，氯仿洗脱）分离，因高三尖杉酯碱比三尖杉酯碱多一个亚甲基，亲脂性稍强，采用氯仿洗脱时，高三尖杉酯碱先洗脱下来，三尖杉酯碱后洗脱下来。

第四节 生物碱的检识

一、理化鉴别

从天然药物中提取分离得到的生物碱单体，需要进行物理鉴别和化学鉴别。物理鉴别主要是通过观察生物碱的形态、颜色和测定生物碱的熔点等物理常数来进行。化学鉴别主要是通过生物碱的沉淀反应和显色反应进行，有试管法和色谱法两种操作。试管法是将样品溶液加入试管中，滴入生物碱沉淀试剂或生物碱显色试剂，通过观察试管内的沉淀有无和颜色变化来判断样品中的生物碱情况。色谱法是将样品点在薄层板上，展开显色，通过观察色斑的有无、颜色或与对照品同薄层板对比来判断样品中的生物碱情况。

二、色谱检识

1. 薄层色谱

(1) 吸附薄层色谱　生物碱的薄层色谱检识首选吸附薄层色谱。吸附剂通常选用氧化铝、硅胶，两者均为极性吸附剂。氧化铝显弱碱性，吸附性能比硅胶强，可以直接应用于生物碱的色谱鉴别。而硅胶本身显弱酸性，可与生物碱反应生成盐而使生物碱斑点的 R_f 值小，或造成生物碱部分成盐、部分游离而出现拖尾、复斑现象，影响分离效果，因此需使色谱过程在碱性条件下进行以获得集中的斑点。加碱的方法有三种：①使硅胶薄层显碱性，在湿法制板时用氢氧化钠水溶液（0.1～0.5mol/L）代替水进行铺板；②使展开剂显碱性，在展开剂中加入少量的碱性溶剂（如二乙胺、氨水）；③在展开缸中放入一个盛有氨水的小杯。

展开剂通常以氯仿为基本溶剂，根据生物碱的极性强弱、色谱结果加入其他溶剂（以亲脂性溶剂为主）调整展开剂的极性，以使展开剂和生物碱的极性相适应。如果生物碱的极性小，R_f 值太大，则在氯仿中加入适量极性大的溶剂（如甲醇、丙酮）；如果生物碱的极性大，R_f 值太小，则在氯仿中加入适量极性小的溶剂（如苯、环己烷）。一般情况下，在展开剂中加入少量的碱性溶剂（如二乙胺、氨水），可以获得较好的分离效果。

(2) 分配薄层色谱　吸附色谱对一些极性较大、结构近似的生物碱检识效果不理想，此时可用分配薄层色谱进行检识。

支持剂通常选用硅胶或纤维素。固定相根据生物碱的极性进行选择。分离弱极性或中等极性的脂溶性生物碱时，固定相通常选用甲酰胺，展开剂通常选用甲酰胺饱和的亲脂性有机溶剂，如氯仿-苯（1∶1）。分离强极性的水溶性生物碱或生物碱盐时，固定相通常选用水，展开剂通常选用亲水性有机溶剂，如BAW溶剂系统（正丁醇-醋酸-水4∶1∶5，上层）。

(3) 显色　当生物碱成分被薄层展开后，有颜色的生物碱可以在可见光下直接观察斑点；没有颜色的生物碱可以在紫外光下观察荧光斑点；不显色也无荧光的生物碱，则用改良碘化铋钾试剂显色，大多数生物碱显橘红色。在喷洒显色剂前，如果展开剂或固定相中含有难挥发的碱或甲酰胺，必须先加热将碱除尽（60～120℃加热）。

2. 纸色谱

生物碱的纸色谱是以水、甲酰胺为固定相的分配色谱。在不同的pH条件下，生物碱的存在形式不同，可以是离子状态形式存在，也可以是游离状态（分子）存在。必须保持色谱系统足够的酸性或碱性，使生物碱全部以离子状态展开，或者全部以分子状态展开，否则会出现同种生物碱部分离子化、部分游离化而造成拖尾、复斑现象，难以得到单一而集中的生物碱斑点。

当检识离子状态生物碱时，以水为固定相，以亲水性溶剂系统为展开剂，如BAW溶剂系统（正丁醇-醋酸-水4∶1∶5，上层），溶剂系统偏酸性；当检识分子状态生物碱时，以甲酰胺为固定相，以甲酰胺饱和的亲脂性有机溶剂（如苯、氯仿等）为展开剂，溶剂系统偏碱性。

纸色谱的显色方法和薄层色谱相同，但含硫显色剂不能使用。

3. 高效液相色谱

高效液相色谱作为一种现代分离检识技术，已广泛应用于各种天然药物化学成分的分离检识中，具有分离效果好、应用范围广的优点。一些生物碱由于结构复杂、相似度高的原因而无法应用薄层色谱、纸色谱进行分离检识，可以借助高效液相色谱获得满意的结果。分离生物碱时主要采用反相分配色谱法。固定相主要以C_{18}（C_8）烷基硅烷键合硅胶（ODS）最为常用；极性流动相多以甲醇（乙腈）-水为基本组成，并含有约0.01～0.1mol/L的磷酸盐缓冲液、醋酸钠溶液、碳酸铵等。

在实际工作中应用色谱法检识生物碱，一般是将被鉴定的生物碱与已知标准品进行对照。如果选择三种以上的展开剂经薄层色谱、纸色谱展开，两者的R_f值相同；或者经高效液相色谱检识，两者的保留值一致，即可初步确定二者是同一化合物。

第五节　应用实例

一、麻黄中生物碱的提取、分离与鉴定

麻黄是麻黄科植物草麻黄（*Ephedra sinica* Stapf）、木贼麻黄（*E. equisetina*

Buuge)、中麻黄（*E. intermedia* Schrenk et C. A. Mey）的干燥草质茎。麻黄味辛、苦，性温，主要功效为发汗散寒、宣肺平喘、利水消肿。主治风寒感冒、发热无汗、支气管哮喘、水肿等症。

1. 化学成分

麻黄中含有多种生物碱，主要成分为麻黄碱，占总生物碱的80%～85%，具有收缩血管、兴奋中枢的作用；其次是伪麻黄碱，具有升压、利尿的作用。其结构如下：

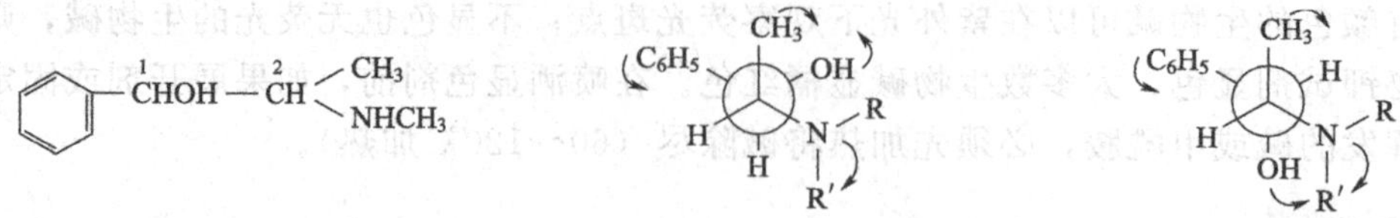

l-麻黄碱(1*R*, 2*S*)
d-伪麻黄碱(1*S*, 2*S*)

R=H, R′=CH_3	*l*-麻黄碱	*d*-伪麻黄碱
R=R′=CH_3	*l*-甲基麻黄碱	*d*-甲基伪麻黄碱
R=R′=H	*l*-去甲基麻黄碱	*d*-去甲基伪麻黄碱

麻黄生物碱分子中的氮原子都在侧链上，属于有机胺类生物碱。其分子中含有羟基、甲氨基等取代基，且分子结构较其他生物碱小，因而分子极性较大。*l*-麻黄碱和 *d*-伪麻黄碱互为立体异构体，区别在于C1的构型不同。

麻黄碱和伪麻黄碱均为无色晶体，有挥发性。

麻黄碱和伪麻黄碱均为仲胺生物碱，碱性较强，伪麻黄碱的共轭酸与C1-OH形成的分子内氢键稳定性大于麻黄碱，因此伪麻黄碱的碱性（$pK_a=9.74$）略强于麻黄碱（$pK_a=9.58$）。

麻黄碱和伪麻黄碱易溶于三氯甲烷、苯等亲脂性有机溶剂，麻黄碱可溶于水，而伪麻黄碱因形成较稳定的分子内氢键难溶于水。盐酸麻黄碱和盐酸伪麻黄碱均易溶于水，草酸麻黄碱难溶于水，而草酸伪麻黄碱易溶于水。

麻黄碱和伪麻黄碱在植物体内均以盐酸盐的形式存在。

2. 提取分离

（1）溶剂法　溶剂法是目前工业生产麻黄碱的主要方法。麻黄生物碱在植物体内以盐酸盐的形式存在，其盐酸盐易溶于水，而游离麻黄生物碱易溶于亲脂性有机溶剂（如氯仿、苯、甲苯等），可利用此性质进行麻黄生物碱的提取。即将麻黄用水提取，提取液碱化后用甲苯萃取。草酸麻黄碱难溶于水，而草酸伪麻黄碱易溶于水，可利用此性质进行麻黄生物碱的分离。即甲苯萃取液流经草酸溶液，使麻黄生物碱都转变为草酸盐，草酸麻黄碱在水中的溶解度较小而析出，草酸伪麻黄碱仍留在水中。基本流程见图9-4。

（2）水蒸气蒸馏法　麻黄碱和伪麻黄碱具有挥发性，可用水蒸气蒸馏法提取。即将麻黄用水提取，提取液碱化后用水蒸气蒸馏提取。分离麻黄碱和伪麻黄碱可按溶剂法操作。即将馏出液流经草酸溶液，使麻黄生物碱都转变为草酸盐，草酸麻黄碱在水中的溶解度较小而析出，草酸伪麻黄碱仍留在水中。此法的优点是不使用有机溶剂，操作简单安全；缺点是加热时间长，加热温度较高，部分麻黄碱被分解和破坏，从而影响产品的质量和收率。

（3）离子交换树脂法　利用生物碱盐可以交换到强酸型阳离子交换树脂的性质进行分离。即将麻黄用酸水溶液（如盐酸水溶液）提取，提取液通过强酸型阳离子交换树脂，麻黄碱与伪麻黄碱盐的阳离子（生物碱阳离子）被交换到树脂上，用碱液洗脱，由于伪麻黄

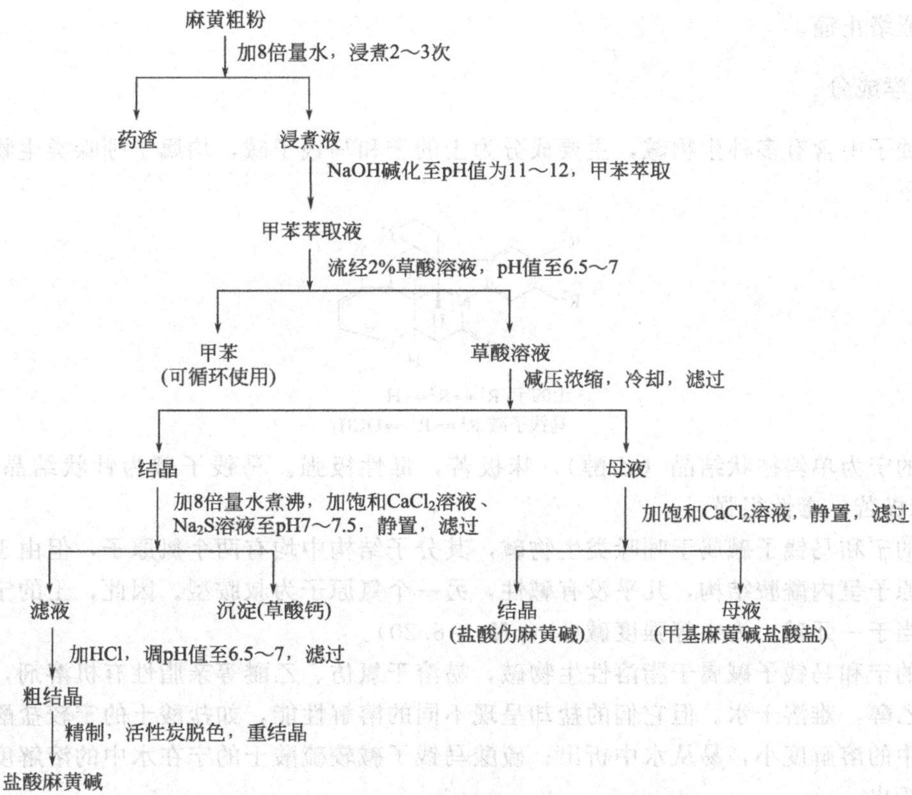

图 9-4 麻黄中生物碱的提取分离流程图

碱的碱性较强而被树脂吸附牢固，故麻黄碱先被洗下来，从而使两者分离。此法操作简单，对设备要求低，故实验室常用。

3. 鉴定

麻黄碱和伪麻黄碱皆为仲胺衍生物，具有挥发性，不易和生物碱沉淀试剂发生沉淀。

（1）二硫化碳-硫酸铜反应　在麻黄碱和伪麻黄碱的乙醇溶液中，加入二硫化碳、硫酸铜和氢氧化钠各1滴，可产生黄棕色沉淀。

（2）铜络合盐反应　在麻黄碱和伪麻黄碱的水溶液中加入硫酸铜试剂和氢氧化钠试剂，溶液呈蓝紫色。向此溶液中再加入乙醚振摇，分层后，乙醚层显紫红色，水层为蓝色。紫红色铜络合盐可溶于乙醚，在水中转变成四水合物显蓝色。

（3）薄层色谱鉴别

吸附剂：硅胶G薄层板。

展开剂：10%氨水-异丙醇（1∶9）。

展　距：10cm。

显色剂：0.5%茚三酮试剂，在105℃加热至斑点显红色。

二、马钱子中生物碱的提取、分离与鉴定

马钱子为马钱科植物马钱（*Strychnos nuxvomica*）或云南马钱（*Strychnos*

pierriana）的干燥成熟种子。马钱子性温，味苦，有大毒，主要功效为凉血散热、散结消肿、通络止痛。

1. 化学成分

马钱子中含有多种生物碱，主要成分为士的宁和马钱子碱，均属于吲哚类生物碱。其结构如下：

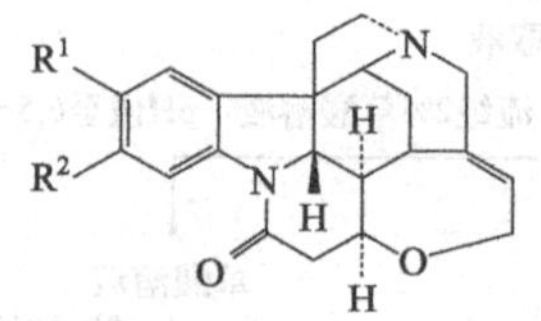

士的宁 $R^1=R^2=H$

马钱子碱 $R^1=R^2=OCH_3$

士的宁为单斜柱状结晶（乙醇），味极苦，毒性极强。马钱子碱为针状结晶（丙酮-水），味极苦，毒性很强。

士的宁和马钱子碱属于吲哚类生物碱，其分子结构中均有两个氮原子，但由于吲哚环上的氮原子呈内酰胺结构，几乎没有碱性，另一个氮原子为叔胺型。因此，士的宁和马钱子碱相当于一元碱，为中等强度碱性（$pK_a=8.20$）。

士的宁和马钱子碱属于脂溶性生物碱，易溶于氯仿、乙醚等亲脂性有机溶剂，可溶于甲醇、乙醇，难溶于水。但它们的盐却呈现不同的溶解性能，如盐酸士的宁较盐酸马钱子碱在水中的溶解度小，易从水中析出；硫酸马钱子碱较硫酸士的宁在水中的溶解度小，易从水中析出。

2. 提取分离

利用士的宁和马钱子碱属于脂溶性生物碱，易溶于亲脂性有机溶剂的性质进行提取。即将马钱子用石灰水湿润，加苯回流提取。利用士的宁和马钱子碱的硫酸盐和盐酸盐在水中的溶解度差异进行分离。即加盐酸水溶液，使盐酸士的宁结晶析出，加硫酸水溶液，使硫酸马钱子碱结晶析出。基本流程见图 9-5。

3. 鉴定

士的宁和马钱子碱具有一般生物碱的通性，能与多种生物碱沉淀试剂产生沉淀。此外，还可以用以下两种方法鉴定。

（1）硝酸反应　士的宁遇硝酸反应显黄色，加热蒸干后，残渣遇氨气显紫红色。马钱子碱遇硝酸反应显红色，继续加入氯化亚锡溶液，则显紫色。

（2）浓硫酸-重铬酸钾反应　士的宁加浓硫酸 1mL 和重铬酸钾少许，最初显蓝紫色，渐变为紫堇色，最后为橙黄色。马钱子碱不发生此颜色反应。

三、洋金花中生物碱的提取、分离与鉴定

洋金花是茄科植物白曼陀罗（*Datura metel* L.）的花。我国古代就有用洋金花作为中药麻醉剂的历史。洋金花主要功效为止咳平喘、解痉镇痛，用于治疗风湿痹痛、脘腹冷痛、哮喘咳嗽及外科麻醉。

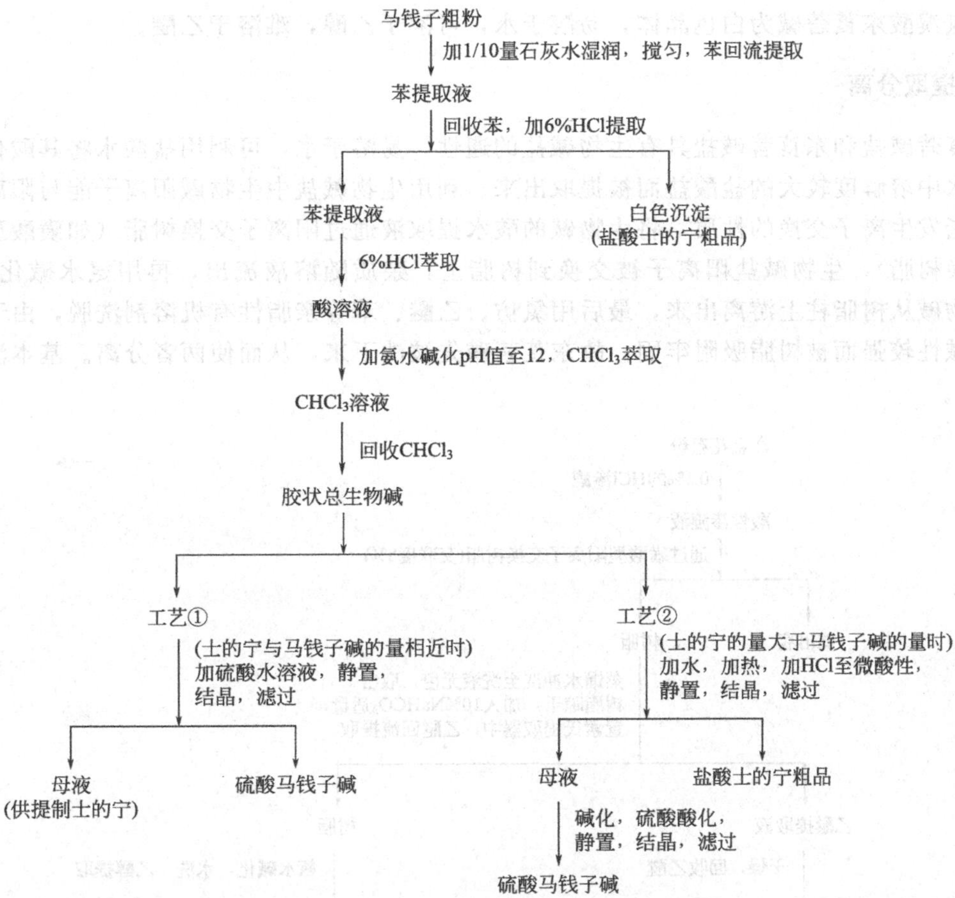

图 9-5 马钱子中生物碱的提取分离流程图

1. 化学成分

洋金花中含生物碱 0.3%～0.43%，其中东莨菪碱含量最高，约占 85%，莨菪碱次之，二者都有解痉镇痛、解有机磷中毒和散瞳的作用。其结构如下：

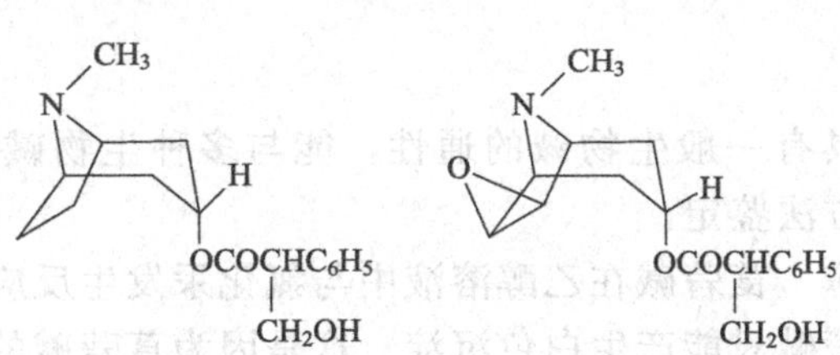

莨菪碱　　　　东莨菪碱

莨菪碱和东莨菪碱均属于叔胺碱，其结构中含有莨菪烷母核，莨菪碱和东莨菪碱是由莨菪烷衍生的氨基醇和莨菪酸缩合而成的酯类化合物。

莨菪碱为针状晶体（乙醇），东莨菪碱为黏稠状液体。

受到空间效应的影响，莨菪碱（$pK_a=9.65$）的碱性强于东莨菪碱（$pK_a=7.50$）。

莨菪碱亲脂性较强，易溶于乙醇、氯仿，可溶于四氯化碳、苯，难溶于水。东莨菪碱有较强的亲水性，易溶于乙醇、丙酮、乙醚、氯仿等溶剂，可溶于水，难溶于苯等强亲脂性溶剂。

氢溴酸东莨菪碱为白色晶体，易溶于水，可溶于乙醇，难溶于乙醚。

2. 提取分离

莨菪碱盐和东莨菪碱盐具有生物碱盐的通性，易溶于水，可利用盐酸水将其酸化转变成在水中溶解度较大的盐酸盐而被提取出来。利用生物碱盐中生物碱阳离子能与阳离子交换树脂发生离子交换的性质，将生物碱的酸水提取液通过阳离子交换树脂（如磺酸型阳离子交换树脂），生物碱盐阳离子被交换到树脂上，杂质随溶液流出，再用氨水碱化树脂，使生物碱从树脂柱上游离出来，最后用氯仿、乙醚、苯等亲脂性有机溶剂洗脱，由于莨菪碱的碱性较强而被树脂吸附牢固，故东莨菪碱先被洗下来，从而使两者分离。基本流程见图 9-6。

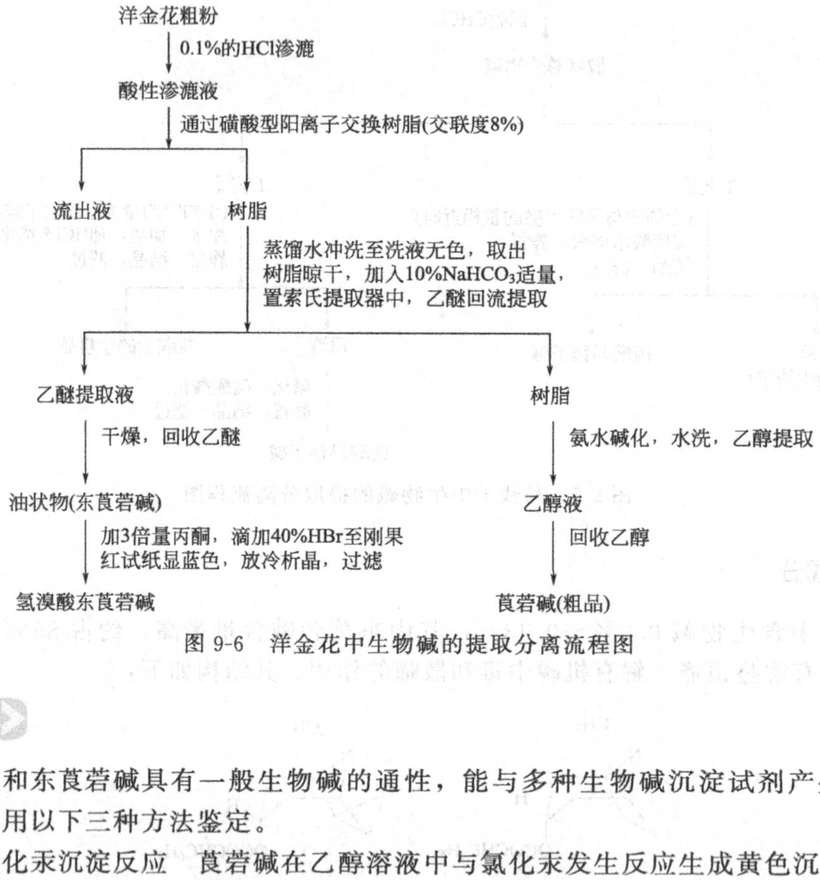

图 9-6 洋金花中生物碱的提取分离流程图

3. 鉴定

莨菪碱和东莨菪碱具有一般生物碱的通性，能与多种生物碱沉淀试剂产生沉淀。此外，还可以用以下三种方法鉴定。

（1）氯化汞沉淀反应　莨菪碱在乙醇溶液中与氯化汞发生反应生成黄色沉淀，加热后沉淀变为红色，而东莨菪碱只能产生白色沉淀。这是因为莨菪碱的碱性强，能将氯化汞转变成氧化汞，而东莨菪碱碱性较弱，无此反应。

（2）硝基醌反应（Vitali 试剂）　莨菪碱、东莨菪碱用发烟硝酸处理，其分子结构中的莨菪酸部分发生硝基化反应，生成三硝基衍生物（黄色），再与碱性醇溶液反应，生成紫色醌型结构，渐变成暗红色，最后颜色消失。

（3）薄层色谱鉴别

薄层板：碱性氧化铝软板（活度Ⅱ～Ⅲ级）。

展开剂：二甲苯-丙酮-无水乙醇-二乙胺（50∶40∶10∶0.6）。

显色剂：改良碘化铋钾；碘-碘化钾（1∶1）。

R_f值：东莨菪碱 0.50（紫棕色）；莨菪碱 0.70（棕色）。

四、黄连中生物碱的提取、分离与鉴定

黄连是毛茛科植物黄连（*Coptis chinensis* Franch.）、三角叶黄连（*Coptis deltoidea* C. Y. Cheng et Hsiao）或云连（*Coptis teeta* Wall.）的干燥根茎。黄连味苦、性寒，主要功效为泻火解毒，清热燥湿，清心除烦。内治湿热痞满，呕吐吞酸，泻痢黄疸；外治湿疹，湿疮，耳道流脓。

1. 化学成分

黄连中含有多种生物碱，主要成分为小檗碱，大约占总生物碱的 10%，具有很强的抗菌作用；此外，还含有黄连碱、甲基黄连碱、表小檗碱、巴马丁、药根碱等生物碱。这些生物碱结构类似，都属于异喹啉类生物碱。其结构如下：

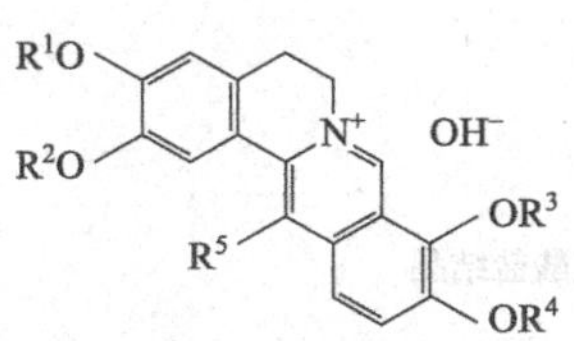

	R^1	R^2	R^3	R^4	R^5
小檗碱	CH_2		H_3C-	H_3C-	H
巴马丁	H_3C-	H_3C-	H_3C-	H_3C-	H
黄连碱	CH_2		CH_2		H
甲基黄连碱	CH_2		CH_2		H_3C-
药根酸	H	H_3C-	H_3C-	H_3C-	H
表小檗碱	H_3C-	H_3C-	CH_2		H

小檗碱为黄色针状结晶（水、乙醇），盐酸小檗碱为黄色小针状结晶。

小檗碱属季铵型生物碱，可离子化而显强碱性（pK_a=11.5）。

小檗碱易溶于热水和热乙醇，缓慢溶于冷水（1∶20），难溶于氯仿、丙酮、苯等有机溶剂。盐酸小檗碱易溶于热水，微溶于冷水（盐∶水=1∶500），难溶于冷乙醇、氯仿、乙醚。小檗碱与大分子有机酸结合成的盐在水中的溶解度很小，所以，当黄连与黄芩、大黄、甘草等配伍时，能和这些药材中的酸性成分（通常是有效成分）形成难溶于水的化合物而沉淀析出。

2. 提取分离

利用游离小檗碱易溶于热乙醇的性质进行提取，利用盐酸小檗碱难溶于乙醇的性质与其他生物碱分离，利用盐酸小檗碱易溶于热水而难溶于冷水的性质进行重结晶精制。其他生物碱则利用生物碱盐的溶解度差异进行提取分离。基本流程见图 9-7。

3. 鉴定

小檗碱具有一般生物碱的通性，能与多种生物碱沉淀试剂产生沉淀。此外，还可以用以下两种方法鉴定。

（1）漂白粉显色反应　往小檗碱的酸性水溶液中加入适量漂白粉（或通入氯气），溶液颜色从黄色转变为樱红色。

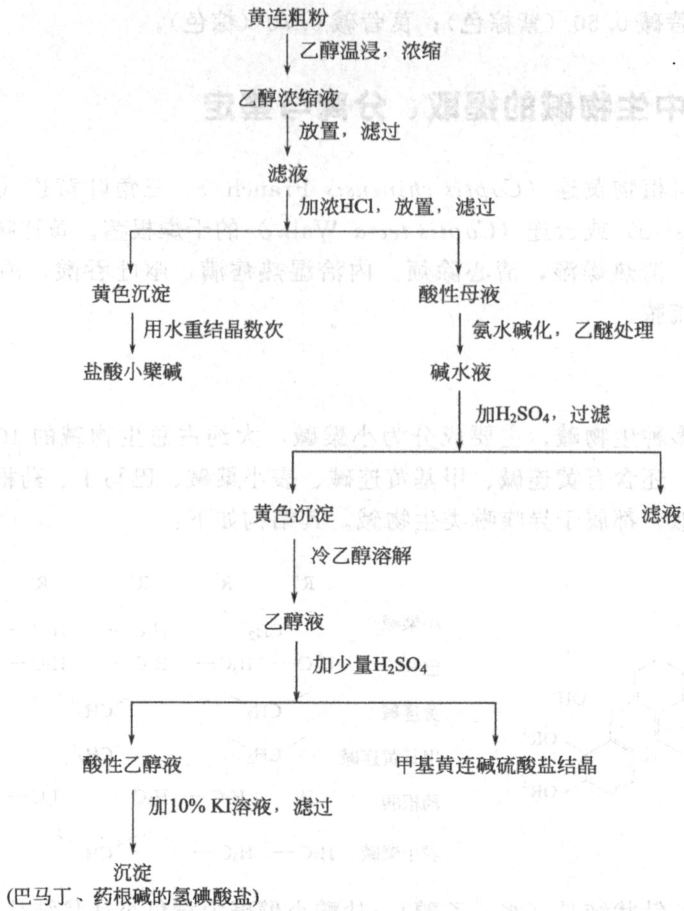

图 9-7 黄连中生物碱的提取分离流程图

(2) 丙酮加成反应 往盐酸小檗碱的水溶液中加入氢氧化钠使溶液呈强碱性，然后加入丙酮数滴，即可生成黄色结晶性小檗碱丙酮加成物。

学习要点：生物碱根据其基本母核类型和结构特征，分为有机胺类生物碱、吡啶类生物碱、吡咯类生物碱、莨菪烷类生物碱、喹啉类生物碱、异喹啉类生物碱和吲哚类生物碱七种基本类型。

生物碱的碱性由氮原子引起，强弱由其分子结构决定，与氮原子的杂化方式、诱导效应、共轭效应、空间效应及分子内氢键等因素有关。

生物碱按其溶解性分为脂溶性生物碱和水溶性生物碱。大多数游离生物碱（如伯胺、仲胺、叔胺等）属于脂溶性生物碱，少数游离生物碱如季铵型生物碱和某些含有氮氧化物结构的生物碱（如氧化苦参碱）属于水溶性生物碱。

进行生物碱提取分离时，要充分考虑其性质特点和存在形式，选取合适的提取分离方法。大多数生物碱采用溶剂提取法进行提取，一般先进行脂溶性生物碱的提取，然后进行水溶性生物碱的提取。利用待分离生物碱之间的结构及理化性质（如碱性、溶解度、官能团）的差异进行分离，一般先进行总生物碱的初步分离，然后进行单体生物碱的分离。

生物碱的检识，可以通过沉淀反应和显色反应来进行，也可选择色谱方法。

目标检测

一、**单项选择题**（每个题对应 5 个选项，每题只选择一个最佳答案）

1. 属于莨菪烷类生物碱的是（　　）。

A. 槟榔碱　　B. 苦参碱　　C. 莨菪碱

D. 乌头碱　　E. 烟碱

2. 生物碱的味多（　　）。

A. 酸　　B. 苦　　C. 甘

D. 辛　　E. 咸

3. 提取脂溶性生物碱常用的溶剂是（　　）。

A. 水　　B. 正丁醇　　C. 丙酮

D. 石油醚　　E. 氯仿

4. 生物碱沉淀反应的常用介质是（　　）。

A. 甲醇　　B. 乙醇　　C. 酸水

D. 碱水　　E. 热水

5. 下列碱性最强的结构是（　　）。

A. 季铵　　B. 伯胺　　C. 叔胺

D. 仲胺　　E. 酰胺

6. 水溶性生物碱的常用沉淀试剂是（　　）。

A. 雷氏铵盐　　B. 碘化铋钾　　C. 磷钼酸

D. 碘化汞钾　　E. 苦味酸

7. 某生物碱 $pK_a=10$，属于（　　）。

A. 极弱碱　　B. 弱碱　　C. 中强碱

D. 强碱　　E. 极强碱

8. 吸附色谱法分离生物碱的常用吸附剂是（　　）。

A. 聚酰胺　　B. 活性炭　　C. 氧化铝

D. 硅胶　　E. 大孔树脂

9. 分离小极性生物碱时首选（　　）。

A. 吸附色谱　　B. 分配色谱　　C. 离子交换色谱

D. 凝胶色谱　　E. 高效液相色谱

10. 碱性不同生物碱的分离方法是（　　）。

A. 碱溶酸沉法　　B. 酸溶碱沉法　　C. 结晶法

D. 回流法　　E. pH 梯度萃取法

二、**多项选择题**（每个题对应 5 个选项，可选多个选项）

1. 下列含有生物碱的药材有（　　）。

A. 麻黄　　B. 防己　　C. 颠茄

D. 黄连　　E. 益母草

2. 生物碱在植物体内的存在形式有（　　）。

A. 盐　　B. 游离　　C. 氮氧化物

D. 酯　　E. 苷

3. 影响生物碱碱性强弱的分子结构有（　　）。

A. 氮原子的杂化方式　　B. 诱导效应　　C. 共轭效应

D. 空间效应　　E. 氢键效应

4. 大多数生物碱沉淀反应的介质是（　　）。

A. 酸水　　B. 碱水　　C. 中性条件

D. 乙醚　　E. 氯仿

5. 生物碱酸水提取液的常用处理方法是（　　）。

A. 离子交换树脂法　　B. 有机溶剂萃取法　　C. 碱沉淀法

D. 结晶法　　E. 雷氏铵盐沉淀法

6. 硅胶薄层分离生物碱时，为避免出现拖尾现象，可采取的措施有（　　）。

A. 中性展开剂　　B. 碱性展开剂　　C. 酸性展开剂

D. 氨水饱和　　E. 盐酸饱和

7. 关于小檗碱下列说法正确的是（　　）。

A. 季铵型生物碱　　B. 难溶于氯仿　　C. 可用漂白粉显色反应鉴别

D. 难溶于热水　　E. 有降压作用

8. 关于士的宁和马钱子碱下列说法正确的是（　　）。

A. 士的宁属于吲哚类生物碱

B. 马钱子碱属于有机胺类生物碱

C. 士的宁易溶于氯仿

D. 盐酸士的宁较盐酸马钱子碱在水中的溶解度小

E. 硫酸马钱子碱较硫酸士的宁在水中的溶解度小

9. 关于莨菪碱和东莨菪碱下列说法正确的是（　　）。

A. 莨菪碱和东莨菪碱均属于叔胺碱

B. 莨菪碱为针状晶体（乙醇）

C. 莨菪碱的碱性强于东莨菪碱

D. 东莨菪碱有较强的亲脂性

E. 东莨菪碱能发生氯化汞沉淀反应

10. 关于麻黄碱和伪麻黄碱下列说法正确的是（　　）。

A. 麻黄碱有收缩血管、兴奋中枢的作用

B. 麻黄碱和伪麻黄碱均为无色晶体

C. 麻黄碱和伪麻黄碱均为仲胺生物碱

D. 麻黄碱和伪麻黄碱易溶于水

E. 伪麻黄碱在植物体内均以内酯的形式存在

三、简答题

1. 生物碱的碱性大小如何判断？碱性与分子结构的关系如何？
2. 从天然药物中提取生物碱常用的方法有哪些？
3. 如何用 pH 梯度萃取法进行生物碱的分离？

（李 磊）

第十章

其他成分

学习目标

1. 掌握去除鞣质的方法；以及鞣质、有机酸的结构特点和理化性质。

2. 熟悉氨基酸、蛋白质的结构特点和理化性质；以及鞣质、有机酸、蛋白质的提取方法。

3. 了解其他成分的分离和鉴定；以及海洋药物的类型。

天然药物中，除了黄酮、蒽醌等具有生物活性的化学成分之外，还存在一些其他成分，如鞣质、有机酸、氨基酸、蛋白质等，这些成分在植物中普遍存在，常常不被重视，甚至被认为是杂质成分。但是近年来研究发现，它们也具有生物活性，因而引起普遍关注。本章将对鞣质、有机酸、蛋白质和酶做简要的介绍。

第一节　鞣　　质

一、概述

鞣质又称单宁或鞣酸，是一类结构复杂、分子量较大（分子量通常为500～3000）的多元酚类化合物及其衍生物。因其可与蛋白质结合形成不溶于水的沉淀，故可用来鞣皮，即能与兽皮中的蛋白质结合形成致密、柔韧、难以透水且不易腐败的皮革，故称之鞣质。

鞣质广泛分布于植物界，约70%以上的生药中含有鞣质类化合物，尤以裸子植物及双子叶植物的杨柳科、山毛榉科、蓼科、豆科、蔷薇科、桃金娘科和茜草科中为多。鞣质存在于植物的皮、木、叶、根、茎及果实等部位，树皮中尤为常见，它也是这些树木受昆虫侵袭而生成的虫瘿中的主要成分，含量达50%～70%。鞣质为黄色或棕黄色无定形松散粉末；在空气中颜色逐渐变深；有强吸湿性；某些虫瘿中含量特别多，如五倍子所含鞣质的量可高达70%以上，一年生草本植物含量较低，木本植物中含量随植物年龄增大而增多。在正常生活的细胞中，鞣质仅存在于液泡中，不与原生质接触，大多呈游离状态存在，部分与其他物质（如生物碱类）结合而存在。

鞣质具有收敛、止血作用，内服可治疗胃肠道出血、腹泻等症，外用于治疗烧伤、烫伤，因其能沉淀蛋白质，可使创伤组织表面蛋白质凝固，形成痂膜，保护创面，防止细菌感染。近年来报道，鞣质还具有抗炎、抗病毒、抗衰老等作用。此外，鞣质在工业上可作为制革、制造墨水、染色等方面的重要原料。也可用作生物碱及重金属的化学解毒剂。

二、结构特点与分类

根据鞣质的结构特征和有关性质，一般将鞣质分为可水解鞣质和不可水解鞣质，后者又分为缩合鞣质和复合鞣质两大类，详见表 10-1。

表 10-1 鞣质的结构类型

结构类型		活性成分	来源	生物活性
可水解鞣质	没食子酸鞣质	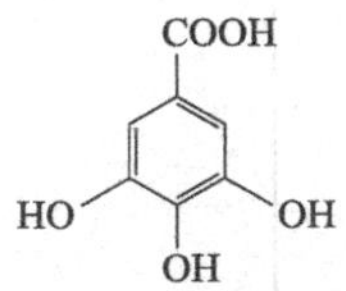 没食子酸	来源于漆树科植物盐肤木、青麸杨或红麸杨叶上的虫瘿，主要由五倍子蚜寄生而形成	抗菌、收敛、止血、止泻
可水解鞣质	逆没食子酸鞣质	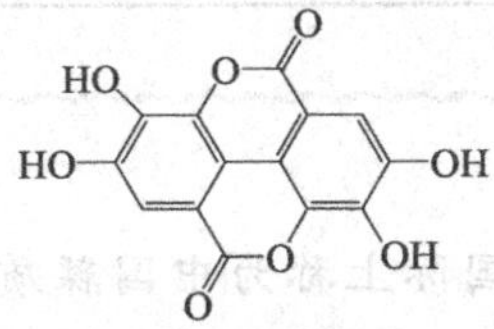 逆没食子酸	来源于大戟科植物飞扬草的全草	抗菌、收敛、止血、止泻
缩合鞣质		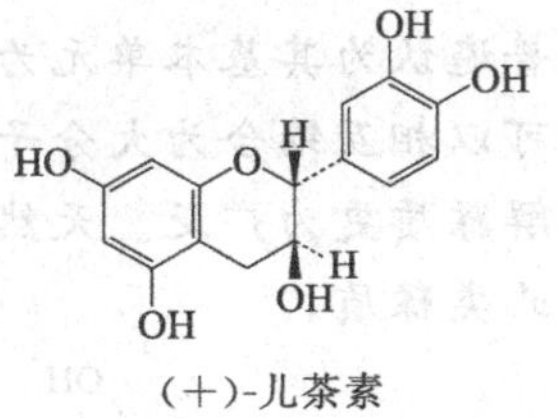 (+)-儿茶素	来源于豆科植物儿茶的去皮枝	收敛、生肌、敛疮
缩合鞣质		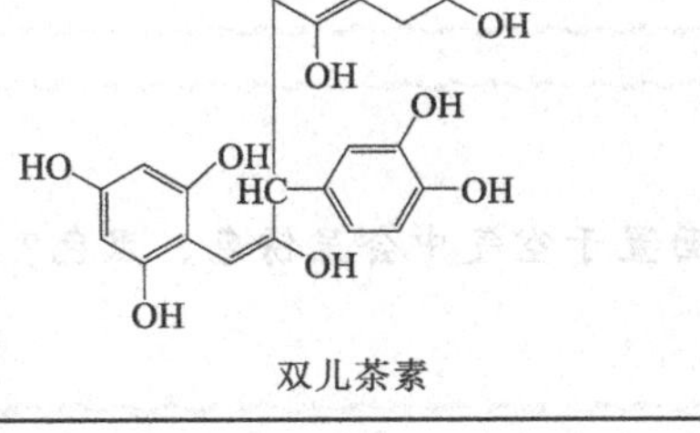 双儿茶素	来源于山茶科植物茶的叶	收敛、生肌、敛疮

续表

结构类型	活性成分	来源	生物活性
复合鞣质	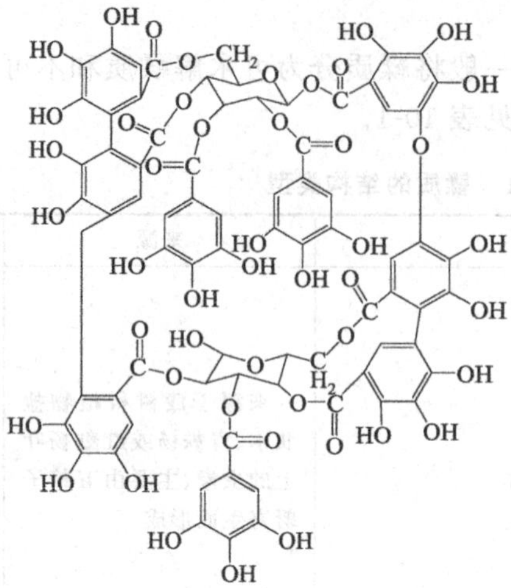 山茶素 B	来源于山茶科植物红山茶的花芽	抗菌、收敛、抗肿瘤

知识链接:

五倍子鞣质是可水解鞣质的代表，在国际上称为中国鞣质。其结构为多没食子酰化合物的混合物，是五倍子的主要成分（含量约 50%～70%），五倍子是五倍子蚜虫生长在漆树科植物盐肤木叶翅上所形成的虫瘿。五倍子鞣质因其结构中具有酯键易发生水解，水解产物为葡萄糖和没食子酸。临床上常用其蛋白制剂治疗腹泻。

缩合鞣质结构复杂，尚未完全了解，普遍认为其基本单元为黄烷醇类，主要以儿茶素为代表。儿茶素不具鞣质通性，但可以相互缩合为大分子多聚物后即具有鞣质特性。缩合鞣质在植物界的分布比可水解鞣质更为广泛。天然鞣质多属此类，如柿子、槟榔、茶叶、大黄和四季青中均含此类鞣质。

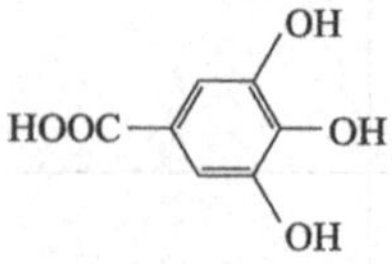
没食子酸

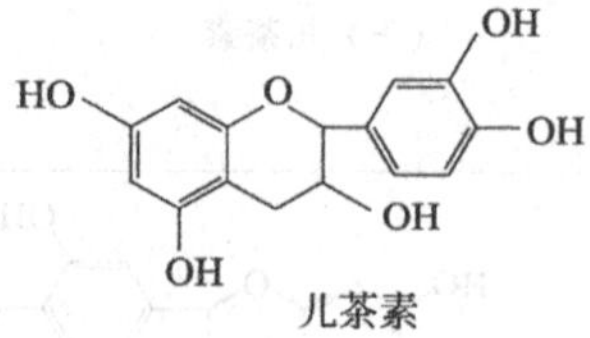
儿茶素

课堂互动:

为什么苹果、香蕉或茄子的刀切面置于空气中会呈锈色、黑色？以及茶叶水久置会变成红棕色并产生沉淀？

三、理化性质

1. 性状

多为无定型粉末，具吸湿性，有涩味和收敛性，能与蛋白质结合成不溶于水的化合物。如在鞣质的水溶液中加入明胶可产生混浊或沉淀。

2. 溶解性

具有较强的极性，可溶于水、乙醇中，形成胶体溶液，也可溶于丙酮、乙酸乙酯、乙醚和乙醇的混合溶液中，不溶于极性小的有机溶剂和无水乙醚、氯仿、苯、石油醚、二硫化碳、四氯化碳等。

3. 还原性

鞣质具有较强的还原性，在空气中尤其在碱性条件下极易被氧化。鞣质的水溶液长时间放置或与稀酸共煮，因氧化、聚合作用可产生不溶于水的红棕色沉淀（称之“鞣红”或“鞣酐”）。所以，一些中药针剂在灭菌贮藏过程中易析出沉淀。

4. 沉淀特性

（1）与蛋白质的作用　鞣质可与蛋白质结合生成不溶于水的沉淀，临床上利用此性质制成鞣酸蛋白制剂，治疗肠炎、腹泻等疾患。

（2）与生物碱、重金属盐的作用　鞣质的水溶液可与生物碱、重金属盐类作用生成沉淀。由于此性质其在临床上常被用作生物碱或重金属中毒的解毒剂。

5. 显色反应

（1）与三氯化铁的作用　鞣质的水溶液可与三氯化铁生成蓝黑色或绿黑色溶液或沉淀，常作为鞣质的检识反应，也可用于蓝黑墨水的制造。

（2）与铁氰化钾氨溶液的作用　鞣质可与铁氰化钾氨溶液反应显深红至棕色。

6. 可水解鞣质与缩合鞣质的区别

具体见表 10-2 。

表 10-2　两类鞣质的区别

试　剂	可水解鞣质	缩合鞣质
稀酸共沸	无沉淀	暗红色鞣红沉淀
溴水	无沉淀	黄色或橙红色沉淀
三氯化铁	蓝色或蓝黑色(或沉淀)	绿色或绿黑色(或沉淀)
石灰水	青灰色沉淀	棕色或棕红色沉淀
甲醛和盐酸	无沉淀	沉淀

知识链接：

鞣质虽具有一定的生物活性，但在许多天然药物中仍视为无效成分。天然药物制剂中若有少量鞣质存在，将影响制剂的质量，致使一些天然药物制剂（如注射剂）在灭菌、储藏过程中不稳定，颜色变深，产生混浊或析出沉淀，导致注射剂澄明度不合格，肌内注射还会引起局部硬结或疼痛。因此，在制剂制备过程中必须注意除尽鞣质。

四、提取分离

1. 提取

一般采用溶剂提取法。常用的提取溶剂为水、甲醇、乙醇、丙酮、乙酸乙酯或混合溶剂等。鞣质通用的提取分离方法是将药材粉碎成粗粉，用乙醇冷浸或渗漉。提取液减压浓缩成浸膏后，加热水溶解，搅拌过滤，取上清液加1.5%咖啡碱使之沉淀。取沉淀加少量甲醇溶解后，加水稀释，用氯仿萃取，咖啡碱进入氯仿层，水层再用乙酸乙酯萃取，将乙酸乙酯层减压浓缩，即得鞣质粗品。

根据鞣质的理化性质，提取和浓缩过程中应注意：选用新鲜的药材，冷浸或渗漉提取；原料的干燥宜在短时间内完成，避免受到水分、光照、空气和酶的影响；不宜选用铁制或铜质提取容器；提取浓缩过程中避免与酸、碱或氧化剂接触；加热的温度应控制在50℃以内，以避免鞣质的氧化或水解。

2. 分离

（1）溶剂法　常将含鞣质的水溶液依次用乙醚、乙酸乙酯、正丁醇进行萃取，乙醚层为极性小的脂溶性杂质，乙酸乙酯层可得到较纯的鞣质，正丁醇层为鞣质粗品。

（2）沉淀法　向含鞣质的水溶液中分批加入明胶溶液，过滤，沉淀用丙酮回流，鞣质溶于丙酮，而蛋白质不溶，从而过滤除去。此法是将鞣质与非鞣质成分分离的常用方法。

（3）色谱法　目前分离单体鞣质最主要的方法是色谱法。柱色谱普遍采用的固定相是葡聚糖凝胶 Sephadex LH-20，以水、甲醇或丙酮为洗脱剂。对于不易分离的或互为异构体的鞣质可采用高效液相色谱法。

五、除去鞣质的方法

由于鞣质具有较强的还原性，若中药注射剂中含有鞣质，会使注射剂在灭菌、储藏过程中颜色变深，产生混浊或析出沉淀，严重影响注射剂的澄明度和稳定性。此外，由于鞣质与蛋白质结合生成不溶于水的复合物沉淀，肌内注射会引起局部硬结或疼痛。因此，中药注射剂中必须除尽鞣质。去除鞣质的常用方法有以下几种。

1. 明胶沉淀法

利用鞣质与蛋白质产生难溶于水的鞣酸蛋白沉淀而达到除去鞣质的目的。于天然药物水提取液中加入4%的明胶溶液，至鞣质沉淀完全，滤除沉淀，滤液减压浓缩至小体积，加入3～5倍量的乙醇，使过量明胶沉淀，滤去沉淀，然后回收乙醇即可。

2. 石灰沉淀法

利用鞣质与钙离子结合产生难溶于水的沉淀而达到除去鞣质的目的。于天然药物水提取液中加入氢氧化钙，使鞣质沉淀除去。或提取前在药材中拌入石灰乳，使鞣质与钙结合成不溶性化合物，选用适宜的溶剂提出所需成分，使鞣质留于药渣中而不被提出。

3. 聚酰胺吸附法

聚酰胺与含有酚羟基的化合物形成氢键而具吸附作用，鞣质分子中具多个酚羟基，与聚酰胺吸附较牢固，因此，可用聚酰胺吸附鞣质，与有效成分分离。方法是将药液通过聚酰胺（制成颗粒）柱，用80%乙醇进行洗脱，其他成分大部分可被洗脱下来，鞣质在此条件下难以洗脱从而达到去除的目的，或是在提取液中加入适量聚酰胺粉，适当加热滤过。该法简便、除鞣质较为彻底。聚酰胺可回收处理，重复使用。

4. 热处理冷藏法

鞣质在水溶液中以胶体状态存在，高温可破坏胶体稳定性使之发生聚集，低温可析出沉淀。故先将药物提取液高温加热，再冷冻放置，滤除沉淀。中药注射剂常采用两次灭菌法除去鞣质。

5. 醇溶液调pH法

利用鞣质与碱生成的盐难溶于醇的性质，在乙醇溶液中用40%的氢氧化钠或氨水调节到合适的pH值至沉淀完全，滤过除去。

知识链接： **除鞣质法**

据有关报道，在研究制备赤芍注射液的工艺过程中发现，按照传统除鞣质的工艺，其效果非常不理想。于是将大孔吸附树脂和现行工艺相结合，进行优化，采用树脂明胶过滤法除鞣质，效果比传统除鞣质的现行工艺好，澄明度也得以改善，可作为中药注射液除鞣质的一种新方法。

第二节 有 机 酸

一、有机酸的存在及结构特点

有机酸是指分子中含有羧基（—COOH，氨基酸除外）的一类酸性有机化合物，广泛分布于植物界，该类成分通常聚积于细胞内，参与植物的新陈代谢，也是果实中酸味的来源。所以具有酸味的果实中有机酸含量较高。有机酸常与钾、钙、镁等阳离子或生物碱结合成盐、脂肪、酯或蜡等存在，部分呈游离状态存在。

以有机酸作为活性有效成分的药物，如抗坏血酸（维生素 C）为人体不可缺少的成分；丹参中的 D-(+)-β-(3,4-二羟基苯基)-乳酸具有扩张冠状动脉的作用；鸦胆子中的油酸具有抗癌作用；地龙中的丁二酸具有止咳平喘作用；四季青中的原儿茶酸具有抗菌活性；土槿皮中的土槿皮酸有很好的抗真菌作用等。大量的研究结果证明，有机酸有着多种生物活性，而且在已发现的抗菌消炎活性成分中，有机酸列居首位。

有机酸按结构可分为脂肪酸、芳香酸等；按官能团可分为饱和酸、不饱和酸、羟基酸等，其分类见表 10-3。

表 10-3 有机酸的分类及代表化合物

结构类型	代表化合物	存在及生物活性
1. 脂肪族有机酸 (1)饱和脂肪酸	$CH_3-(CH_2)_{16}-COOH$ 硬脂酸	存在于动物中
	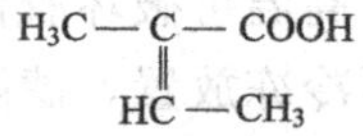 当归酸	存在于伞形科植物毛当归的根。具有镇静作用
	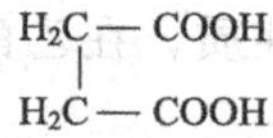 琥珀酸	存在于伞形科植物当归的根。具有抗菌、抗溃疡、中枢抑制作用
(2)不饱和脂肪酸	二十二碳六烯酸(DHA) (多不饱和脂肪酸)	存在于鱼油中。具有降血脂作用，对提高记忆力、延缓衰老有积极作用
	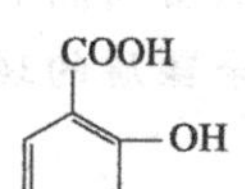 水杨酸	具有解热镇痛作用
2. 芳香族有机酸	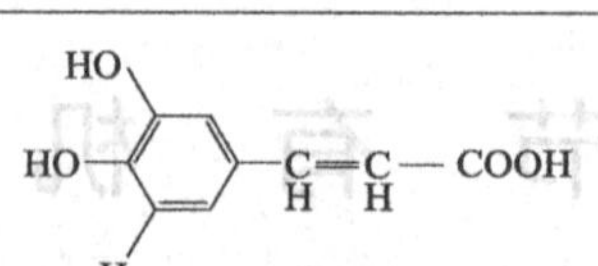 咖啡酸	存在于毛茛科植物升麻的根茎。具有抗菌、抗病毒、抗蛇毒作用
	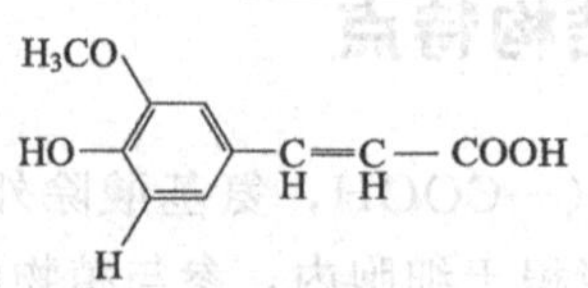 阿魏酸	存在于伞形科植物新疆阿魏的树脂。具有抑制血小板聚集、镇痛作用

续表

结构类型	代表化合物	存在及生物活性
萜类有机酸	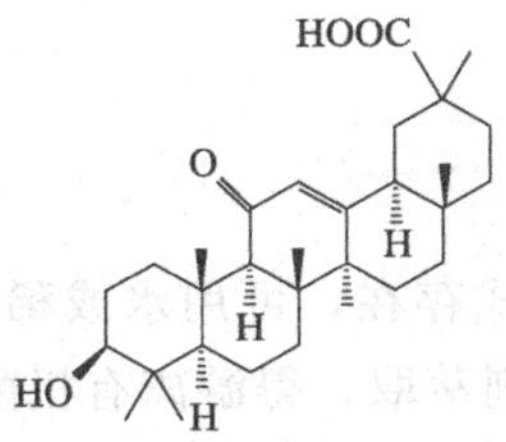 甘草次酸	存在于豆科植物甘草、胀果甘草或光果甘草的根及根茎。具有促肾上腺皮质激素样作用、抗炎作用

二、理化性质

一般低级脂肪酸（含8个碳原子以下）易溶于水或乙醇，难溶于亲脂性有机溶剂。芳香族有机酸易溶于乙醇、乙醚等，难溶于水。

有机酸具有一般羧酸的性质，可与碱结合成盐。其一价金属盐易溶于水，二价或三价金属盐如有机酸的铅盐、钙盐，则较难溶于水，此性质可用于有机酸的提取分离。

含有机酸的提取液滴于滤纸，滴加0.1%溴酚蓝试剂，于蓝色背景上呈现黄色斑点。此可作为有机酸的定性检识反应。

1. 性状

常温下，低级脂肪酸（含8个碳原子以下的脂肪酸）和不饱和脂肪酸（脂肪酸碳氢链上含有不饱和键）大多为液体；高级脂肪酸（含8个碳原子以上的脂肪酸）、多元酸和芳香酸大多为固体；某些低级脂肪酸和芳香酸具挥发性，能随水蒸气被蒸馏。

2. 溶解性

分子量较小的低级脂肪酸和含极性基团较多的脂肪酸易溶于水或乙醇，难溶于亲脂性有机溶剂。多元酸比一元酸易溶于水，含羟基数目多的有机酸水溶性大。随分子中所含碳原子数目的增多，有机酸在水中的溶解度也迅速降低。高分子脂肪酸和芳香酸大多为亲脂性化合物，易溶于亲脂性有机溶剂而难溶于水。有机酸因含羧基，均能溶于碱水。

3. 酸性

有机酸具有羧酸的性质，可生成酯、酰胺、酰卤等衍生物。分子中因含有羧基而具有较强的酸性，能与碱金属、碱土金属结合成盐。其一价金属易溶于水，不溶于有机溶剂和高浓度的乙醇，二价、三价金属盐较难溶于水，如有机酸的铅盐、钙盐，此性质可用于有机酸的提取和分离。

4. 酸败

脂肪酸在空气中久置，受氧气、霉菌、水分等因素的影响生成低级的醛、酮、羧酸而产生难闻的气味，此种现象称为酸败。

三、提取分离

1. 水或碱水提取

有机酸在植物中一般以盐的形式存在，可用水或稀碱水（10% $NaHCO_3$）提取，提取液经酸酸化后再用亲脂性有机溶剂萃取，得游离有机酸。也可将有机酸转化成二价金属盐沉淀，再将沉淀分解得游离有机酸。

2. 有机溶剂提取法

根据游离的有机酸（小分子量的除外）易溶于亲脂性有机溶剂而难溶于水，有机酸盐易溶于水而难溶于亲脂性有机溶剂的性质，一般先用稀酸水润湿药材，使有机酸游离，再用合适的有机溶剂提取。常用乙醚、石油醚及环己烷等亲脂性有机溶剂进行提取，回收溶剂即得脂肪酸粗品，其流程见图 10-1。

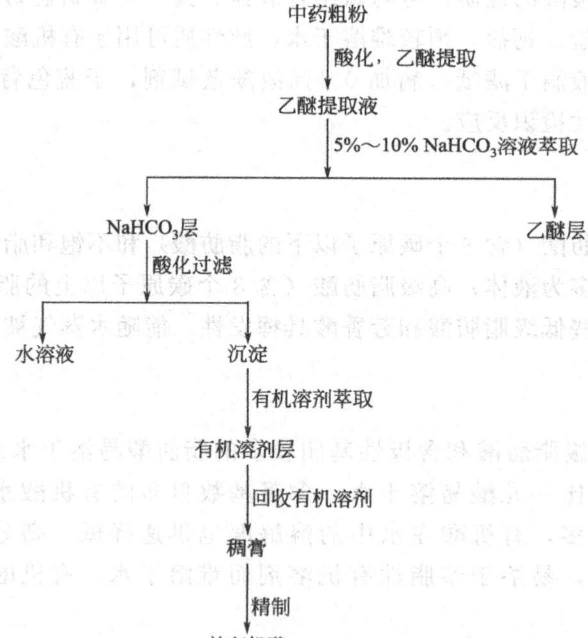

图 10-1 有机酸的有机溶剂提取法流程

3. 离子交换树脂法

（1）将药材的水提液通过强碱性阴离子交换树脂，有机酸根离子交换到树脂上，碱性成分和中性成分因不发生交换而流出树脂柱被除去；用水洗脱树脂柱后，再用稀氨水洗脱，有机酸以铵盐形式溶于洗脱液中；将洗脱液减压浓缩，加酸酸化，即得游离总有机酸。

(2) 将药材的水提液通过强酸性阳离子交换树脂，碱性成分发生交换而除去，酸性和中性成分流出树脂柱，流出液再通过强碱性阴离子交换树脂，中性和其他水溶性杂质流出树脂柱被除去。树脂用水洗脱后，再用稀酸或稀碱溶液即可将有机酸从树脂上洗脱。

四、鉴定

1. pH 试纸试验

将有机酸的提取液滴在 pH 试纸上，显红色。

2. 溴酚蓝试验

将有机酸的提取液滴在滤纸上，喷洒 0.1%溴酚蓝乙醇溶液，蓝色背景上显现黄色斑点。

3. 芳香胺-还原糖试验

将有机酸的提取液滴在滤纸上，喷洒芳香胺-还原糖试剂（5g 苯胺和 5g 木质糖溶于 100mL 50%乙醇中），125～130℃加热至出现棕色斑点。

4. 色谱检识

天然药物中有机酸的检识，常采用纸色谱（PC）或薄层色谱（TLC）。在色谱检识中，为避免有机酸部分呈解离状态而造成拖尾或斑点不集中的现象，可通过调节展开剂的 pH 值来改善分离效果，可采用加酸（甲酸或乙酸）使其游离或加碱（浓氨水）使其成盐的方法进行展开。

(1) 纸色谱法　用纸色谱检识时，展开剂用正丁醇-冰醋酸-水（BAW 系统，4∶1∶5，上层）或正丁醇-吡啶-二氧六环-水（14∶1∶1∶1）。

(2) 薄层色谱法　用薄层色谱检识时，当用聚酰胺-淀粉-水（5∶1∶5）作吸附剂时，选用 95%乙醇或氯仿-甲醇（1∶1）为展开剂；用硅胶-石膏-水（10∶2∶30）作吸附剂时，选用乙酸乙酯-甲醇-浓氨水（90∶5∶3）或苯-甲醇-乙酸（95∶8∶4）为展开剂。显色剂用 0.05%溴酚蓝水溶液。当展开剂中含有酸性组分时，应先将薄层板在 120℃加热使酸挥尽，避免干扰。

五、应用实例

以下介绍金银花中绿原酸和异绿原酸的提取分离。

金银花为忍冬科植物忍冬 *Lonicera japonica* Thunb. 的干燥花蕾或带初开的花，具有清热解毒、疏散风热的功效，用于治疗热毒血痢、风热感冒等证。

1. 化学成分

金银花中含绿原酸类、苷类、黄酮类、挥发油类等成分，其中有机酸为有效成分。普遍认为，绿原酸和异绿原酸是金银花的主要抗菌有效成分。绿原酸为 1 分子咖啡酸与 1 分子奎宁酸结合而成的酯，即3-咖啡酰奎宁酸。异绿原酸为2分子咖啡酸与1分子奎宁酸结合而成的酯，包括异绿原酸A（4,5-二咖啡酰奎尼酸）、异绿原酸B（3,4-二咖啡酰奎尼酸）、异绿原酸C（3,5-二咖啡酰奎尼酸）。

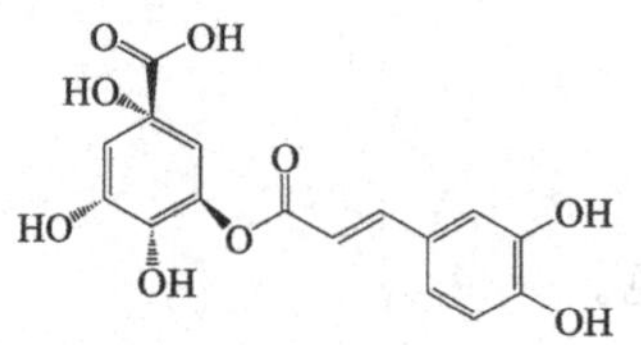

绿原酸

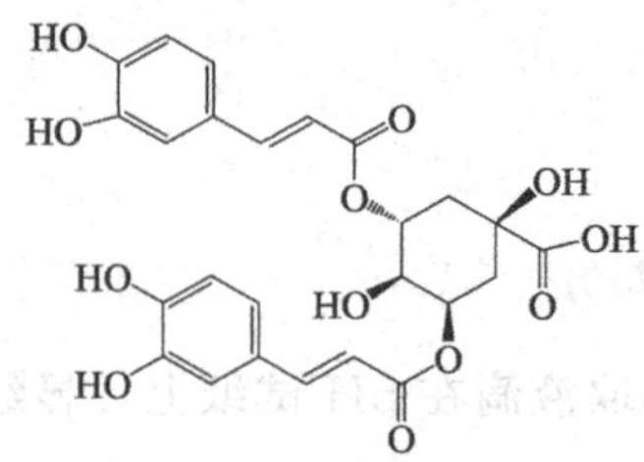

异绿原酸A

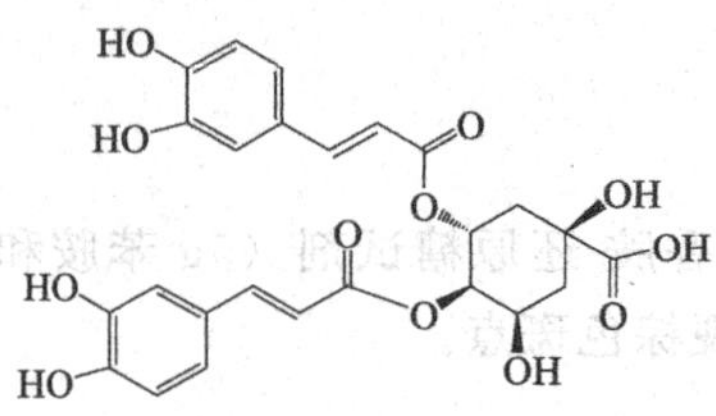

异绿原酸B

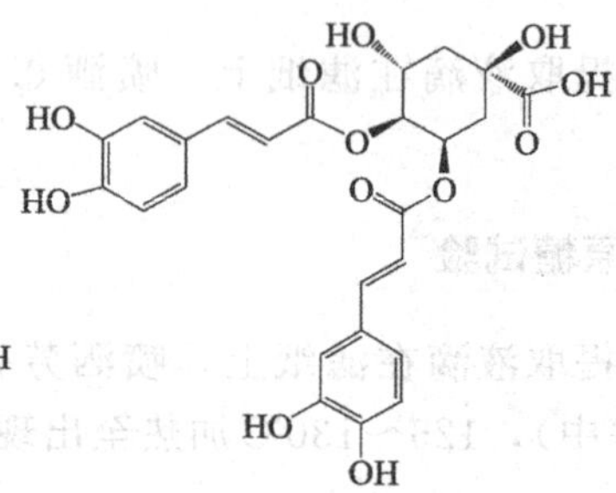

异绿原酸C

2. 提取分离

利用绿原酸和异绿原酸易溶于热水、乙醇、丙酮等亲水性溶剂的性质，采用水煎煮提取，提取液适当浓缩后加 $Ca(OH)_2$，使绿原酸和异绿原酸生成难溶于水的钙盐而沉淀析出。再加入50%硫酸分解钙盐，产生硫酸钙沉淀，绿原酸及异绿原酸成为游离酸溶于水中。绿原酸分子结构中含酯键，在碱性水溶液中易被水解，在提取分离过程中应避免碱的影响。

金银花中绿原酸和异绿原酸的提取分离流程见图10-2。

知识链接：　　脂肪族有机酸对人体的影响

有机酸有多种生物活性，如止咳平喘、扩冠、抗菌、抗癌等作用。尤其是脂肪族有机酸（脂肪酸）对人体的影响较大，其中饱和脂肪酸能促进人体对胆固醇的吸收，使血液中胆固醇含量升高，二者相互结合沉积于血管壁，是血管硬化的主要原因；不饱和脂肪酸在人体中易乳化和代谢，不易在动脉壁上沉积，有良好的降血脂作用；主要存在于动物的脂肪中，包括亚油酸、α-亚麻酸、$\gamma\Delta$-亚麻酸、二十二碳六烯酸（DHA）和二十碳五烯酸（EPA）等，其中亚油酸和α-亚麻酸不被人体合成，必须从食物或药物中摄取，故称为人体必需脂肪酸。亚油酸在人体内转化成花生四烯酸和γ-亚麻酸，α-亚麻酸在人体内最终合成二十碳五烯酸（EPA）和二十二碳六烯酸（DHA），DHA对提高记忆力、延缓大脑衰老有积极的作用。

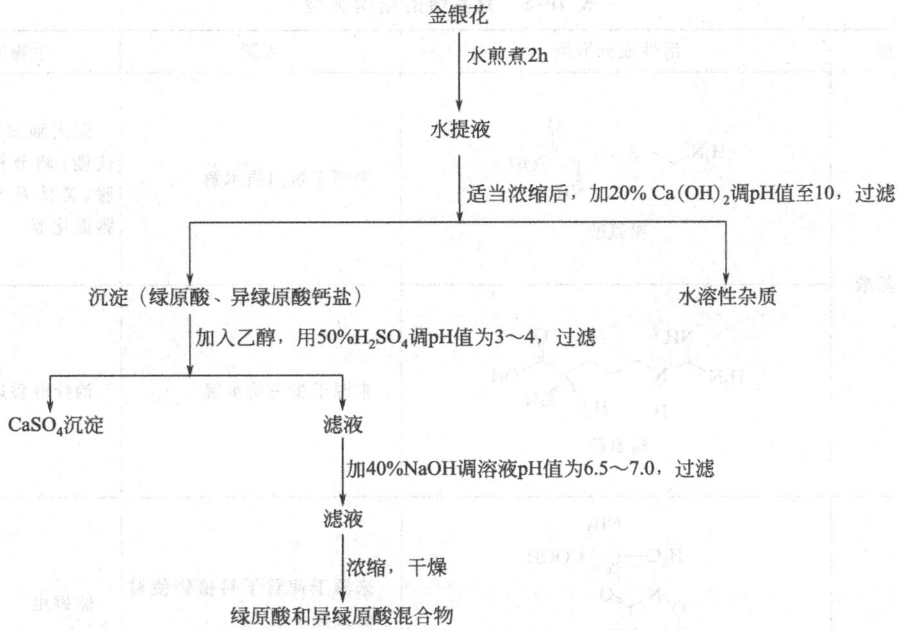

图 10-2　金银花中绿原酸和异绿原酸提取分离流程图

第三节　氨　基　酸

氨基酸是一类既含有氨基（—NH_2）又含有羧基（—COOH）的有机化合物，作为蛋白质的主要组成成分广泛存在于动植物体内，是组成生物有机体蛋白质的基本单元。

氨基酸根据来源不同可分为两类：一类由蛋白质水解而来，是构成生物有机体蛋白质的氨基酸，称为必需氨基酸。这类氨基酸大部分已用于临床，如精氨酸、谷氨酸用于治疗肝昏迷，组氨酸用于治疗胃、十二指肠溃疡及肝炎，赖氨酸大量用于强化食品及饲料。天然药物地黄、半夏等中发现有此类氨基酸。另一类是自然界存在的游离氨基酸，称为天然氨基酸。这类氨基酸已发现 300 余种。有些天然氨基酸就是天然药物中的有效成分，如南瓜子中的南瓜子氨酸，有抑制血吸虫和绦虫的作用；使君子中的使君子氨酸有驱蛔虫的作用等。

一、结构类型

氨基酸按照其来源可分为两类，详见表 10-4。

二、理化性质

1. 性状

氨基酸为无色结晶，熔点较高。

表 10-4 氨基酸的结构类型

结构类型	活性成分举例	来源	生物活性
蛋白质氨基酸	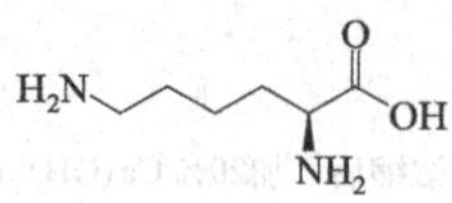 赖氨酸	来源于蛋白质水解	促大脑发育，促脂肪代谢，调节松果腺、乳腺、黄体及卵巢，防细胞退化等
	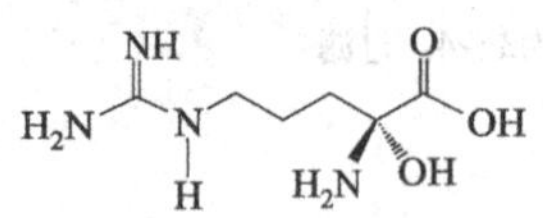 精氨酸	来源于蛋白质水解	治疗肝昏迷
非蛋白质氨基酸	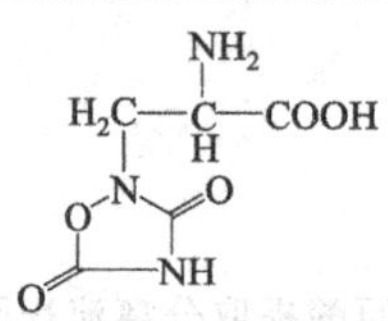 使君子氨酸	来源于使君子科植物使君子的成熟果实	驱蛔虫
	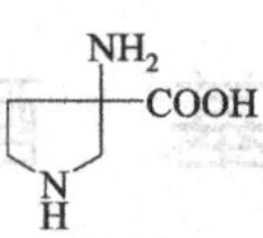 南瓜子氨酸	来源于葫芦科植物南瓜子的种子	抑制血吸虫和绦虫
	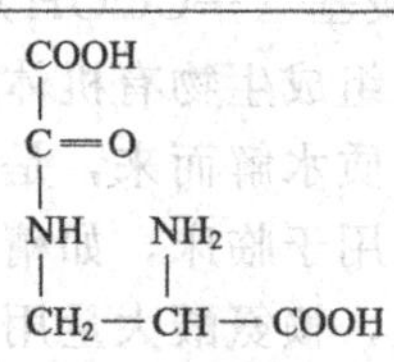 田七氨酸	来源于五加科植物三七的根和根茎	止血
	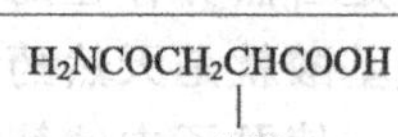 天门冬素	来源于百合科植物天冬的块根	镇咳、平喘

2. 溶解性

氨基酸极性较大，易溶于水、甲醇和乙醇，难溶于乙醚、氯仿等其他有机溶剂。

3. 等电点

氨基酸分子中既有氨基又有羧基，是两性化合物，和强酸、强碱都能成盐。在碱性溶液中能像酸一样电离，在酸性溶液中能像碱一样电离。若调节溶液的 pH 值达到某一值时，氨基酸分子中氨基和羧基荷电量相等，呈电中性，此时称该 pH 值为氨基酸的等电点（p*I*）。溶液的 pH＞p*I* 时，氨基酸表现出碱性电离，带负电；溶液的 pH＜p*I* 时，氨基酸表现出酸性电离，带正电。不同的氨基酸所带的羧基和氨基不同，等电点也不同。等电点对氨基酸的电泳性能和溶解度都产生较大影响。处于等电点的氨基酸溶解度最小，可析出沉淀；在电解质电泳床上电泳时，不同氨基酸在与其等电点对应的 pH 值区内停止电泳，达到分离目的。

三、显色反应

1. 茚三酮试剂反应

氨基酸样品溶液中加入 0.2% 茚三酮乙醇溶液后，110℃加热至显出颜色，一般氨基酸呈紫色，个别氨基酸如脯氨酸等则显黄色，氨气亦有反应，故用茚三酮试剂检查氨基酸时应避免氨气的干扰。

2. 吲哚醌试剂反应

不同的氨基酸与吲哚醌试剂产生不同的颜色，且不受氨气的影响，但其灵敏度不及茚三酮试剂反应。

3. 1,2-萘醌-4-磺酸试剂反应

氨基酸样品溶液加入 1,2-萘醌-4-磺酸试剂后，不同氨基酸产生不同的颜色。

四、提取分离

根据氨基酸溶解性的特点，通常以水或稀醇为提取溶剂。提取时，将药材粗粉用水浸泡，过滤，滤液减压浓缩至 1mL 相当于 1g 原药材，加入适量乙醇使滤液中蛋白质、糖类等杂质沉淀，过滤除去，滤液浓缩至小体积，然后通过强酸性阳离子交换树脂。充分吸附后，用 1mol/L 氢氧化钠溶液洗脱，分段收集，对茚三酮试剂显色的部分即为总氨基酸部分。

经上述方法获得的总氨基酸，还要进一步分离纯化，可结合结晶法、色谱法、电泳法获得单体。

五、鉴定法

1. 纸色谱

适用于氨基酸纸色谱的展开剂有甲醇-水-吡啶（80∶20∶4），正丁醇-乙酸乙酯-乙醇-水（4∶1∶1∶2），水饱和苯酚等。

2. 薄层色谱

在硅胶薄层上常用的展开剂有乙醇-氨水（4∶1），正丁醇-乙酸乙酯-水（65∶15∶20），正丁醇-甲酸-水（75∶15∶10）等。

知识链接：　　氨基酸的等电点

氨基酸分子中同时具有碱性的氨基和酸性的羧基，所以具有两性电解质性质，当溶液的 pH 变化时，溶液中的离子状态也发生变化，酸性溶液中的氨基酸呈阳离子状态，碱性溶液中的氨基酸呈阴离子状态，此时，若溶液中通以电流，则酸性溶液中的氨基酸向阴极移动，而碱性溶液中的氨基酸则向阳极移动，当溶液的 pH 达到某一定值时，氨基酸中阴、阳离子解离的趋向相当，氨基酸不向任何电极移动，此时溶液的 pH 就是该氨基酸的等电点。等电点是氨基酸的一个重要物理常数，不同的氨基酸有不同的等电点。在等电点时，氨基酸的溶解度最小，根据这一性质，可用于氨基酸的分离。

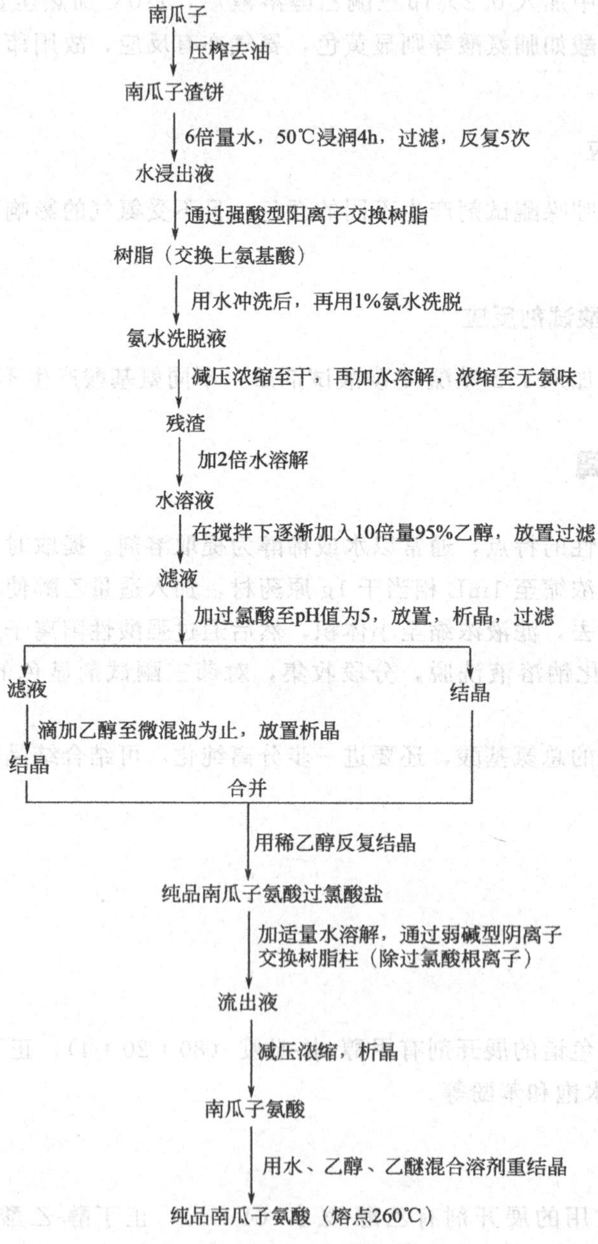

图 10-3　南瓜子氨酸提取分离流程

六、应用实例

以下介绍南瓜子中南瓜子氨酸的提取分离。

南瓜子为葫芦科植物南瓜 *Cucurbita moshata* Duch. 的种子。从其中分离到的南瓜子氨酸有抑制血吸虫和绦虫的作用。南瓜子氨基酸是一种碱性氨基酸，可与过氯酸形成结晶性盐从稀乙醇中析出。其提取分离流程见图 10-3。

第四节 蛋白质和酶

一、蛋白质

蛋白质是生物体内最基本的物质基础，它是由多种 α-氨基酸通过肽键结合而成的一类大分子化合物，其分子常由数百个氨基酸分子组成，是构成生命体的主要成分之一。若氨基酸的个数在 100 以上，一般称为蛋白质，低于 100 个氨基酸单位的，称之为多肽。蛋白质一般作为植物的营养成分，因此，在植物的根、种子等器官中多含蛋白质。而酶是一类具有专一催化能力的活性蛋白。

研究工作表明，天然药物中含有的蛋白质和酶具有较高的生物活性。例如来自天花粉中的天花粉蛋白可用于中期引产，并具有抗病毒和抑制艾滋病病毒的作用；凤梨中的凤梨酶可以消化蛋白质，用于驱除肠内寄生虫、抗水肿和抗炎；番木瓜中的木瓜酶，可以驱除肠内寄生虫。此外，多肽、低肽和糖肽也具有多种生物活性，如蜂毒素中的蜂毒肽有强溶血作用和表面活性，蜂毒明肽具有兴奋中枢神经的作用；牛黄中的水溶性肽具有收缩平滑肌和降低血压的作用；水蛭素具有抗凝血作用。

1. 理化性质

(1) 性状　蛋白质是一类高分子胶体物质，仅少数蛋白质能制成晶态。其水溶液有显著的胶体通性，如丁达尔现象、扩散速度慢、不能透过半透膜等。常可利用这些性质提纯蛋白质。

(2) 溶解性　大部分蛋白质和酶能溶于水，生成胶体溶液，有些则需要在弱酸或弱碱溶液中才能溶解，不溶于甲醇、乙醇、丙酮等有机溶剂，只有少数与脂类结合的蛋白质能溶于稀乙醇等有机溶剂中。蛋白质水溶液振摇能产生似肥皂状的泡沫，加热凝结可从溶液中沉淀析出。

(3) 两性和等电点　蛋白质与氨基酸一样，呈两性，也具有等电点。在不同的 pH 溶液中显示酸性或碱性，在电场中向正极或负极泳动；在等电点时溶解度最小，利用这些性质可分离纯化蛋白质。

(4) 蛋白质的盐析　蛋白质分子表面有许多亲水基团（如氨基、羧基、羟基及酰胺基等）能与水分子发生水化作用，形成牢固的水化层而将蛋白质分子互相隔开，使溶液得以稳定。

当加入大量强电解质（如硫酸铵、氯化钠、硫酸钠等）于蛋白质溶液中，水化层被破坏，蛋白质分子互相凝聚，从溶液中沉淀析出。析出的蛋白质仍有活性，加水后沉淀又可溶解，故盐析为可逆过程，属于物理变化。常利用这一性质提纯有活性的蛋白质。盐析时，溶液的 pH 值在蛋白质的等电点处效果最好。

（5）蛋白质的变性　蛋白质在高温、高压、紫外线、强酸、强碱、重金属盐以及一些有机化合物如甲醛、乙醇等的作用下，发生化学变化，凝聚成固体物质而析出，称为变性。变性后蛋白质的结构和性质都发生了变化，如溶解度降低、黏度增大、生物活性丧失、易被酶水解等。变性是个不可逆的过程，属于化学变化。在提取中常用乙醇沉淀法除去蛋白质类杂质。利用此性质可除去蛋白质，也可用于蛋白质的检识，见表 10-5。

表 10-5　蛋白质的检识

反应名称	反应试剂	反应结果
沉淀反应	酸性试剂、重金属盐、乙醇等	沉 淀
双缩脲反应	碱性硫酸铜	紫红色
茚三酮反应	茚三酮	紫 色

（6）沉淀反应　蛋白质可与酸性沉淀试剂（如鞣酸、苦味酸、硅钨酸、三氯乙酸等）、重金属盐（如硫酸铜、氯化汞、醋酸铅）和乙醇发生沉淀反应，见表 10-5。

（7）显色反应

① 双缩脲反应　蛋白质分子中含有许多和双缩脲结构相似的肽键，能在碱性溶液中与硫酸铜反应生成紫红色络合物，见表 10-5。

② 茚三酮反应　同氨基酸类似，蛋白质溶液中加入茚三酮加热至沸显蓝色。

③ 硫的反应　当蛋白质分子中含有半胱氨酸或蛋氨酸等含硫氨基酸时，与碱及醋酸铅共热会产生黑色硫化铅沉淀，见表 10-5。

④ Millon 试剂反应　蛋白质遇 Millon 试剂（硝酸汞、亚硝酸汞、硝酸和亚硝酸的混合物）后即产生白色沉淀，加热后变成红色。酪氨酸及含酪氨酸的蛋白质都有此反应，见表 10-5。

2. 提取分离

（1）溶剂提取法

① 水溶液提取法　根据蛋白质和酶的溶解性，一般用水冷浸提取，因其提取液中还含有无机盐、糖、有机酸和苷类等水溶性杂质。常先加入乙醇、丙酮或无机盐，或调节溶液 pH 值，使蛋白质和酶沉淀析出。由于常温下蛋白质和酶对有机溶剂不稳定，通常在较低温度下加入并迅速进行并搅拌。

② 有机溶剂提取法　一些和脂质结合比较牢固或分子中非极性侧链较多的蛋白质和酶，不溶于水、稀盐、稀酸或稀碱溶液，能溶于乙醇、丙酮和丁醇等有机溶剂。这些溶剂既具有一定的亲水性，又具有较强的亲脂性，是理想的脂蛋白提取溶剂，但须在低温下操作，如丁醇提取法。此外，丁醇提取法的 pH 值及温度选择范围较广，也适用于动植物及微生物材料的提取。

（2）分级沉淀法

① 有机溶剂分级沉淀法　预先将蛋白质溶液和溶剂冷却，将有机溶剂按浓度由低到高的顺序依次加入蛋白质溶液，每加入一次有机溶剂，离心分离出蛋白质沉淀。将离心得

到的蛋白质溶于足量的水或缓冲液中，稀释其中含有的有机溶剂。

② 无机盐分级沉淀法　无机盐溶解度较大，对蛋白质或酶无破坏作用，常用的有氯化钠、硫酸钠、硫酸铵、硫酸镁等。其中硫酸铵最为常用，使用时因其溶于水后显酸性，故需调节溶液 pH 值至 6～7。

③ pH 值分级沉淀法　利用蛋白质在等电点时溶解度最小的性质，调节溶液的 pH 值，使部分蛋白质沉淀。

(3) 色谱分离法

① 吸附色谱法　将沉淀得到的总蛋白质与硅藻土拌样加于吸附柱上，用硫酸铵溶液进行洗脱，既可以分离蛋白质，又可以除杂。

② 凝胶色谱法　通常选用葡聚糖凝胶或聚丙烯酰胺凝胶。上样后，用合适的洗脱剂洗脱，蛋白质按其分子从大到小的顺序流出色谱柱。

③ 离子交换色谱法　分离蛋白质时应用亲水性较强的离子交换剂，如离子交换纤维粉和离子交换凝胶。当纤维粉或凝胶分子带有羧甲基时，呈阳离子交换性能；带有二乙氨乙基时，呈阴离子交换性能。离子交换色谱常采用分级洗脱或梯度洗脱，分步收集洗脱液。因洗脱液无色，用显色反应检测各部分收集液，再用电泳法检验蛋白质的分离情况。

二、酶

酶是一类具有特殊催化能力的活性蛋白质，具有与蛋白质相似的性质，是生物体内生化反应的催化剂。酶的催化作用具有专属性，通常一种酶只能催化某一种特定的反应，如蛋白酶只能使蛋白质水解；麦芽糖酶可水解 α-苷键，对 β-苷键无效；苦杏仁酶则可水解 β-苷键，对 α-苷键无效。在天然药物的提取过程中，必须注意酶的活性，如提取次生苷可利用酶的活性而使苷水解；提取原生苷则需破坏酶的活性，以防天然药物中有效成分受到影响。

蛋白质和酶在天然药物中普遍存在，多视为无效成分。随着研究的深入，近年来陆续开发了天然药物中具有不同活性的蛋白质，前也述及，如栝楼根中的天花粉蛋白具有引产、抗病毒和抗癌作用；苦瓜中的多肽类具有降血糖作用等。

三、植物色素

植物色素是指广泛分布于植物界的一类有色物质，如叶绿素、叶黄素、胡萝卜素、醌类及黄酮类（花色素）等。按其溶解性的不同，可将植物色素分为水溶性色素和脂溶性色素两大类。

1. 水溶性色素

如醌类（苷）、黄酮衍生物（花色素等）等。可溶于水、乙醇，不溶于石油醚、苯、氯仿等极性较小的有机溶剂。

2. 脂溶性色素

如叶绿素、叶黄素、胡萝卜素等。可溶于油脂、石油醚、苯等极性较小的有机溶剂

（也可溶于高浓度乙醇），不溶于水。

叶绿素是绿色植物进行光合作用的主要物质。其分布很广，凡植物体所呈现的绿色，就反映了叶绿素的存在。叶绿素一般被视为无效成分。但其衍生物具有抗菌、消炎、除臭等功效，可防治贫血、溃疡等口腔疾病。

胡萝卜素广泛分布于植物界，是重要天然色素之一，如绿色植物的叶片中、胡萝卜根、南瓜及橘属植物的果皮中均含有大量的胡萝卜素。这类物质具有共轭多烯的基本结构。胡萝卜素是维生素 A 的前体，服用后在人体内转变成维生素 A，可用于维生素 A 缺乏之症，也是合成维生素 A 和维生素 E 的原料。近年来研究表明，胡萝卜素具有抗氧化、抗癌及增强免疫等新的生物活性。

四、树脂

树脂是植物体受伤后从树脂道内分泌渗出的一种液体，置于空气中逐渐变为半透明的固体或半固体物质。树脂与树胶不同，不属于糖类，是一类化学组成复杂的混合物，常与挥发油、树胶、有机酸等混合存在。与挥发油混合存在的称为油树脂，如松油脂；与树胶混合存在的称为胶树脂，如藤黄；与有机酸共存的称为香树脂，如安息香；与糖结合存在的称为糖树脂，如牵牛子脂；与挥发油、树胶同时混存的称为油胶树脂，如阿魏；不含或含少量其他成分的树脂称为单树脂，如松香等。

树脂不溶于水及稀酸水，能溶于乙醇、乙醚、氯仿等有机溶剂。树脂受热则软化成胶体，燃烧时产生浓烟，并有特殊的气味。

天然药物中存在的树脂多视为无效成分需除去，当其含量较高时，在医疗和化工方面也有一定的用途。如牵牛子脂可用作泻药，外用可杀菌、防腐；血竭可治疗跌扑损伤；没药、乳香有活血、止痛、兴奋、收敛等作用，用于局部抗感染；藤黄是一种泻药，也是黄色染料；松香常被用作硬膏剂的原料。

第五节　海洋天然药物简介

一、概述

海洋是孕育生命的摇篮，它哺育着形形色色的海洋生物，是地球上最大的天然生物宝库。地球上的生物物种约有 80%生活在海洋中，不但数量极为丰富，而且种类也异常繁多，其中除了我们所熟悉的鱼、虾、贝类外，还存在着我们尚不太了解的大量海洋藻类及海绵动物、腔肠动物等低级海洋生物，种类达 20 多万种。海洋生物由于生存环境条件的特殊（高盐、高压、缺氧、缺少光照等），使其与陆地生物迥然不同，在新陈代谢、生存繁衍、适应机制等方面具有显著的特性。目前，已从海洋生物中分离得到大量化学结构独特的化合物，表现出各种各样的生物活性和功能，如抗癌、抗心脑血管疾病、抗菌、抗病毒等，显示出海洋药物利用的广阔前景。

二、结构类型

海洋生物的结构千差万别，新的骨架结构不断被发现。常见的化合物有萜类、甾体化合物、多糖、蛋白质、脂肪烃以及一些海洋生物中特有的结构类型。下面仅就海洋天然生物中结构新颖特殊、生理活性明显的几种类型做一简要介绍，见表10-6。

表10-6 海洋天然产物的特殊结构类型

结构类型及特征	代表化合物	存在及生物活性
1. 大环内酯类 结构中含有内酯环，环的大小差别较大（从十六元环到六十元环不等）	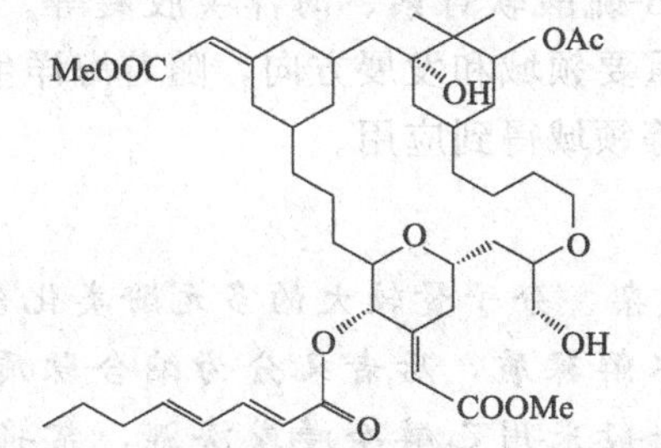 bryostatin-1	从海洋无脊椎动物苔藓虫中得到，具有较高的抗肿瘤活性和较低的毒性。对治疗白血病、淋巴瘤、黑色毒素有奇效
2. 聚醚类化合物 结构中含有多个以5～9元环稠合而成的醚环，形成一梯状结构，称之为“聚醚梯”	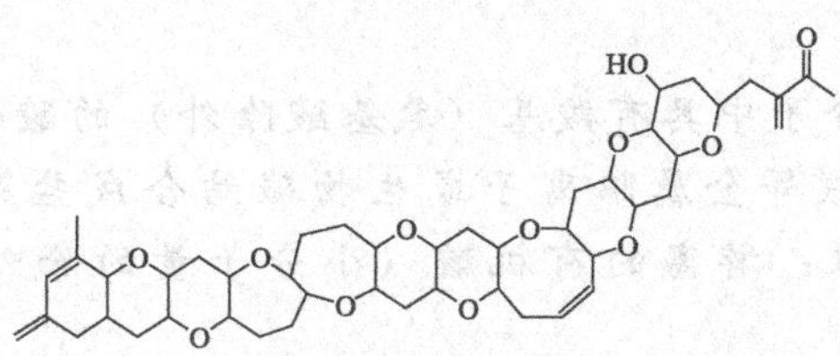 短裸甲藻毒素Ⅰ型 PbTX-2	从引发赤潮的主要藻类短裸甲藻中得到，是赤潮发生时引起鱼类死亡的主要毒素
3. 海洋肽类 组成海洋肽类除常见的氨基酸外，还有大量特殊氨基酸或含有胍基或磺酸基的结构类型	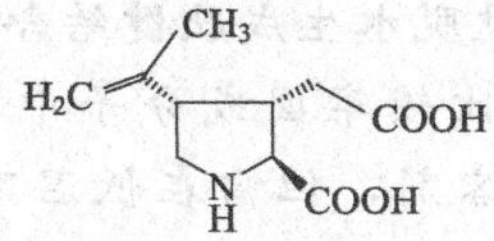 海人草酸	从红藻海人草中得到的海人草酸具有驱蛔虫、鞭虫、绦虫的作用，可直接作为药用
4. 海洋烃类 （1）卤代烃（结构中含有卤素）	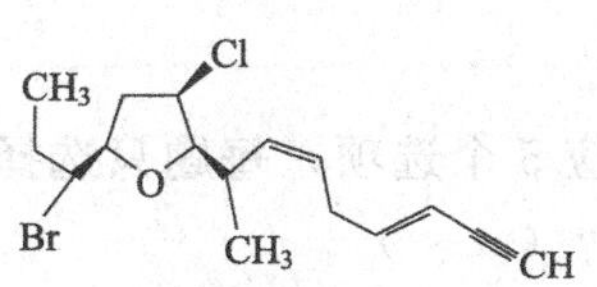 sezakyne	由海洋藻类和软体动物中得到
（2）不饱和环烃基类（前列腺素类）	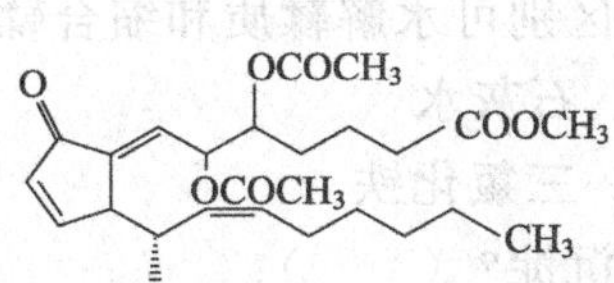 punaglandin	由八放珊瑚中分离得到，具有前列腺素样活性及抗肿瘤活性

三、发展趋势及生物活性

在过去的几十年中，大约有16000多种海洋生物被发现，并且从中开发了一大批具有抗菌、抗病毒、抗心脑血管疾病和抗肿瘤等作用的天然药物活性成分。我国在研发海洋药物，特别是在保健功能食品的开发应用上取得了显著成果。有关资料显示，我国目前已有数种海洋药物获得国家批准上市，如河豚毒素、藻酸双酯钠等。已进入临床研究的有国家二类新药治疗肾衰的药物“肾海康”等。另外还有获得“健字号”的海洋保健品以及正在开发的抗肿瘤海洋药物，如6-硫酸软骨素、海洋宝胶囊等。海洋药物的研究和开发已成为世界各国竞相研究的一个重要领域和发展方向，随着海洋生物科学的发展，将有更多的海洋物种在医药、保健食品等领域得到应用。

学习要点：

(1) 鞣质是一类结构复杂、分子量较大的多元酚类化合物及其衍生物，一般将鞣质分为可水解鞣质和不可水解鞣质，后者又分为缩合鞣质和复合鞣质两大类。能与蛋白质结合成不溶于水，一般采用乙醇冷浸或渗漉，常将含鞣质的水溶液依次用乙醚、乙酸乙酯、正丁醇进行萃取，也可向含鞣质的水溶液中分批加入明胶溶液，沉淀鞣质。

(2) 有机酸是一类分子中具有羧基（氨基酸除外）的酸性有机化合物，在植物体中常与钾、钠、钙、镁等金属阳离子或生物碱结合成盐存在，可用水或稀碱水（10%的 $NaHCO_3$）提取；游离的有机酸（小分子量的除外）易溶于亲脂性有机溶剂。

(3) 氨基酸是一类既含有氨基又含有羧基的有机化合物，氨基酸极性较大，易溶于水、甲醇和乙醇。通常以水或稀醇为提取溶剂。

(4) 蛋白质是由α-氨基酸通过脱水生成肽键结合而成的一类大分子化合物，一般用水冷浸提取；一些和脂质结合比较牢固或分子中非极性侧链较多的蛋白质和酶，能溶于乙醇、丙酮和丁醇等有机溶剂，但需在低温下操作。采用分级沉淀法、色谱法分离。

目标检测

一、单项选择题（每个题对应5个选项，每题只选择一个最佳答案）

1. 下列哪项不是鞣质的性质？（　　）

A. 可溶于水　　B. 具有还原性　　C. 具有氧化性

D. 与醋酸铅产生沉淀　　E. 与蛋白质产生沉淀

2. 下列除哪项外都可以用来区别可水解鞣质和缩合鞣质？（　　）

A. 溴水　　B. 石灰水　　C. 醋酸水

D. 稀酸　　E. 三氯化铁

3. 鞣质不能与哪类成分生成沉淀？（　　）

A. 明胶　　B. 醋酸铅　　C. 生物碱

D. 石灰水　　E. 铁氰化钾氨溶液

4. 鞣质是（　　）。

A. 多元酚类　　B. 复杂的化合物　　C. 具有涩味的化合物

D. 大分子化合物　　E. 复杂的多元酚类、大分子化合物

5. 缩合鞣质与酸作用的产物是（　　）。

A. 没食子酸　　B. 儿茶素　　C. 鞣红

D. 糖类　　E. 多元醇

6. 检查氨基酸最常用的显色剂是（　　）。

A. 氨水　　B. 吲哚醌试剂　　C. 茚三酮试剂

D. 磷钼酸试剂　　E. 双缩脲

7. 不能与蛋白质产生沉淀反应的试剂是（　　）。

A. 苦味酸　　B. 硫酸铜　　C. 醋酸铅

D. 鞣酸　　E. 三氯化铁

二、多项选择题（每个题对应 5 个选项，可选多个选项）

1. 鞣质的别名是（　　）。

A. 鞣酸　　B. 单宁　　C. 鞣酐

D. 鞣革　　E. 鞣红

2. 鞣质的通性是（　　）。

A. 与蛋白质生成沉淀　　B. 具强还原性　　C. 溶于水、乙醇

D. 与重金属产生沉淀　　E. 与生物碱产生沉淀

3. 可水解鞣质能发生水解的原因是由于其分子中含有（　　）。

A. 苷键　　B. 酯键　　C. 双键

D. 酚羟基　　E. 苯环

4. 树脂多数与下列哪些化合物混合存在？（　　）

A. 生物碱　　B. 黄酮类　　C. 挥发油

D. 树胶　　E. 有机酸

5. 下列哪些属于多糖？（　　）

A. 淀粉　　B. 树脂　　C. 树胶

D. 果胶　　E. 甲壳素

6. 下列可除去鞣质的方法是（　　）。

A. 石灰沉淀法　　B. 铅盐沉淀法　　C. 聚酰胺吸附法

D. 明胶沉淀法　　E. 热处理冷藏法

7. 在多数提取有效成分的情况下，常作为杂质被除去的成分是（　　）。

A. 黄酮类　　B. 油脂　　C. 树脂

D. 鞣质　　E. 脂溶性色素

8. 有机酸的性质是（　　）。

A. 可溶于 $NaHCO_3$　　B. 其铅盐易溶于水　　C. 易成盐

D. 能被醋酸铅沉淀　　E. 多溶于有机溶剂，难溶于水

三、简答题

1. 鞣质的分离纯化方法有哪些？

2. 从天然药物提取液中去除鞣质的方法有哪些？

3. 什么是氨基酸的等电点？氨基酸在等电点时有什么性质？

4. 有机酸的分离和提取方法是什么？

5. 简述蛋白质的提取方法与注意事项。

6. 海洋天然药物的主要结构类型有哪些？

（乌兰巴依尔）

第十一章

天然药物活性成分研究开发

学习目标

1. 掌握天然药物活性成分的研究方法。
2. 熟悉天然药物活性成分研究的一般过程。
3. 了解天然药物活性成分研究的目的和意义以及文献查阅的方法。
4. 能够通过预试验的方法对天然药物中主要的化学成分进行检识和鉴定。

天然药物的使用历史非常悠久，在美索不达米亚出土的2500年前的黏土板上就记载了上千种当地植物，其中不少就是药用植物；古巴比伦人也用楔形文字记载了近千种来源于植物的物质，其中部分物质在今天仍用于咳嗽、感冒、寄生虫感染以及炎症的治疗。可以说，整个世界医药文明的开端都是起源于如何将植物、动物、矿物作为治疗疾病的药物的历史。其实，早在现代西方医药学发展的数千年以前，人们就已经知道了植物以及其他生物含有生理活性物质，但对天然药物中活性成分的系统研究还是由19世纪的欧洲化学家开始的。19世纪初，德国化学家对鸦片进行了研究，分离得到了止痛成分吗啡与止咳成分可待因等多种生物碱，其中的吗啡由默克（Merck）公司在1826年开始生产，成为世界上第一个商用纯天然药物；阿司匹林则是第一个基于天然产物的半合成药物。1838年，人们从杨树皮中提取到水杨酸，在水杨酸的基础上合成了乙酰水杨酸——阿司匹林，由拜耳（Bayer）公司在1899年开始生产。20世纪50年代，治疗高血压药利血平与抗癌药长春新碱的发明又一次掀起天然药物化学研究的热潮，从而促进了抗癌新药紫杉醇、喜树碱、依托泊苷及其类似物的问世。据统计，目前临床使用的药物三分之一以上是直接或间接来源于天然产物，在科学技术飞速发展、化学药物占主导地位的今天，从天然产物中发现活性成分或是以天然药物活性成分为先导化合物进一步开发的衍生物、类似物或全合成产物仍然是发明新药的重要途径。

天然药物之所以能防治疾病，其物质基础在于所含的活性成分。然而，一种天然药物往往含有多种成分，通常只有一种或一类成分是有效的，其他成分是无效的。因此，只有通过对天然药物活性成分的研究，明确了天然药物中的这些防治疾病的化学成分，才能为天然药物的生产加工、质量控制、探索天然药物防治疾病的原理、进行结构修饰和化学合成，以及扩大天然药物资源等方面提供理论上的依据。

第一节 天然药物活性成分的研究过程

天然药物活性成分的研究开发是一项系统工程，包括药学、药理、毒理、临床各个方面。而从天然药物中开发一类创新药物的前提在于能否从天然药物中分离得到新的活性化合物。根据以往新药开发的经验，对未知活性成分的天然药物进行研究开发可按图 11-1 所示过程进行。

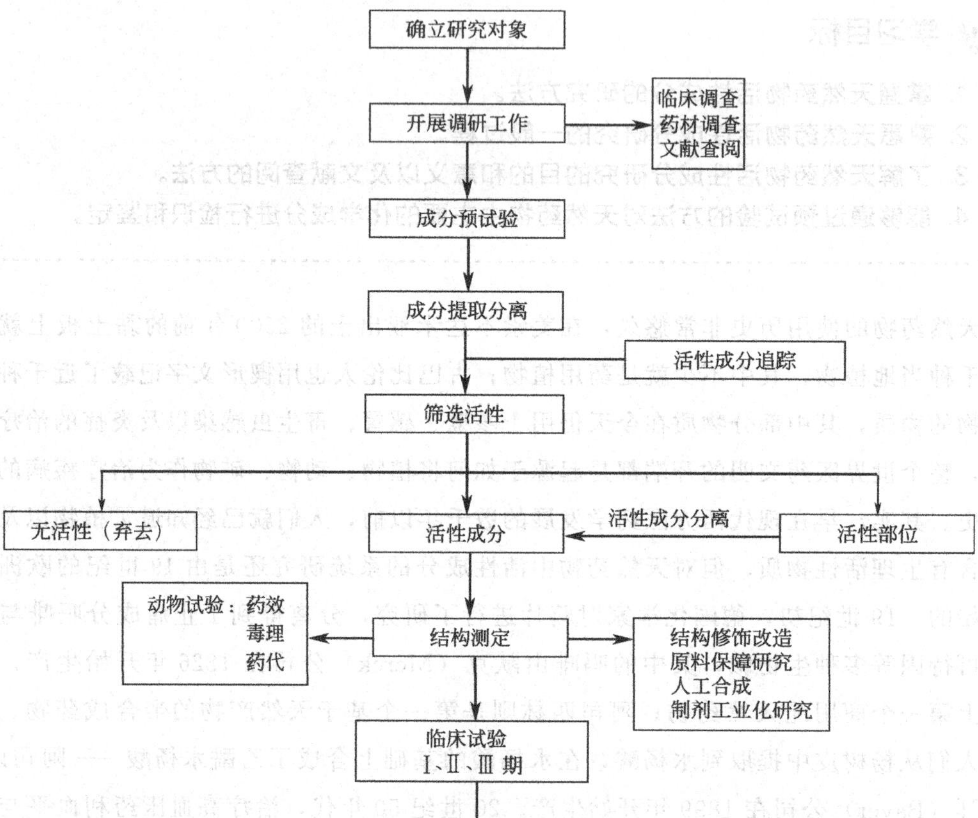

图 11-1 天然药物活性成分研究的一般过程

第二节 天然药物中活性成分的研究方法

一、研究对象的确定

世界各国长期以来在使用天然药物防治疾病的过程中所积累的丰富经验是寻找新药的

极为重要的源泉和基础。因此，研究天然药物的活性成分，首先要注意文献的调研和现有临床使用药物的效果考察。我国中草药的使用和研究有几千年的悠久历史。广大劳动人民在长期的实践中，积累了丰富的用药经验和医药文献，这些宝贵的经验是我们寻找和开发天然药物活性成分时值得充分挖掘和利用的一个伟大宝库。

我国在这方面取得成功的例子很多，最典型的比如青蒿素。青蒿素是我国自主研发的一种新型抗疟药，我国古代的医药文献上很早就有青蒿对“截疟”有效的记载。如东晋葛洪著在《肘后备急方》中记载：“青蒿一握，水二升渍，绞取汁尽服之。”这说明青蒿中含有抗疟有效成分，且加热易破坏。我国的研究人员屠呦呦等人将青蒿进行低温提取获得了抗疟有效成分青蒿素，后来又通过构效关系的研究开发出了更高效低毒的衍生物双氢青蒿素。

再如薤白从1990年至2015年版《中国药典》均有收载，中医临床主治“胸痹”“心痛彻背”等症，相当于心绞痛、心肌梗死等症状。由汉代张仲景提出的著名方剂中，如“瓜蒌薤白白酒汤”“瓜蒌薤白半夏汤”以及“枳实薤白桂枝汤”等均含有薤白。对上述方剂进行抗凝活性筛选，采用抗血小板聚集活性测试体系作为检测方法，进行生物活性成分的跟踪分离，提示多种薤白提取物有较强的抗凝和溶纤活性，目前已经从薤白中开发成功多种作为临床应用的抗血栓药物。可以说，我国丰富的动植物资源为我们从天然药物中发现新药奠定了物质基础，而从已有两千多年临床用药历史和完整的理论体系作指导的中药出发去寻找新的活性成分，将会是一条有效的捷径。

二、调查研究

当确定了要研究的对象后，就要着手进行相关的调查研究工作。这其中包括临床使用情况的调查、药材资源调查和文献资料调研三个方面。

1. 临床使用情况的调查

临床使用情况的调查包括临床疗效的考察和实际应用情况的考察。由于影响天然药物疗效的因素较多，在确定其功效的基础上首先就是确定品种类别，特别是植物或中药同名异物和同物异名现象较多，植物的科、属不同，成分各异，药效作用也有很大差别，品种的鉴别、鉴定显得尤为重要，如果品种没有鉴别准确，实验结果很难会有好的重现性；其次，考察其生长环境、采收季节、加工与炮制方法等，这些因素都会影响药物的疗效；同时，对这些因素的考察还可为研究有效成分的提取、分离方法提供参考。

2. 药材资源调查

药材的生长环境、资源分布、品种的多少都是研究天然药物要考虑的因素。对于资源少以及有效成分含量甚微的药材，在研究的开始阶段，就要考虑到如何解决资源缺乏的问题。也可待有效成分的结构确定后，再进一步检测其他天然资源中是否也存在该成分，如果存在，就可以扩大含有该有效成分的天然药物资源。例如，1954年德国研究人员首次从500kg的蚕蛹中分离得到25mg的蜕皮素结晶，由于样品量少，研究工作在当时非常困难，直到1965年才用X射线晶体衍射法确定了蜕皮素结晶的两种成分α-蜕皮素和β-蜕皮素。有趣的是，这种成分在植物中也广泛存在，统称为植物蜕皮素，且含量更高。我国昆明植物所就筛选得到了含β-蜕皮激素很高的植物露水草，已作为工业生产蜕皮激素的理想植物资源。

3. 文献资料调研

文献资料是人们获取知识的重要媒介，文献的内容反映了人们在一定社会历史阶段的知识水平。任何一项科学研究都必须广泛搜集文献资料，查阅文献，总结前人研究取得的经验和成果，是贯穿活性成分研究全过程的一项重要工作。通过文献的查阅和整理分析，不仅可以吸取前人的经验教训，少走弯路，更重要的是可以充分全面了解同类研究的进展和水平，为制定研究方案提供宝贵的借鉴。因此，熟练掌握查阅各种文献的技巧是每一位研究人员应该具备的基本素质。

文献查阅的方法一般先根据研究目的确定要查找的内容，选定检索工具如目录、索引、文摘等，最后查阅原始文献，如著作、期刊、论文集、专题报告、专利等。以下是研究天然药物活性成分常用的一些文献。

(1) 期刊杂志 详见表11-1。

表11-1 代表性的期刊杂志

外文期刊	中文期刊	重要的国内外文摘
Joumal of natural products(USA) PHytochemistry(Eng) Planta Medica(Ger) Chemical and PHarmaceutical Bulletin (Jnp) Chinese Chemical Letters(Chn) Tetrahedron Letters(Eng) Heterocycles(Jnp)	植物学报、中草药、中药材、中成药、云南植物研究、国外医药植物分册、中国中药杂志、化学通报、光谱学报、药学学报、中国药学杂志、中国医药工业杂志	Chemical Abstracts(CA，美国化学文摘)、Natural Products Report(天然产物报告)、Complete Chemical Abstracts of Japan(日本化学总览)、International Pharmaceutical Abstracts(IPA 国际药学文摘)、Natural Products Update (天然产物新进展)、中药研究文献摘要、药学文摘

(2) 工具书 工具书是专供查找知识信息的文献，它系统汇集某方面的资料，按特定方法加以编排，以供需要时查考用的文献。如由中国科学院植物研究所编写、科学出版社出版的《中国高等植物图鉴》，共七册，该套图鉴收录了我国几乎所有的高等植物，有中文名、拉丁名、形态特征、图片、用途等，十分实用，可供植物分类方面的参阅；由中国科学院中国植物志编辑委员会编写、科学出版社出版的《中国植物志》80卷120册，5000多万字，是目前世界上最大型、种类最丰富的一部巨著，为合理开发利用植物资源提供了极为重要的基础信息和科学依据。

(3) 其他参考书、专著 如“徐筱杰．药用天然产物．北京：化学工业出版社，2010；汪茂田．天然有机化合物提取分离与结构鉴定．北京：化学工业出版社，2006；卢艳花．中药有效成分提取分离技术．北京：化学工业出版社，2005；徐任生．天然产物化学．北京：科学出版社，2004；陈惠芳．植物活性成分辞典．北京：中国医药科技出版社，2001；吴寿金．现代中草药成分化学．北京：中国医药科技出版社，2002”。

此外，随着计算机技术的普及及网络的发展，通过计算机网络可快速、远程、方便地查阅世界各地图书馆目录、工具书、期刊索引、电子出版物、科技论文、数据库等，如清华同方数据库的CNKI图书馆中国期刊全文数据库、超星数字图书网、国外的Dictionary of Natural Products (DNP) 等均可很方便地查阅相关文献。

三、天然药物化学成分的预试验

1. 预试验目的

天然药物中所含的化学成分较为复杂，类型繁多，在提取分离这些成分之前为初步了解其中所含成分类型的大致情况，一般需要先进行预试验。所谓预试验，就是利用中药及天然药物中各类成分的溶解度和特征化学反应或生物活性来初步判断可能存在哪些类型的化学成分的预备性试验。其结果可以为今后的提取分离工作提供一定的参考，帮助我们根据所含成分的性质来设计具体的提取分离方案。

2. 预试验方法

化学成分预试验方法有两大类：一类是单项预试验，即根据需要重点检查某类成分，例如寻找含生物碱成分，仅需进行生物碱的定性反应，以检查生物碱的存在与否；另一类是系统预试法，即选用简单的定性方法对中药中各类成分进行较为全面的试验。

(1) 单项预试验的方法 主要是根据要寻找的某类成分的溶解性能或其他某些特性，采用适宜的有针对性的方法制备供试液。如水蒸气蒸馏法直接检查挥发油类成分；用微量升华法检查蒽醌类升华成分；利用强心苷的特征反应和动物实验检查植物中强心苷的存在；利用皂苷的发泡性和溶血性能检查皂苷的存在。

① 水提取液 取样品粉末 10g（过 20 目筛），加 10 倍量水，室温浸泡 24h，过滤，取滤液 10mL，供检查氨基酸、多肽、蛋白质等，剩余药液和药渣在 60℃水浴中加热约 10min，过滤，滤液检查糖、多糖、皂苷、苷类、鞣质、有机酸及水溶性生物碱。

② 中性醇提取液 取样品粉末 10g（过 20 目筛）加 60mL 95%乙醇，在水浴中加热回流 20min，过滤，滤液检查黄酮、蒽醌、香豆素、萜类、甾体。

③ 酸性醇提取液 取样品粉末 2g，加含 0.5%盐酸的乙醇液 10mL，水浴回流 10min，过滤，滤液检查生物碱。

④ 石油醚提取液 取样品粉末 1g，加 10mL 石油醚（沸程 60～90℃），密闭浸渍 24h，过滤，滤液检查挥发油、萜类、甾类及脂肪等。

(2) 系统预试验的方法 系统预试供试液的制备主要是根据各类成分的亲脂性强弱不同，选择适当的溶剂，按极性由小到大的顺序进行抽提，使极性不同的各类成分得到初步的分离，就可以进行系统的检查，以达到预试的目的。如 Dragendorff 系统预试法是将样品粉末用石油醚、乙醚、氯仿、无水乙醇、水、稀盐酸、稀氢氧化钠等溶液顺次分别冷浸或温浸，每用一种溶剂可提取数次，直至可溶物提尽为止，然后将药物样品中残留溶剂蒸去（酸碱可用水洗去），再用第二种溶剂提取。还可以进一步将某些成分复杂的部位再分成不同部分，然后分别进行化学成分检查。但有些化合物结构类型虽然不同，极性却可能相近，所以按成分的极性大小分离，不能完全排除各类化学成分之间相互交叉的现象。

(3) 供试液中化学成分的检识 制成供试液后就可分别进行各类成分的检识，根据检识结果确定药材中含有哪些类型的化学成分。各类成分检查方法有试管法、纸片斑点法、圆形滤纸色谱法等。一般多采用试管反应直接观察反应现象。

天然药物中所含化学成分多为复杂的混合物，分析时常常互相干扰，不易得到正确结果。在鉴别过程中有时会出现某一类成分的几个鉴别结果不一致的情况（即有的呈阳性反应，有的呈阴性），这时应进行全面分析。首先应注意呈阳性反应的试验是否属于该类成分的专一反应，否则应检查其他类成分能否产生该反应，从多方面加以判断。另外，某些反应只能对某一类成分中的某个化学基团呈现反应，如检查黄酮类的盐酸-镁粉试验，它只对黄酮类中的羟基黄酮类（黄酮醇类）反应明显，其余黄酮类化合物则反应不甚明显，但也不能轻易否定不是黄酮类。一般鉴别试验只是一个初步判断，预试的结果只能参考，有时还可以采用纸色谱或薄层色谱的方法把各类成分初步分开后再做进一步的鉴别。

四、天然药物化学成分的提取分离

天然药物化学成分的提取分离方案的设计应根据预实验的结果进行。分离得到的每一部位都要按照药理指标进行取舍，直到得到有效成分。一般活性成分的分离要经过部位分离、组分的分离和单体分离三个阶段。

1. 部位分离

部位分离即利用极性由小到大的各种有机溶剂连续提取，将化学成分分为极性不同的各个部位。部位分离法有许多种，如七部位法、五部位法、四部位法等。这些方法各有特点，但基本原理都是利用极性不同的有机溶剂依次提取药材并分成不同极性的部位。由于使用的溶剂系统不同，分离的部位也有多有少。近年来，部位分离更多地采用石油醚（或苯）-氯仿（或乙醚）-乙酸乙酯-正丁醇-水的五部位法。所得五个部分大体的成分为：①石油醚部分，包括油脂、叶绿素、亲脂性苷元、甾醇等；②氯仿部分，包括生物碱、多数苷元、脂肪酸等；③乙酸乙酯部分，包括亲脂性单糖苷、酚性物、极性大的苷元等；④正丁醇部分，包括大多数苷类、水溶性生物碱等；⑤水部分，包括糖、氨基酸、可水解鞣质等。

在需要重点研究某一极性部位时，可以略去某些提取阶段，以减少分离的部位。

2. 组分的分离和单体分离

组分分离是在部位分离的基础上，根据组分的化学性质和物理性质的不同，再细分为性质相近的组分，以减少组分间的相互干扰，为组分的单体分离创造条件。组分分离的方法很灵活，而且常与单体的分离紧密结合。利用色谱方法结合溶剂结晶法进行组分的分离仍然是基本和普遍使用的手段。随着各种新型吸附试剂、凝胶、树脂等材料的不断出现，不同类型化合物的分离变得越来越容易。

五、天然药物活性成分的筛选

1. 活性的筛选方法

活性成分筛选是一项涉及多个学科的复杂工作，它是从天然药物中创制新药的关键步骤，也是天然药物活性成分研究的中心工作。活性成分筛选有以下两种方法。

早期多把分离与活性测试多分为两个阶段进行，即在分离得到单体成分后再进行活性测试，基本模型为：原料药—提取—分离—纯化—纯化合物（化学成分）—药理实验—生物活性化合物。这种方式因为先得到单体成分，指标明确，筛选工作易于进行，但由于提取分离过程中没有进行活性的跟踪，易造成活性低的成分和微量活性成分的丢失，加之分离工作的盲目性很大，所用的活性测试模型也比较单一，难以收到较好的效果，目前已渐少采用。

另一种比较常用的方法是在活性筛选方法指导下进行提取分离，即先从中药或天然药物提取物中筛选出有效部位，再用活性测试跟踪分离成分，以筛选出活性最强的有效成分。如果活性测试方法选择得当，一般在最终总能得到某种活性成分，而且提取分离过程以活性为指标进行追踪，没有化合物类型的框框限制，故发现新化合物的可能性很大。另外，在提取分离过程中若因实验方法或条件选用不当，导致活性化合物损失时，还可及时追查原因并采取相应措施补救，可减少分离工作的盲目性和避免微量活性成分的遗漏。虽然这种方法所需的样品及工作量均较大，而且需要化学工作者和药理学工作者的密切配合，但对天然药物有效成分的分离而言，这是一种较好的研究方法，因此多为研究者所采用。

2. 活性成分筛选需要注意的问题

（1）活性测试模型、方法和选择的指标正确与否是活性成分筛选能否取得成功的关键。最好的方法是寻找活性部位时用整体动物试验，追踪分离成分选用体外的方法。理想的体外活性测试方法应具有简易、快速、不需特殊设备、方便、抗干扰性强、假阳性和假阴性均较低、临床相关性强等优点。

（2）确保供试材料具有活性。为了确保活性成分的分离工作在可靠的基础上进行，对供试的天然药物有时须采用多项指标、体内外结合进行测试加以确认。图 11-2 所示是美

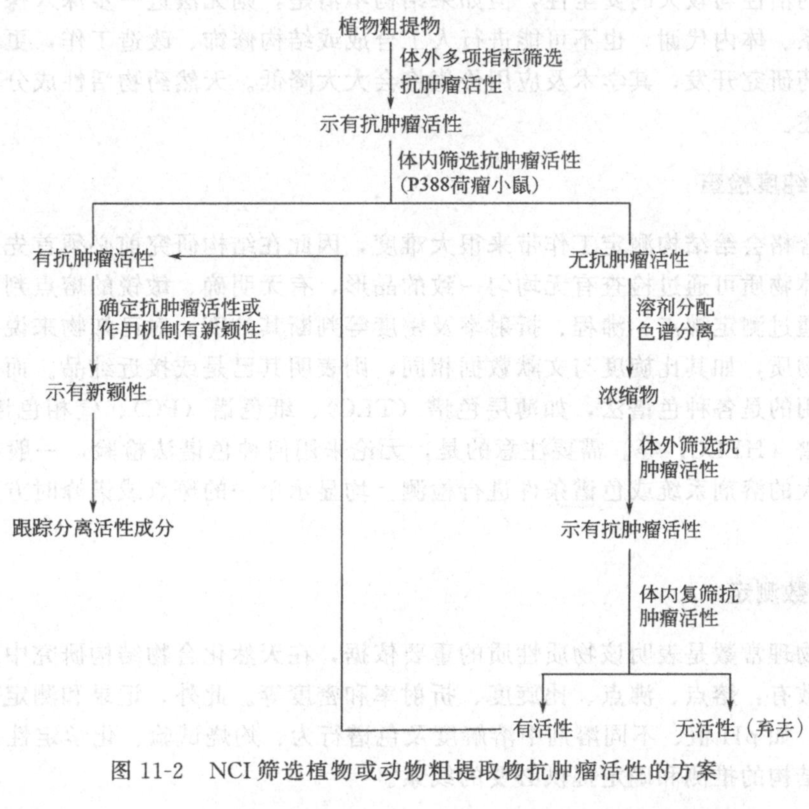

图 11-2 NCI 筛选植物或动物粗提取物抗肿瘤活性的方案

国国立癌症研究中心（NCI）筛选抗肿瘤活性植物或动物粗提取物的方法，可供参考。

（3）从多生物活性中力求找出最本质的作用。天然药物及中药在临床上往往具有多方面的治疗作用，在动物实验上具有多方面的活性，在体外实验中具有多个作用靶点。研究者应当从这些杂乱的实验现象中找出其中最本质的作用，选择建立能反映临床治疗特点且效果与之平行的活性测试体系，才有可能追踪分离出有开发价值的活性成分及先导化合物。在分离过程中要按“等剂量不等强度原则”对每一阶段所得组分进行活性定量评估，并与母体进行比较，追踪分离活性最强的组分。如分离得到几个组分活性强弱不等，则说明活性分离与物质分离平行，说明分离获得成功；如果所得各组分活性均明显减弱，即使将其合并，其活性与母体相比也大大减弱，则提示活性成分可能发生分解、破坏或产生了不可逆吸附；如果所得各组分分别测试其活性虽然明显降低，但将其合并后其活性与母体相当，则提示是活性成分被分散或该药中的成分存在明显的协同作用，故分离后反而导致活性的减弱或消失。

（4）注意传统汤剂的特点　传统中药多为汤剂，从某种意义上来讲，只有水溶性成分才是有效成分。实际上脂溶性成分未必就不是有效成分，因为在煎煮过程中有些本不溶于水的脂溶性成分会因互溶而溶于汤剂中。古人会用增大剂量的方法提高脂溶性成分的用量，从而达到防病治病的目的。所以脂溶性成分也可能是天然药物中的有效成分。

六、天然药物活性成分的鉴定

结构研究是天然药物化学的一项重要研究内容。从天然药物中分离得到的单体成分即使具有很强的活性与较大的安全性，但如果结构不清楚，则无法进一步深入探讨其生物活性、构效关系、体内代谢，也不可能进行人工合成或结构修饰、改造工作，更谈不上进行高质量的新药研究开发，其学术及应用价值将会大大降低。天然药物活性成分鉴定的主要程序如下所述。

1. 化合物纯度检查

纯度不合格会给结构测定工作带来很大难度，因此在结构研究前必须首先确定化合物的纯度。固体物质可通过检查有无均匀一致的晶形，有无明确、敏锐的熔点判断纯度；液体物质还可通过测定沸点、沸程、折射率及密度等判断其纯度。对已知物来说，无论是固体还是液体物质，如其比旋度与文献数据相同，则表明其已是或接近纯品。而纯度检查的方法最常应用的是各种色谱法，如薄层色谱（TLC）、纸色谱（PC）、气相色谱（GC）或高效液相色谱（HPLC）等。需要注意的是，无论采用何种色谱法检验，一般样品用两种以上差别较大的溶剂系统或色谱条件进行检测，均显示单一的斑点或谱峰时方可确认其为单一化合物。

2. 物理常数测定

物质的物理常数是表明该物质性质的重要依据，在天然化合物结构研究中经常测定的重要物理常数有：熔点、沸点、比旋度、折射率和密度等。此外，记录和测定化合物的其他理化常数，如 pH 值、不同溶剂中溶解度及色谱行为、灼烧试验、化学定性反应等，也能为化合物结构的推测和确定提供必要的线索。

3. 分子式的确定

确定一个化合物的分子式，经典的方法是先进行元素的定性分析，检查含有哪几种元素，再测定各元素在化合物中的百分含量，从而求出化合物的实验式，然后根据测出的分子量，计算出该化合物的分子式。目前最常用的是质谱法，可通过高分辨质谱（HR-MS）直接给出分子式，也可以用同位素丰度比法或结合元素分析的方法确定化合物的分子式。

4. 结构测定

化合物的分子式被确定之后，就需要进行官能团和分子结构的确定。结构测定中常综合应用紫外光谱（UV）、红外光谱（IR）、核磁共振谱（NMR）和质谱（MS）等分析方法，这些方法的联合应用使天然药物化学结构测定变得越来越方便、快捷，大大提高了准确性。

七、天然化合物的结构修饰和结构改造

从天然药物或中药中筛选追踪得到的活性化合物只是一类创新药物研究的前期阶段，不少天然活性化合物因为存在某些缺陷而难以直接开发利用，如药效不理想、存在一定的毒副作用、水溶性差、生物利用度差等。因此，我们只能以它们为先导化合物，在经过一系列的化学修饰或结构改造后，对得到的衍生物进行定量-构效关系的比较研究，才有可能发现比较理想的活性化合物，并开发成新药。现举两例成功的实例以供参考。

1. 喜树碱

喜树碱是从珙桐科植物喜树中分离得到的一种生物碱，具有广谱抗癌活性。在临床上喜树碱用于治疗胃癌、直肠结肠癌、肝癌、白血病等恶性肿瘤有较好疗效，但它水溶性差，同时具有骨髓抑制、出血性膀胱炎及腹泻等严重的毒副反应，限制了它的应用。对喜树碱的结构修饰主要集中在水溶性喜树碱衍生物半合成上，其中之一是喜树碱氧化得 10-羟基喜树碱。10-羟基喜树碱的毒性较喜树碱为小，抗癌活性却超过喜树碱，对肝癌和头颈部癌也有明显疗效。另外一种水溶性的半合成喜树碱衍生物 9-二甲胺甲基-10-羟基喜树碱，商品名为拓扑泰康（topotecan），是在 10-羟基喜树碱基础上制成的，显示广谱抗肿瘤活性，可用于晚期的卵巢癌和小细胞肺癌的治疗。

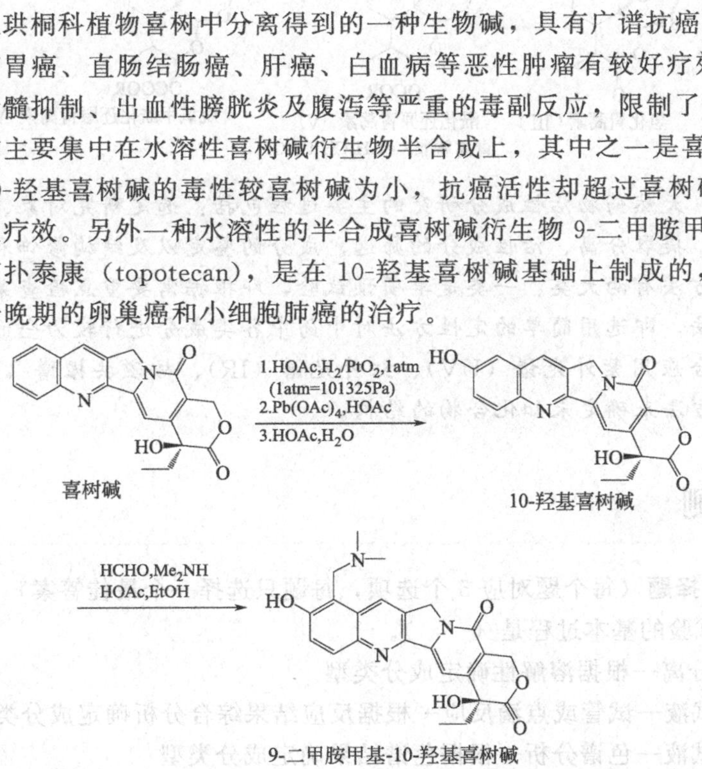

9-二甲胺甲基-10-羟基喜树碱

2. 青蒿素

青蒿素（Ⅰ）是从菊科植物黄花蒿（*Artemisia annua* L.）中分离得到的新成分，是具有过氧基的倍半萜内酯。它是一种高效、速效、低毒的抗疟有效成分，但存在两大不足：首先是青蒿素在水和油中几乎不溶解，口服又吸收不好，因此难以制成合适的制剂，影响其效用的发挥；另外，还存在口服复发率高的缺点。为此，对青蒿素进行了构效关系和结构改造的研究。结果表明，过氧基是其抗疟作用的主要有效基团，而将其中羰基还原成羟基得到的还原青蒿素（Ⅱ）抗疟活性将增强，以还原青蒿素为基础，进行烷基化、酰化及烷氧甲酰化反应，分别得到烷化还原青蒿素（Ⅳ）、酰化还原青蒿素（Ⅴ）、烷氧甲酰化还原青蒿素（Ⅵ）等三类衍生物，其中水溶性青蒿琥酯和油溶性的蒿甲醚抗疟效价更高。青蒿琥酯钠可供静脉注射以抢救血栓型恶性疟疾；蒿甲醚则不仅是一种高效的抗疟药，而且对急性上感高热有较好的退热作用，并经毒理学等临床前药理研究和三致试验，证明无明显毒副作用和无致突变、致癌、致畸作用，被世界卫生组织（WHO）认定是目前世界上最好的抗疟药。

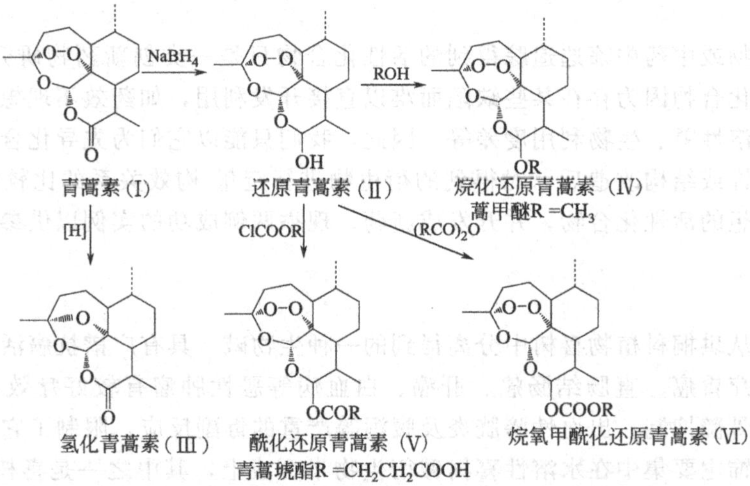

学习要点： 天然药物活性成分研究的主要过程包括：选定研究对象、调查研究、化学成分预试验、提取分离、活性成分的筛选、成分的鉴定以及结构修饰和改造。其中化学成分预试验方法有两大类：一类是单项预试验，即根据需要重点检查某类成分；另一类是系统预试法，即选用简单的定性方法对中药中各类成分进行较为全面的试验。而结构测定中常综合应用紫外光谱（UV）、红外光谱（IR）、核磁共振谱（NMR）和质谱（MS）等分析方法来确定未知化合物的结构。

目标检测

一、单项选择题（每个题对应 5 个选项，每题只选择一个最佳答案）

1. 系统预试验的基本过程是（　　）。

A. 提取—分离—根据溶解性确定成分类型

B. 制备供试液—试管或点滴反应—根据反应结果综合分析确定成分类型

C. 制备供试液—色谱分析—根据色谱结果确定成分类型

D. 制备供试液—分析极性—根据极性不同确定成分类型

E. 提取—分离—用某一特定的试管反应结果确定是否属于某类成分

2. 天然化学成分预试验，其单项预试验溶液以石油醚提取，主要检查（ ）类。

A. 黄酮　　B. 生物碱　　C. 香豆素

D. 挥发油　　E. 强心苷

3. 进行天然药物化学成分预试验时，欲检查生物碱的存在，供试液应选择（ ）。

A. 中性醇提取液　　B. 酸水提取液　　C. 酸性醇提取液

D. 水提取液　　E. 碱水提取液

4. 文献、信息的查阅和收集是下列哪项中的重要工作？（ ）

A. 设定研究方案之前　　B. 确定研究对象之后　　C. 提取分离之前

D. 结构测定之前　　E. 贯穿整个研究工作全过程

5. 采用溶剂极性递增的方法进行活性成分提取，下列溶剂排列顺序正确的是（ ）。

A. C_6H_6、$CHCl_3$、Me_2CO、AcOEt、EtOH、H_2O

B. C_6H_6、$CHCl_3$、AcOEt、Me_2CO、EtOH、H_2O

C. H_2O、AcOEt、EtOH、Me_2CO、$CHCl_3$、C_6H_6

D. $CHCl_3$、AcOEt、C_6H_6、Me_2CO、EtOH、H_2O

E. H_2O、AcOEt、Me_2CO、EtOH、C_6H_6、$CHCl_3$

6. 有关筛选活性成分的叙述中**错误**的是（ ）。

A. 在动物药理实验指导下进行

B. 建立适宜的动物实验模型

C. 在筛选过程中，活性成分结构发生改变，活性作用降低或消失

D. 在提取分离时，助溶平衡的破坏，活性成分的活性作用降低或消失

E. 协同表现活性作用的某成分去除，活性作用降低或消失

二、多项选择题（每个题对应 5 个选项，可选多个选项）

1. 为了提高预试检识的准确性，可考虑采用的方法有（ ）。

A. 尽量采用专属性强的检出试剂，多选择几种检出试剂

B. 尽量将不同类型成分分离，必要时配合色谱预试

C. 选择合适的提取溶剂，采用极性递增的提取方法制备供试液

D. 检出时，做对照试验或空白试验

E. 根据植物形态特征和供试液制备方法，分析判断某部位中可能含有的类型成分

2. 检识反应液颜色太深，不易观察反应颜色时解决的方法可考虑（ ）。

A. 对光观察　　B. 将反应液滴在滤纸上观察

C. 做空白试验对照　　D. 用标准品对照

E. 将反应液加溶剂稀释后观察

3. 研究疗效确切的某中药糖浆剂中的活性成分时，经过提取分离后，未筛选出活性成分，其原因可能是（ ）。

A. 活性成分受某种因素影响，结构发生了改变

B. 助溶或共溶成分的分离，活性成分因溶解度下降而被遗弃

C. 协同作用物质被去除

D. 动物实验模型建立不合适

E. 糖浆未除尽

4. 天然药物化学成分的预试验，一般（　　）。

A. 测定各类成分的物理化学常数　　B. 利用各类成分的检识反应

C. 可采用试管反应和色谱试验　　D. 应用高效液相色谱

E. 测 UV 和 IR 光谱进行检识

5. 天然药物活性成分结构的推断和确定主要采用的手段有（　　）。

A. 高效液相法　　B. 紫外光谱法

C. 红外光谱法　　D. 质谱

E. 核磁共振

三、简答题

1. 研究天然药物活性成分在新药开发中有何意义？研究天然药物活性成分时应从何处入手？

2. 简述天然药物活性成分研究的主要途径。

3. 天然药物活性成分研究过程中，对化学成分进行预试验有何作用？

4. 如何正确对待预试验的结果？哪些方法可以提高预试验结果的准确性？

5. 简述对先导化合物进行构效关系研究的意义。

（骆　航）

天然药物化学实训指导

模块一

单项技能实训

项目一 复方丹参片中丹参的薄层色谱鉴别

一、目的和要求

1. 掌握复方制剂中对某一天然药物鉴别的原理和方法。
2. 掌握薄层色谱法的原理和操作技术。
3. 熟悉比移值的计算及实验结果的判定。

二、仪器与试药

1. 仪器

研钵，托盘天平，铁架台，薄层玻板，毛细管，滤纸，玻璃棒，烧杯，量筒，玻璃漏斗，直尺，铅笔等。

2. 试药

复方丹参片，硅胶G，1%羧甲基纤维素钠，乙醚，乙酸乙酯，丹参对照药材，展开剂等。

三、实训原理

利用硅胶G对复方丹参片中各成分吸附性能的不同，使丹参的主要成分得以有效分离。

四、实训内容

1. 样品的制备

取复方丹参片8片置于研钵内，研碎，加入20mL乙醚，冷浸40min，过滤，收集滤液，即得。

2. 对照品

标准丹参乙醚溶液。

3. 展开剂

苯-乙酸乙酯（19∶1）。

4. 铺板

称取硅胶 G 5g 置于研钵内，加入 1%羧甲基纤维素钠 18mL，沿同一方向研磨混合，去除表面的气泡后，均匀涂布在薄层玻板上，置水平台上于室温下晾干，在 110℃活化 30min，即置有干燥剂的干燥箱中备用。

5. 点样

取自制薄层板，用直尺和铅笔小心标记点样基线位置、点样位置和展开剂前沿位置，点样基线距底边 1.0～1.5cm，用定量毛细管或微量注射器吸取样品和对照品适量，点于点样基线上，溶液宜分次点加，每次点加后，使其自然干燥、低温烘干或经温热气流吹干，样点直径一般不大于 3mm，点间距离约为 1.5～2cm，样点通常应为圆形。接触点样时注意勿损伤薄层表面。

6. 展开

将点好供试品的薄层板放入展开缸中，浸入展开剂的深度为距原点 5mm 为宜，密闭。除另有规定外，上行展开 8～15cm，待展开剂前沿达到规定的展距，取出薄层板，晾干。

7. 显色

自然光下观察斑点颜色及位置，记录。

8. 计算比移值

将样品色斑与标准品色斑对照并计算 R_f 值，给出结论。

五、思考题

1. 自制薄层板操作应注意什么？
2. 造成拖尾现象的原因有哪些？

（李顺源）

项目二　复方黄连素片中盐酸小檗碱的柱色谱分离与鉴定

一、目的和要求

1. 掌握从复方制剂中提取分离单体化合物的方法。
2. 掌握柱色谱、纸色谱的原理和操作技术。
3. 了解水溶性生物碱的检识方法。

二、仪器与试药

1. 仪器

色谱柱，色谱滤纸，托盘天平，研钵，铁架台，脱脂棉，玻璃棒，烧杯等。

2. 试药

复方黄连素片，95%乙醇，三氧化二铝，展开剂，丙酮，漂白粉，锌粉，5%氢氧化钠溶液，10%稀硝酸，浓硫酸，5%盐酸等。

三、实训原理

利用三氧化二铝对复方黄连素中各成分吸附性能的不同，使盐酸小檗碱得以有效分离。

四、实训内容

(一) 复方黄连素片中盐酸小檗碱的提取分离

1. 样品的制备

取复方黄连素片 4 片，去除糖衣，置于研钵内，研磨成细粉备用。

2. 装柱

称取三氧化二铝 5g，干法或湿法装柱（建议在柱子的两端各垫上一层薄薄的脱脂棉）。

3. 上样

将样品溶解于适量 95%乙醇中，再沿管壁缓缓加入，注意勿使吸附剂翻起。

4. 洗脱

用一定量的95%乙醇进行洗脱，分部收集流出液，至流出液中所含成分显著减少或不再含有时，再改变洗脱剂的品种和比例。操作过程中应保持有充分的洗脱剂留在吸附层的上面。

（二）鉴定

1. 化学检识

（1）丙酮加成反应 取盐酸小檗碱约50mg，溶解于5mL热水中，加入5%氢氧化钠溶液2滴，观察颜色变化；放冷，加入丙酮4滴，即发生混浊；放置后，即有柠檬黄色结晶（丙酮小檗碱）析出。进而取上清液，加入丙酮适量，过滤，取滤液2mL，加入10%稀硝酸1mL，摇匀，再加入0.1mol/L硝酸银溶液2滴，观察现象。

（2）没食子酸显色反应 取盐酸小檗碱约2mg，置于白瓷蒸发皿中，加入浓硫酸1mL使溶解，再加入5%没食子酸乙醇溶液4滴，置水浴上加热，观察颜色变化。

（3）漂白粉显色反应 取盐酸小檗碱约2mg，置于白瓷蒸发皿中，加入5%盐酸1mL，搅拌均匀，再加入漂白粉少量，观察颜色变化。

（4）锌粉-浓硫酸反应 取盐酸小檗碱约10mg，加入蒸馏水2mL使其溶解，再加入锌粉少许，继续加入浓硫酸数滴，每隔10min加一次，观察颜色变化。

2. 纸色谱检识

样品 自制盐酸小檗碱乙醇溶液。

对照品 标准盐酸小檗碱乙醇溶液。

点样 用定量毛细管或微量注射器吸取溶液，点于点样基线上，溶液宜分次点加，每次点加后，使其自然干燥、低温烘干或经温热气流吹干，样点直径为2～4mm，点间距离约为1.5～2cm，样点通常应为圆形。

展开 展开缸内加入展开剂适量，放置待展开剂蒸气饱和后，再将色谱滤纸浸入展开剂约0.5cm，展开剂即经毛细管作用沿色谱滤纸上升，除另有规定外，一般展开至约15cm后，取出晾干。

显色 自然光下观察斑点颜色及位置，记录。

计算比移值 将样品色斑与标准品色斑对照并计算R_f值，给出结论。

五、思考题

1. 小檗碱为哪类生物碱，可以用什么方法提取？
2. 柱色谱操作过程中应注意哪些问题？
3. 纸色谱操作过程中应注意哪些问题？

（李顺源）

模块二

综合技能实训

项目三　秦皮中香豆素的提取、分离与鉴定

一、目的和要求

1. 掌握从秦皮中提取分离香豆素类化合物的原理和蒸馏、萃取等操作技术。
2. 掌握溶剂提取法、薄层色谱法的操作技术。
3. 熟悉香豆素类化合物的性质和检识方法。

二、仪器与试药

1. 仪器

圆底烧瓶（500mL），冷凝管，铁架台，电热套，橡胶管，分液漏斗（250mL），三用紫外分析仪，托盘天平，滤纸，点滴板，锥形瓶，玻璃棒，烧杯，量筒等。

2. 试药

秦皮粗粉，95%乙醇，三氯甲烷，硅胶 GF_{254} 板，乙酸乙酯，无水硫酸钠，盐酸羟胺甲醇溶液，三氯化铁试液，甲醇，甲酸，七叶内酯标准品，七叶苷标准品等。

三、实训原理

秦皮为木犀科植物苦枥白蜡树和白蜡树、尖叶白蜡树或宿柱白蜡树的干燥树皮或干皮。具有清热燥湿，收涩止痢，止带，明目的功效。主治湿热泻痢，赤白带下，目赤肿痛等症。其有效成分七叶内酯（秦皮乙素）和七叶苷（秦皮甲素）具有抗菌活性，是临床治疗痢疾的主要有效成分。此外，秦皮中还含有大量鞣质、树脂以及脂溶性色素等成分。其主要成分如下所示。

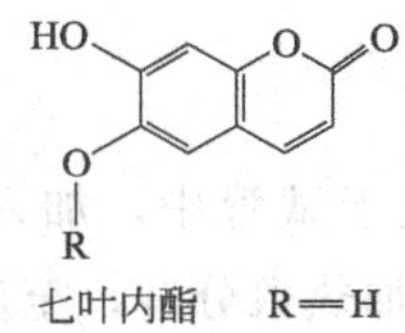

七叶内酯　R=H

七叶苷　　R=Glc

七叶内酯为无色或黄色针晶，熔点 276℃，易溶于甲醇、乙醇、丙酮、乙酸乙酯、稀碱水，略溶于水，难溶于氯仿等亲脂性有机溶剂；七叶苷为白色或淡黄色结晶，熔点 206℃（165℃变软），溶于甲醇、乙醇、碱水或水，难溶于乙酸乙酯，不溶于氯仿。两者均有明显的蓝色荧光。

综上，七叶内酯、七叶苷均能溶于沸乙醇，可用沸乙醇将二者提取出来，用氯仿洗涤去除脂溶性杂质，再利用二者在乙酸乙酯中的溶解性不同而分离开来。

四、实训内容

（一）提取分离

秦皮中香豆素的提取分离按如下流程图操作：

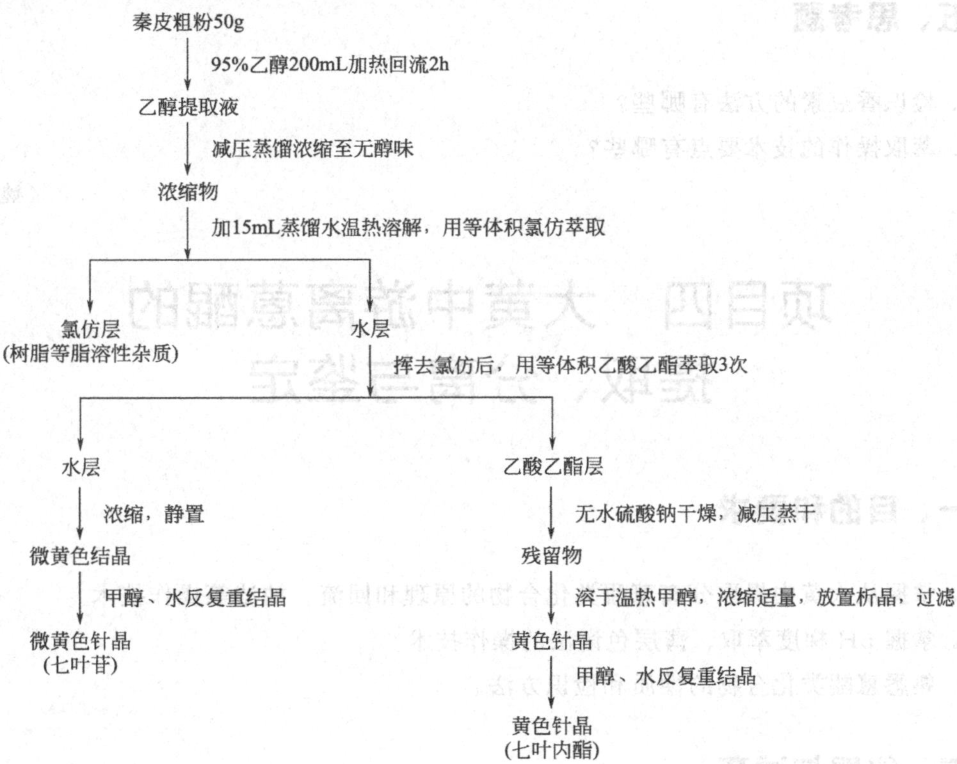

（二）鉴定

1. 荧光检识

（1）取七叶内酯与七叶苷的甲醇溶液分别滴于滤纸上，在紫外灯下观察荧光的颜色。

（2）在原斑点上滴加一滴氢氧化钠观察荧光的变化。

2. 化学检识

(1) 取七叶内酯与七叶苷分别置于试管中，加入盐酸羟胺甲醇溶液2～3滴，再加1%氢氧化钠溶液2～3滴，在水浴中加热数分钟，至反应完全，冷却，

(2) 再用盐酸调pH3～4，加1%$FeCl_3$试剂1～2滴，观察颜色变化，记录。

取样品适量，加入乙醇溶液各2mL使其溶解，分别加入1% NaOH水溶液2～4滴，振摇放置，观察颜色变化，记录。

3. 色谱检识

(1) 将样品与对照品分别用毛细吸管吸取适量点于硅胶GF_{254}板的适当位置，将板置于展开缸中。

(2) 以三氯甲烷-甲醇-甲酸（6∶1∶0.5）为展开剂进行展开。

(3) 展开结束时，取出色谱板，标记溶剂前沿，挥干溶剂后，置于紫外灯下观察，记录荧光斑点，计算比移值：将样品色斑与标准品色斑对照并计算R_f值，给出结论。

五、思考题

1. 检识香豆素的方法有哪些？
2. 萃取操作的技术要点有哪些？

（魏荷琳）

项目四　大黄中游离蒽醌的提取、分离与鉴定

一、目的和要求

1. 掌握从大黄中提取分离蒽醌类化合物的原理和回流、抽滤等操作技术。
2. 掌握pH梯度萃取、薄层色谱法的操作技术。
3. 熟悉蒽醌类化合物的性质和检识方法。

二、仪器与试药

1. 仪器

圆底烧瓶（500mL），冷凝管，铁架台，电热套，橡胶管，分液漏斗（250mL），三用紫外分析仪，托盘天平，广泛pH试纸，点滴板，锥形瓶，玻璃棒，烧杯，量筒等。

2. 试药

大黄粗粉，20%浓硫酸，三氯甲烷，硅胶G，0.5%羧甲基纤维素钠溶液，5%碳酸氢钠溶液，5%碳酸钠溶液，0.5%氢氧化钠溶液，10%稀硝酸，浓盐酸，石油醚（60～90℃），甲酸乙酯，甲酸，甲醇，1%茜草素乙醇溶液，0.5%乙酸镁甲醇溶液，大黄酸标准品、大黄素标准品、芦荟大黄素标准品、大黄素甲醚标准品、大黄酚标准品等。

三、实训原理

大黄中游离蒽醌类化合物主要是大黄酸、大黄素、芦荟大黄素、大黄酚和大黄素甲醚，具有亲脂性，可用乙醇、氯仿等有机溶剂提取。因结构不同，它们的酸性强弱也不同。大黄酸连有—COOH，酸性最强；大黄素连有β-OH，酸性第二；芦荟大黄素连有苄醇—OH，酸性第三；大黄素甲醚和大黄酚均具有1,8-二酚羟基，酸性差异不大，排在第四位。依据游离蒽醌类化合物的酸性强弱不同，采用pH梯度萃取法进行分离。

为提高游离蒽醌苷元的提取收率，先采用酸水解使大黄粉中游离蒽醌类化合物含量增加，水解物再用三氯甲烷进行提取。

四、实训内容

（一）大黄中游离蒽醌的提取分离

大黄中游离蒽醌的提取分离按如下流程进行操作。

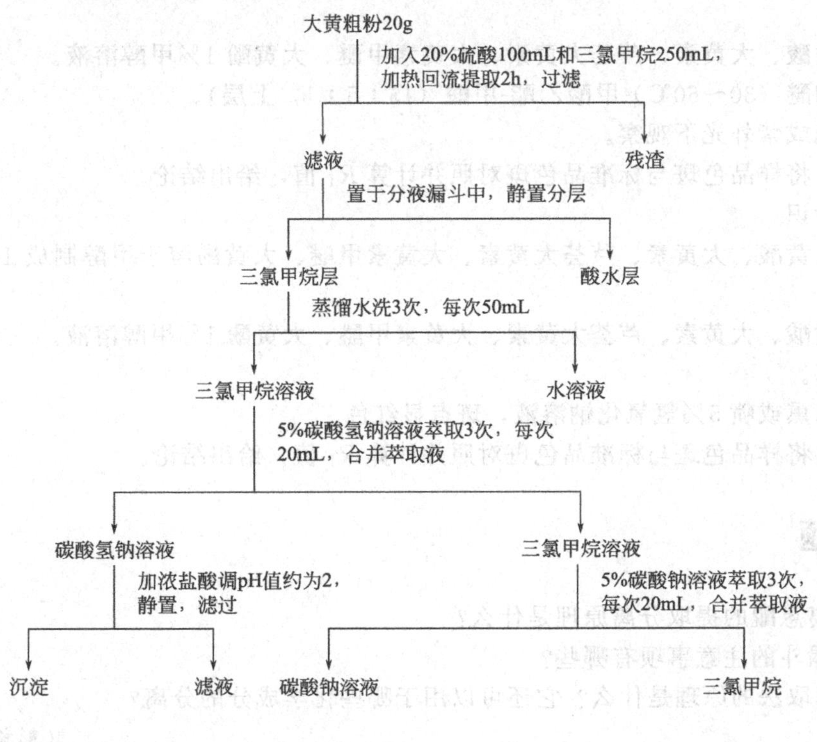

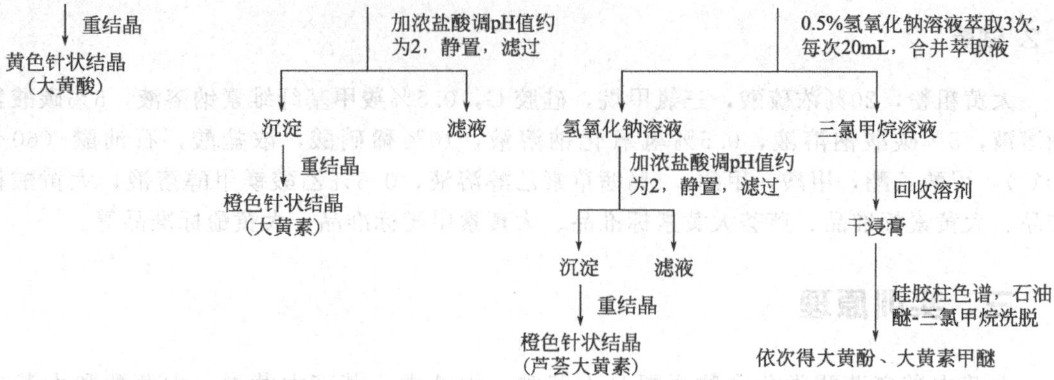

（二）鉴定

1. 化学检识

（1）碱液试验　取样品适量，加入乙醇溶液各 2mL 使其溶解，分别加入 1%NaOH 水溶液 2～4 滴，振摇放置，观察颜色变化，记录。

（2）乙酸镁试验　取样品适量，加入乙醇溶液各 2mL 使其溶解，分别加入 0.5%乙酸镁甲醇溶液 2～4 滴，观察颜色变化，记录。

2. 色谱检识

（1）薄层色谱检识

制取薄层板：硅胶 H-CMC-Na 板。

样品：自制大黄酸、大黄素、芦荟大黄素、大黄素甲醚、大黄酚溶于甲醇制成 1%的样品溶液。

对照品：大黄酸、大黄素、芦荟大黄素、大黄素甲醚、大黄酚 1%甲醇溶液。

展开剂：石油醚（30～60℃）-甲酸乙酯-甲酸（15∶5∶1，上层）。

显色：自然光或紫外光下观察。

计算比移值：将样品色斑与标准品色斑对照并计算 R_f 值，给出结论。

（2）纸色谱检识

样品：自制大黄酸、大黄素、芦荟大黄素、大黄素甲醚、大黄酚溶于甲醇制成 1%的样品溶液。

对照品：大黄酸、大黄素、芦荟大黄素、大黄素甲醚、大黄酚 1%甲醇溶液。

展开剂：甲苯。

显色：浓氨水熏或喷 5%氢氧化钠溶液，斑点显红色。

计算比移值：将样品色斑与标准品色斑对照并计算 R_f 值，给出结论。

五、思考题

1. 大黄中游离蒽醌的提取分离原理是什么？
2. 使用分液漏斗的注意事项有哪些？
3. pH 梯度萃取法的原理是什么？它还可以用于哪些化学成分的分离？

（彭裕红）

项目五 槐米中芦丁的提取、分离与鉴定

一、目的和要求

1. 掌握碱溶酸沉法、结晶法从槐米中提取分离芦丁的原理。
2. 掌握酸水解的操作技术，以及纸色谱、聚酰胺薄层色谱操作方法。
3. 熟悉黄酮类化合物的性质和检识方法。

二、仪器与试药

1. 仪器

三用紫外分析仪，水泵，试管，烧杯，回流提取器，抽滤瓶，锥形瓶，毛细管，滴管，展开缸，硅胶 G 薄层板等。

2. 试药

槐米，盐酸，硫酸，硼砂，氢氧化钙（石灰乳），镁粉，三氯化铝试剂，乙酸镁试剂，α-萘酚浓硫酸试剂等。

三、实训原理

槐米系豆科植物槐 *Sophora japonica* L. 的未开放花蕾，味苦性凉，具有清热、凉血、止血之功。其主要成分为芦丁，又称芸香苷，含量可高达 12%～20%。槐米中除含芦丁外，还含有槲皮素、白桦脂醇和多糖黏液质等。

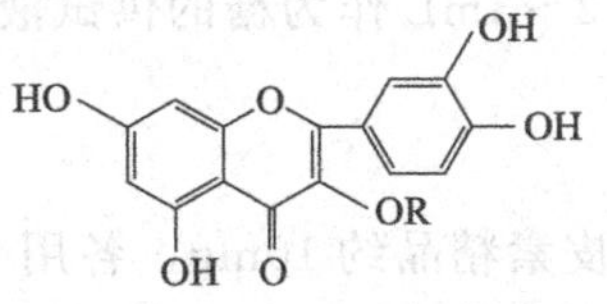

芦丁　　R＝葡萄糖-鼠李糖

槲皮素　R＝H

1. 芦丁

浅黄色粉末或极细的针状结晶，含三分子结晶水，熔点为 177 ～ 178℃。在冷水中的溶解度为 1∶10000，沸水中为 1∶200，冷乙醇中为 1∶650，热乙醇中为 1∶60，冷吡啶中为 1∶12，可溶于丙酮、乙酸乙酯和吡啶，不溶于苯、乙醚、三氯甲烷、石油醚，溶于碱而呈黄色。

2. 槲皮素

黄色针状结晶，溶于碱水、乙酸和沸醇，在冷乙醇中溶解度为1∶300，沸乙醇中为1∶23，可溶于甲醇、丙酮、乙酸乙酯、吡啶及冰醋酸等，不溶于水、三氯甲烷、乙醚、苯、石油醚等。

四、实训内容

1. 芦丁的提取

（1）碱溶酸沉法（方法一） 称取槐米粗粉30g（压碎），加已煮沸的0.4%硼砂水溶液300mL，搅拌下加入石灰乳调至pH 8～9，并保持该pH值煮沸30min，随时补充失去的水分和保持pH 8～9，趁热用四层纱布滤过，用浓盐酸调pH 3～4，搅拌，静置过夜使沉淀完全，减压抽滤，沉淀用蒸馏水洗涤2～3次，抽干，得芦丁粗品。

（2）水提取法（方法二） 称取槐米粗粉20g（压碎），加沸水200mL，加热煮沸20min，趁热用四层纱布滤过，残渣同法再操作一次，合并两次滤液，静置过夜使沉淀完全，减压抽滤，沉淀用蒸馏水洗涤2～3次，抽干，得芦丁粗品。

2. 芦丁的精制

取粗制芦丁2g，加蒸馏水400mL，煮沸至芦丁全部溶解，趁热抽滤，冷却析出结晶，抽滤，得芦丁精制品。

3. 芦丁的水解

取精制芦丁1g，研细后置于250mL圆底烧瓶中，加入2%硫酸100mL，加热回流40min，至析出鲜黄色沉淀不再增加为止，放冷抽滤，保存滤液，作为糖的检查，沉淀物为芦丁苷元（槲皮素），用蒸馏水洗至中性，抽干水分，得粗制槲皮素，再用乙醇重结晶得精制槲皮素。

取芦丁水解后的滤液20mL，加饱和氢氧化钡溶液中和至中性（搅拌下进行），滤去白色的硫酸钡沉淀，滤液浓缩至2～3mL作为糖的供试液。

4. 检识

（1）呈色反应 取芦丁和槲皮素精品约10mg，各用10mL乙醇溶解，制成样品溶液，按下列方法进行试验，比较苷元和苷的反应情况。

① Molish反应 取样品溶液1mL，加α-萘酚乙醇溶液1mL，振摇使溶解后斜置试管，沿管壁缓慢滴加浓硫酸约0.5mL，静置，观察并记录液面交界处颜色变化。

② 盐酸-镁粉反应 溶液分别置于两试管中，加入金属镁粉少许、盐酸2～3滴，观察并记录颜色变化。

③ 乙酸镁纸片反应 取两张滤纸片，分别滴2滴芦丁、槲皮素的乙醇溶液，然后各加1%乙酸镁甲醇溶液2滴，紫外灯下观察荧光变化，记录现象。

④ 三氯化铝纸片反应 取两张滤纸片，分别滴2滴芦丁、槲皮素的乙醇溶液，然后各加1%三氯化铝乙醇溶液2滴，紫外灯下观察荧光变化，记录现象。

(2) 芦丁、槲皮素的纸色谱鉴定

色谱材料：滤纸。

点样：1%芦丁样品乙醇溶液、1%槲皮素样品乙醇溶液。

支持剂：滤纸。

展开剂：正丁醇-乙酸-水（4∶1∶5，上层）或15%乙酸溶液。

展开方式：预饱和后，上行展开。

显色：①先在可见光下观察斑点颜色，然后在紫外灯下观察斑点颜色。②喷三氯化铝试剂后再观察。喷洒三氯化铝试剂后，置日光及紫外灯下观察斑点情况。

观察记录：记录斑点颜色，计算 R_f 值。

五、思考题

1. 提取分离流程采用的方法和依据是什么？
2. 提取液中加入 0.4%硼砂水的目的是什么？
3. 怎样正确鉴定芦丁？
4. 试解释在水解过程中出现的混浊→澄清→混浊现象的原因。

（项贵贤）

项目六 黄芩中黄芩苷的提取、分离与鉴定

一、目的和要求

1. 掌握从黄芩中提取分离黄芩苷的原理和操作技术。
2. 掌握煎煮法、碱溶酸沉法、结晶法和薄层色谱法的操作技术。
3. 熟悉黄酮类化合物的性质和检识方法。

二、仪器与试药

1. 仪器

水浴锅，铁架台，离心沉淀机，玻璃棒，烧杯，量筒，托盘天平，广泛 pH 试纸等。

2. 试药

黄芩粗粉，HCl，蒸馏水，乙醇，40% NaOH，1% $AlCl_3$溶液，镁粉，乙酸铅试剂，硅胶 G-CMC-Na 板，黄芩苷标准品，3% $FeCl_3$乙醇溶液，BAW（3∶1∶2）等。

三、实训原理

黄芩为唇形科植物黄芩（*Scutellaria baicalensis* Georgi）的干燥根。黄芩具有泻火解

毒、清热燥湿、安胎止血的功效。黄芩含有黄芩苷（baicalin）、黄芩素（baicalein）等 30 多种黄酮类化合物，其中黄芩苷是其主要有效成分，含量最高，具有抗菌消炎的作用。

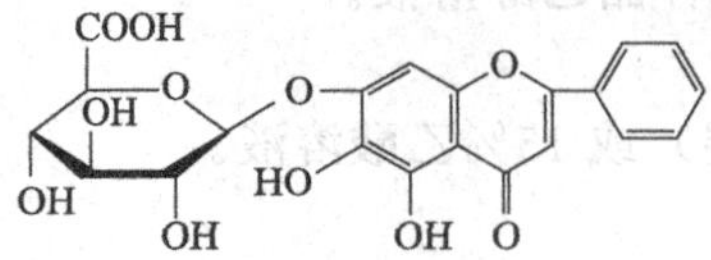

黄芩苷

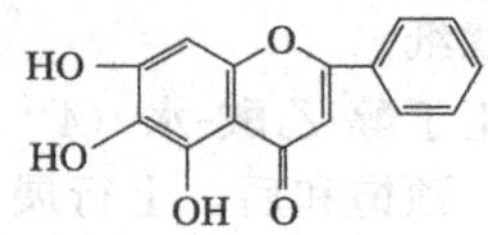

黄芩素

黄芩苷为淡黄色针晶（甲醇），易溶于吡啶、二甲基甲酰胺等碱性溶液，可溶于热醋酸，几乎不溶于水，难溶于甲醇、乙醇、丙酮等有机溶剂。黄芩苷多以镁盐形式存在于植物体内，易溶于水，不易酸水解，但可以被植物体内的酶水解生成黄芩素，因此可用热水提取黄芩苷。黄芩水提液酸化后，黄芩苷盐转变成游离黄芩苷而沉淀析出。需要注意的是，黄芩素分子中具有邻三酚羟基结构，在空气中易氧化成醌式结构显绿色，造成有效成分被破坏，因此在提取分离过程中应注意防止黄芩苷的酶解、氧化。

四、实训内容

（一）黄芩中黄芩苷的提取分离

黄芩中黄芩苷的提取分离按如下流程进行操作。

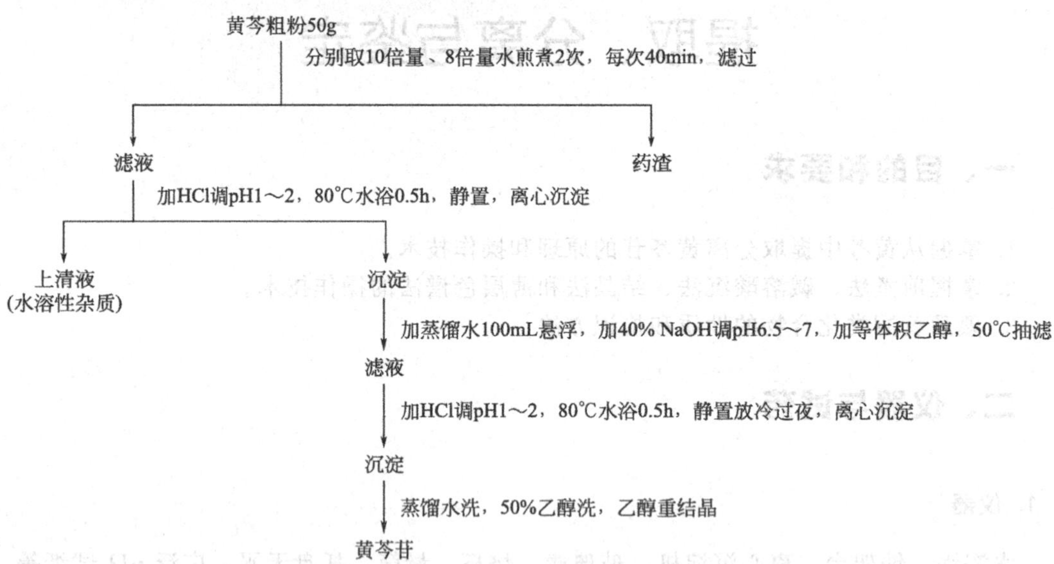

（二）鉴定

1. 化学检识

（1）$AlCl_3$反应　取样品适量，加入乙醇溶液 2mL 水浴溶解，加入 1% $AlCl_3$溶液 2～4 滴，溶液变鲜黄色，在紫外光下观察颜色变化，记录。

（2）盐酸-镁粉反应　取样品适量，加入乙醇溶液 1mL 水浴溶解，加入镁粉适量，加入 HCl 数滴，观察现象变化，记录。

（3）乙酸铅反应　取样品适量，加入乙醇溶液 1mL 水浴溶解，加入乙酸铅试剂 2～4 滴，观察现象变化，记录。

2. 色谱检识

制取薄层板：硅胶 G-CMC-Na 板。
样品：自制黄芩苷溶于乙醇制成 0.1%的样品溶液。
对照品：黄芩苷 0.1%乙醇溶液。
展开剂：BAW（3∶1∶2）。
显色：3% $FeCl_3$ 乙醇溶液。
计算比移值：将样品色斑与标准品色斑对照并计算 R_f 值，给出结论。

五、思考题

1. 黄芩中黄芩苷的提取分离原理是什么？
2. 黄芩苷几乎不溶于水，为什么用水煎煮来提取？
3. 在黄芩苷的提取分离过程中，为什么要控制温度和 pH 值？

（李　磊）

项目七　防己中总生物碱的提取、分离与鉴定

一、目的和要求

1. 掌握从防己中提取分离粉防己碱和防己诺林碱的原理和操作技术。
2. 掌握回流法、萃取法、结晶法和薄层色谱法的操作技术。
3. 熟悉生物碱的性质和检识方法。

二、仪器与试药

1. 仪器

圆底烧瓶（500mL），冷凝管，水浴锅，铁架台，分液漏斗，布氏漏斗，展开缸，玻璃棒，烧杯，量筒，托盘天平，广泛 pH 试纸等。

2. 试药

防己粗粉，HCl，氨水，乙醇，苯，丙酮，Na_2SO_4，$FeCl_3$，改良碘化铋钾，硅钨酸试剂，碘-碘化钾试剂，碘化铋钾试剂，硅胶 G-CMC-Na 板，粉防己碱标准品，防己诺林碱标准品等。

三、实训原理

防己为防己科植物粉防己（*Stephania tetrandra* S. Moore）的干燥根。防己具有利水消肿、祛风止痛的功效。防己总生物碱有镇痛、降压、消炎等作用。

防己中生物碱主要是粉防己碱（tetrandrine）和防己诺林碱（fangchinoline），为叔胺型生物碱，显中强碱性。粉防己碱和防己诺林碱为脂溶性生物碱，可溶于乙醇、氯仿、乙醚、丙酮等有机溶剂，不溶于水，利用此性质，以乙醇为提取溶剂，提取防己总生物碱。粉防己碱比防己诺林碱少一个酚羟基，故粉防己碱的极性小于防己诺林碱，粉防己碱能溶于冷苯，而防己诺林碱则难溶于冷苯，利用此性质，可将二者分离。

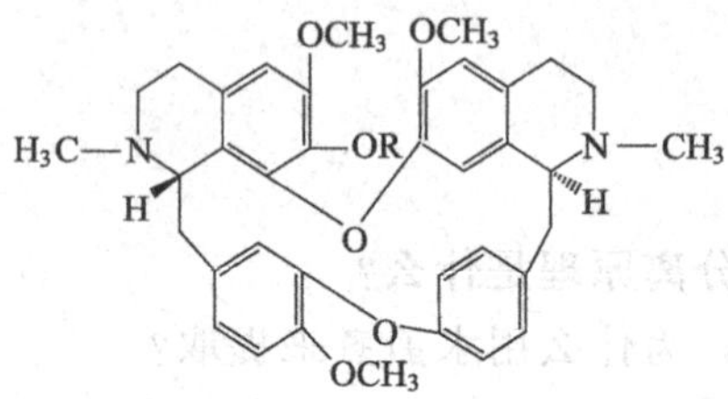

粉防己碱 R=CH_3　　防己诺林碱 R=H

四、实训内容

（一）防己中总生物碱的提取

防己中总生物碱的提取按如下流程进行操作。

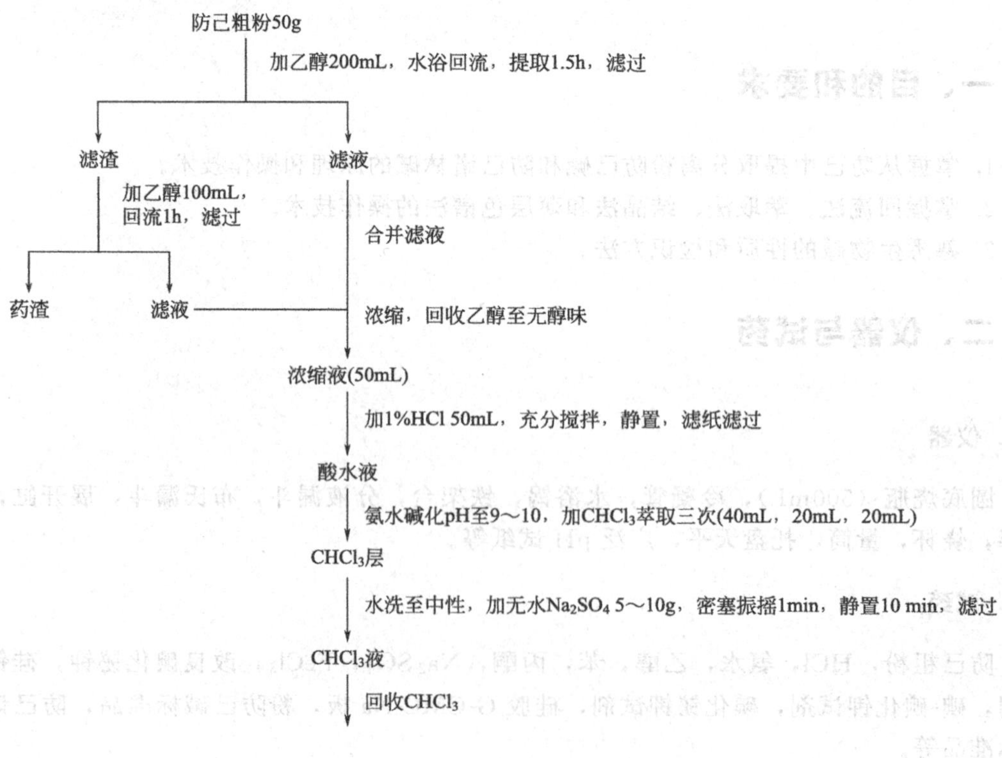

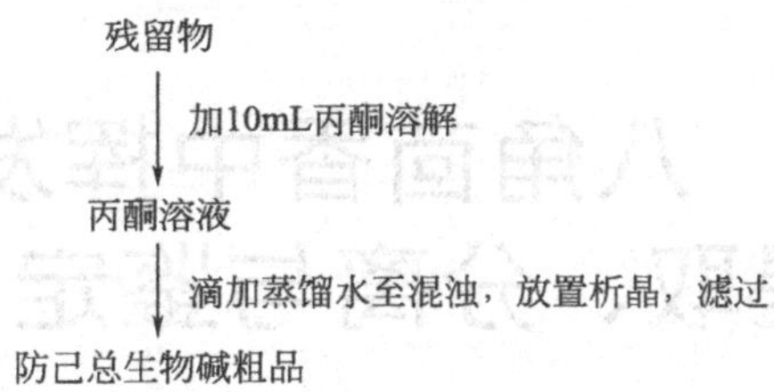

（二）防己中总生物碱的分离

防己中总生物碱的分离按如下流程进行操作。

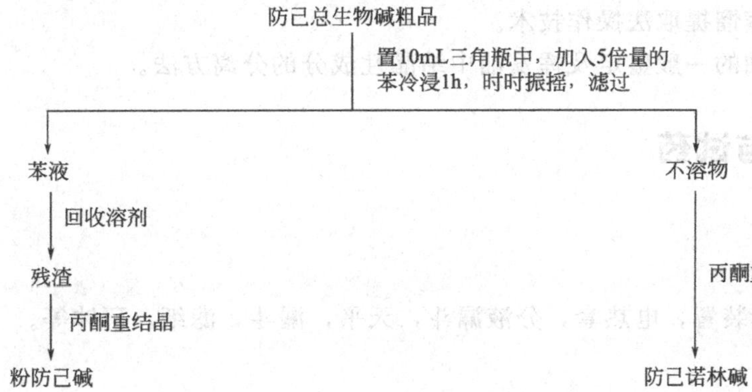

（三）鉴定

1. 化学检识

（1）生物碱沉淀反应　取粉防己碱的 HCl 水溶液 3mL 分别放置于 3 支试管中，分别加入硅钨酸试剂、碘-碘化钾试剂、碘化铋钾试剂 2～4 滴，观察现象变化，记录。

（2）$FeCl_3$反应　取防己诺林碱适量，加入乙醇溶液使其溶解，加入 $FeCl_3$溶液，观察现象变化，记录。

2. 色谱检识

制取薄层板：硅胶 G-CMC-Na 板。

样品：自制粉防己碱和防己诺林碱溶于乙醇制成 0.1%的样品溶液。

对照品：粉防己碱和防己诺林碱 0.1%乙醇溶液。

展开剂：氯仿-丙酮-甲醇（6∶1∶1，上层）。

显色：喷改良碘化铋钾。

计算比移值：将样品色斑与标准品色斑对照并计算 R_f值，给出结论。

五、思考题

1. 防己中总生物碱的提取分离原理是什么？
2. 在提取分离过程中，为什么要用氨水碱化 pH 至 9～10？
3. 在萃取操作中若出现乳化现象应怎样处理？

（李　磊）

项目八　八角茴香中挥发油的提取、分离与鉴定

一、目的和要求

1. 掌握共水蒸馏提取法操作技术。
2. 掌握挥发油的一般鉴定及挥发油中结晶性成分的分离方法。

二、仪器与试药

1. 仪器

共水蒸馏成套装置，电热套，分液漏斗，天平，漏斗，滤纸，研钵等。

2. 试药

八角，食盐等。

三、实训原理

八角茴香为木兰科植物八角茴香 *Illicium verum* Hook. f. 的干燥成熟果实，习称八角、大茴香。八角在中医临床上有散寒止痛、理气和胃的功效，常用于治疗寒疝腹痛、肾虚腰痛、胃寒呕吐、脘腹冷痛等。

八角茴香主要药效成分为挥发油类，含量4%～9%（mL/g）。《中国药典》规定八角茴香挥发油含量不得少于4.0%（mL/g）。八角挥发油中主要成分是对丙烯基茴香醚，约占挥发油总量的80%～90%（因产地不同差别较大），冷藏时常自油中析出，习称茴香脑。

此外，八角尚含莽草酸及少量甲基胡椒酚、茴香醛、茴香酸等。莽草酸有抗癌作用，也是制取抗流感药物“达菲”的主要原料。

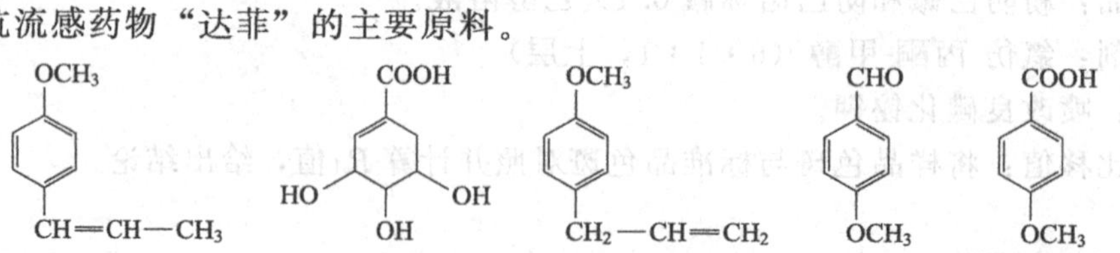

茴香脑　莽草酸　甲基胡椒酚　茴香醛　茴香酸

茴香脑，分子式 $C_{10}H_{12}O$，分子量148.21，白色结晶，熔点21.4℃，沸点235℃，与乙醚、三氯甲烷混溶，溶于苯、乙酸乙酯、丙酮、二硫化碳及石油醚，几乎不溶于水。

本实训是根据挥发油具有挥发性，能随水蒸气一同蒸馏出的性质，采用水蒸气蒸馏法提取八角茴香挥发油。再利用八角茴香挥发油有冷藏析脑的性质，采用冷藏法分离制取茴香脑。

四、实训内容

1. 八角茴香油的提取

取八角茴香 50g，适当捣碎，置烧瓶中，加适量水浸泡湿润，按共水蒸馏法进行蒸馏，保持小火微沸约 5h（烧瓶中水量不足时，自冷凝管上端适时添加），至馏出液由混浊变澄清为止。将馏出液放置，待油水完全分离后小心吸出部分下层水液，用小型分液漏斗分出油层即可（若油水分离不完全，可在馏出液中加适量食盐，用盐析法促使油水分离）。

2. 茴香脑的分离

将上述所得的八角茴香油置冰箱中冷却 1h，即有白色结晶析出，趁冷过滤，用滤纸压干水分。结晶为茴香脑，滤液为析出茴香脑后的八角茴香素油。

3. 八角茴香油的一般鉴定（油斑试验）

用玻璃棒等合适工具取八角茴香油一滴，点于滤纸片上，常温下长时间放置（或微火加热烘烤），观察油斑是否消失。

五、思考题

1. 如何判断蒸馏法提取挥发油的提取终点？
2. 析脑后的八角茴香素油中还含有对丙烯基茴香醚这一成分吗？

（付 伟）

项目九 穿山龙中薯蓣皂素的制备与检识

一、目的和要求

1. 掌握从穿山龙中提取分离皂苷类化合物的原理和酸水解、连续回流等操作技术。
2. 熟悉皂苷及皂苷元的性质和检识方法。

二、仪器与试药

1. 仪器

圆底烧瓶（500mL），冷凝管，铁架台，水浴锅，漏斗，滤纸，乳钵，干燥箱，索氏提取器，硅胶薄层板，展开缸，点滴板，玻璃棒，烧杯，量筒等。

2. 试药

穿山龙饮片，10%硫酸水溶液，碳酸钠，石油醚（60～90℃），95%乙醇，活性炭，0.8%氯化钠水溶液，红细胞悬浮液，醋酐，浓硫酸，三氯乙酸，钼硫酸试剂，氯仿-丙酮（93∶7），薯蓣皂苷元对照品等。

三、实训原理

穿山龙中的主要成分为薯蓣皂苷和薯蓣皂苷元（又称薯蓣皂素）。薯蓣皂苷为白色针晶（甲醇），熔点275～277℃（分解），易溶于吡啶、热甲醇及氯仿-甲醇（3∶1）混合液，微溶于丙酮、戊醇，难溶于石油醚、苯，不溶于水。薯蓣皂苷元为白色结晶性粉末（乙醇），熔点206～208℃，可溶于常用的有机溶剂及乙酸中，不溶于水。

本实训是根据药材中的薯蓣皂苷，经酸加热水解可产生薯蓣皂苷元和糖，因甾体皂苷元不溶于水、可溶于有机溶剂的性质，用石油醚连续回流提取总皂苷元，再用活性炭吸附脱色精制，得到精制薯蓣皂苷元。

四、实训内容

（一）薯蓣皂苷元的提取分离

穿山龙中薯蓣皂苷元的提取分离按如下流程进行操作。

穿山龙饮片50g
↓ 8%酸水200mL，加热回流6h，滤过，常水洗涤
药渣
↓ 置乳钵中加固体Na_2CO_3粉研磨，水洗，抽滤后于80℃干燥，粉碎
干燥滤渣
↓ 置索氏提取器中以石油醚回流提取6h，滤过
石油醚提取液
↓ 回收石油醚至小体积，转入小锥形瓶，静置析晶，滤过
结晶(薯蓣皂苷元粗品)
↓ 95%乙醇重结晶
薯蓣皂苷元精制品

（二）鉴定

1. 化学检识

（1）醋酐-浓硫酸反应　取供试品适量，加冰醋酸0.5mL使溶解，继续加醋酐0.5mL搅匀，再于溶液的边沿滴加1滴浓硫酸，观察并记录现象。

（2）三氯甲烷-浓硫酸反应　取供试品适量，加三氯甲烷1mL使溶解，沿试管壁加等

量的浓硫酸，分别置可见光及紫外灯下，观察并记录现象。

(3) 三氯乙酸反应　取薯蓣皂苷元结晶少许，置于干燥试管中，加等量固体三氯乙酸，于60～70℃恒温水浴中加热数分钟后，观察颜色变化。

2. 色谱检识

薄层板：硅胶G-CMC-Na板。

样品：5%自制薯蓣皂苷元甲醇液。

对照品：5%薯蓣皂苷元标准品甲醇液。

展开剂：石油醚-乙酸乙酯（7∶3）。

显色：喷5%磷钼酸乙醇溶液，105℃加热至斑点显色清晰。

计算比移值：将样品色斑与标准品色斑对照并计算 R_f 值，给出结论。

五、思考题

1. 穿山龙中薯蓣皂苷元的提取分离原理是什么？
2. 索氏提取器的使用注意事项有哪些？

（吕华瑛）

项目十　天然药物化学成分预实验

一、目的和要求

1. 掌握天然药物化学成分预试验的一般程序。
2. 掌握常见天然药物化学成分的鉴别原理及实验技术。
3. 能根据实验结果，判断检品中所含化学成分的类型。

二、仪器与试药

1. 仪器

回流装置，抽滤装置，托盘天平，水浴锅，三用紫外分析仪，烘箱，广泛pH试纸，白色点滴板，锥形瓶，烧杯，量筒，玻璃棒，试管，滤纸等。

2. 试药

药材粗粉，蒸馏水，乙醇，石油醚，浓硫酸，浓盐酸，浓氨水，醋酐，三氯甲烷，10%盐酸溶液，2%盐酸溶液，10%氢氧化钠溶液，5%氢氧化钠溶液，1%氢氧化钠溶液，10% α-萘酚乙醇试剂，费林试剂，0.5%硫酸铜溶液，茚三酮试剂，1%三氯化铁试剂，三氯化铁-铁氰化钾试剂，明胶-氯化钠试剂，0.1%溴酚蓝试剂，2%红细胞试液，乙酸乙酯，镁粉，1%三氯化铝试剂，1%乙酸镁甲醇溶液，三氯乙酸试剂，碘化铋钾试剂，碘化汞钾试剂，碘-碘化钾试剂，硅钨酸试剂，碱性苦味酸试剂，间二硝基苯试剂，呫吨氢醇试剂，7%盐酸羟胺醇溶液，5%碳酸钠试剂，重氮盐试剂，2.5mol/L 氢氧化钾溶液，1%氢氧化钾试剂等。

三、实训原理

利用天然药物中各类化学成分在不同溶剂中溶解度不同，分成数个部分（如水溶性、醇溶性及石油醚溶性等部分），再分别进行各种定性反应，然后根据各化学反应的现象进行分析判断，以了解试样中可能含有哪些类型的化学成分。为了简化程序，本实验采用数种溶剂，分别同时提取，然后检查其可能含有的成分，见下图所示。

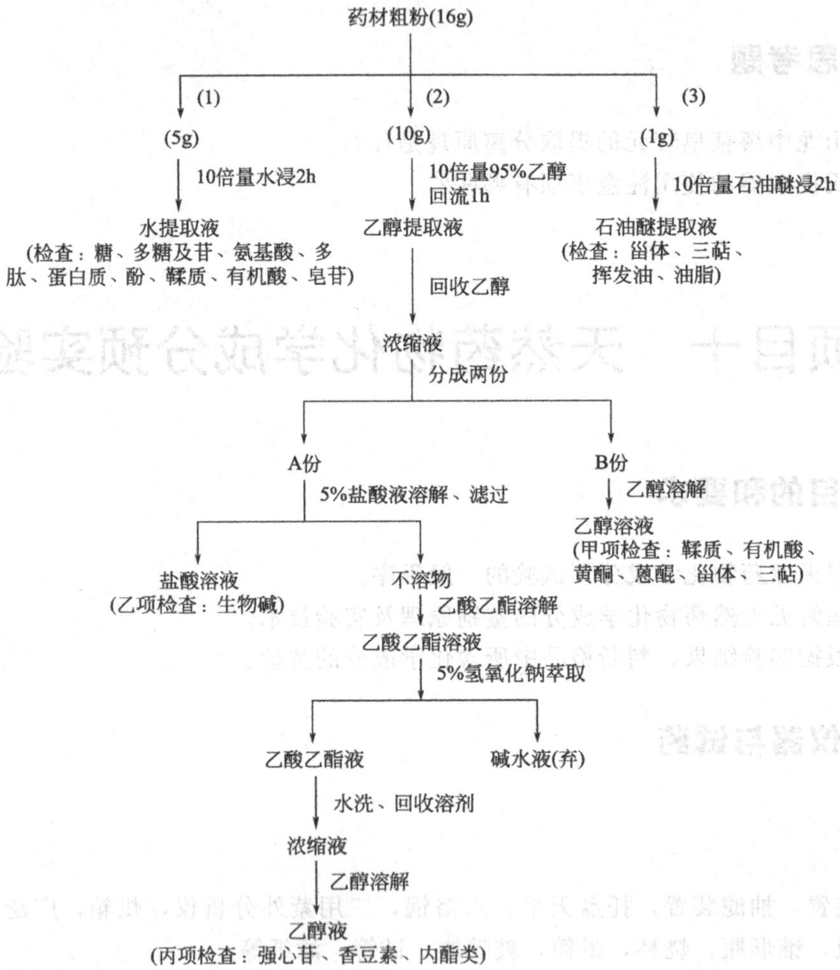

四、实训内容

1. 水溶性成分的检查

取药材粗粉 5g，加 50mL 蒸馏水，于 50～60℃水浴中温浸 2h，不时搅拌，滤过，滤液供检查下列各类成分：

(1) 糖、多糖和苷类

① Molish反应（α-萘酚-浓硫酸反应） 取1mL供试液于洁净的试管中，滴加3～5滴5% α-萘酚乙醇试剂，摇匀，倾斜试管45°，沿试管内壁滴加少量浓硫酸，混合溶液分为两层。如在两液层交界面出现紫红色环，表明可能含有糖、多糖或苷类。

② 费林反应 取1mL供试液于洁净的试管中，加入5滴新配制的费林试剂，置于沸水浴中加热数分钟，如产生砖红色氧化亚铜沉淀，表明可能含有还原糖。

将上述产生沉淀的溶液进行过滤，收集滤液，向滤液中加入1mL 10%盐酸溶液，置沸水浴中加热水解数分钟，放冷后，滴加10%氢氧化钠溶液调pH值至中性，重复上述费林反应，如仍产生砖红色氧化亚铜沉淀，表明可能含有多糖或苷类。

(2) 氨基酸、多肽和蛋白质类

① 茚三酮反应 取1mL供试液于洁净的试管中，滴加0.2%茚三酮试剂5～8滴，摇匀，置沸水浴中加热5～10min，如溶液呈现紫红色或蓝色，表明可能含氨基酸、多肽或蛋白质。

② 双缩脲反应 取1mL供试液于洁净的试管中，滴加10滴1%硫酸铜溶液，再滴加40%氢氧化钠试剂10滴，摇匀，如溶液呈现紫红色或蓝紫色，表明可能含有多肽或蛋白质。

(3) 酚类、鞣质类化合物

① 三氯化铁反应 取1mL供试液于洁净的试管中，加乙酸酸化后，加入数滴1%三氯化铁试剂，如呈现绿、蓝绿、蓝黑或紫色，表明可能含有酚性成分或鞣质。

② 三氯化铁-铁氰化钾反应 取供试液点于滤纸片上，干燥后，喷洒三氯化铁-铁氰化钾试剂，如立即呈现蓝色，表明可能含有鞣质。喷试剂后应立即观察，若放置一段时间，背景也能逐渐呈蓝色。如欲使纸上的斑点保存下来，在纸片仍湿润时，用稀盐酸洗涤，再用水洗至中性，置室温干燥即可。

③ 明胶试剂 取1mL供试液于洁净的试管中，加入0.5mL明胶试剂，如产生白色混浊或沉淀，表明可能含有鞣质。

(4) 有机酸类

① pH试纸反应 取供试液，以广泛pH试纸测试，如呈酸性，表明可能含有有机酸或酚类成分。

② 溴酚蓝反应 取供试液点于滤纸片上，喷洒0.1%溴酚蓝试液，如在蓝色背景上产生黄色斑点，表明可能含有有机酸。如显色不明显，可再喷雾氨水，然后暴露于盐酸蒸气中，背景逐渐由蓝色变成黄色，而有机酸的斑点仍为蓝色。

(5) 皂苷类

① 泡沫反应 取2mL供试液于洁净的试管中，剧烈振摇2min，如产生大量持久性泡沫，再把溶液加热至沸或加入乙醇，再振摇，如仍能产生多量持久性泡沫，表明可能含有皂苷。

② 溶血反应 取供试液点于滤纸片上，干燥后，加1滴2%红细胞试液，数分钟后，如在红色背景中出现白色或淡黄色斑点，表明可能含有皂苷。本实验也可在试管中进行。

2. 醇溶性成分的检查

取药材粗粉10g，加95%乙醇100mL，沸水浴中回流提取1h，滤过。滤液回收乙醇至无醇味，分 A、B 两份，B 份取 1/2 量浓缩液，加 10mL 乙醇溶解，供甲项检查。A 份剩余的浓缩液加 5%盐酸 10mL，充分搅拌，滤过，滤液部分供乙项检查。酸水不溶部分，加 10mL 乙酸乙酯溶解，乙酸乙酯液用 5%氢氧化钠溶液振摇洗涤 2 次（每次 2～3mL），弃去碱水层。乙酸乙酯层再用蒸馏水洗 1～2 次，至水洗液呈中性，弃去水洗液，置于水浴上蒸发除去乙酸乙酯，残留物用 15mL 乙醇溶解，供丙项检查。

- 甲项检查：

（1）鞣质类　同水溶性成分检查。

（2）有机酸类　同水溶性成分检查。

（3）黄酮类

① 盐酸-镁粉反应　取 1mL 供试液于洁净的试管中，加镁粉适量，摇匀，加 2～5 滴浓盐酸，即产生剧烈反应，如溶液呈红色或紫红色，表明可能含有黄酮类。

② 三氯化铝反应　取供试液点于滤纸上，晾干，喷雾三氯化铝试剂，干燥后，斑点呈鲜黄色，如在紫外灯下观察，斑点有明显的黄绿色荧光，表明可能含有黄酮类。

③ 氨熏反应　取供试液滴于滤纸片上或硅胶色谱板上，置氨气中熏片刻，斑点呈亮黄色，在紫外灯下观察，斑点呈黄色荧光，表明可能含有黄酮类。

（4）蒽醌类化合物

① 碱液反应　取 1mL 供试液于洁净的试管中，加 10%氢氧化钠溶液呈红色，如加酸使成酸性，则红色褪去，表明可能含有蒽醌类。

②乙酸镁反应：取 1mL 供试液于洁净的试管中，加数滴 1%乙酸镁甲醇溶液，如溶液呈橙红色、紫色等颜色，表明可能含有蒽醌类。

（5）甾体和三萜类

① 醋酐-浓硫酸反应：取 1mL 供试液，置于洁净的蒸发皿中水浴蒸干，加 1mL 冰醋酸使残渣溶解，再加 1mL 醋酐，最后加 1 滴浓硫酸，如溶液颜色由黄→红→紫→蓝→墨绿，表明可能含有甾体类成分。如溶液最终呈现红或紫色，表明含有三萜类成分。

② 三氯乙酸反应　取供试液滴于滤纸片上，滴三氯乙酸试剂，加热至 60℃，产生红色，渐变为紫色，表明含甾体类成分。加热至 100℃才显红色、红紫色，表明含有三萜类成分。

③ 氯仿-浓硫酸反应　取 1mL 供试液，置于洁净的蒸发皿中水浴蒸干，加 1mL 氯仿使残渣溶解，将氯仿液转入试管中，加 1mL 浓硫酸使其分层，如氯仿层显红色或青色，硫酸层有绿色荧光，表明可能含有甾体或三萜。

- 乙项检查：生物碱类

① 碘化铋钾反应　取 1mL 供试液于洁净的试管中，加 1～2 滴碘化铋钾试剂，如立即有棕黄色至棕红色沉淀产生，表明可能含有生物碱。

② 碘化汞钾反应　取 1mL 供试液于洁净的试管中，加 2～3 滴碘化汞钾试剂，如产生白色或类白色沉淀，表明可能含有生物碱。

③ 碘-碘化钾反应　取 1mL 供试液于洁净的试管中，加 2～3 滴碘-碘化钾试剂，如产生褐色或暗褐色沉淀，表明可能含有生物碱。

④ 硅钨酸反应　取 1mL 供试液于洁净的试管中，加 1～2 滴硅钨酸试剂，如产生黄色沉淀或结晶，表明可能含有生物碱。

- 丙项检查：

（1）强心苷类

① 碱性苦味酸反应　取1mL供试液于洁净的试管中，加数滴碱性苦味酸试剂，如溶液即刻或15min内显红色或橙红色，表明可能含有强心苷类。

② 间二硝基苯反应　取1mL供试液于洁净的试管中，加数滴间二硝基苯试剂，摇匀后再加数滴20%氢氧化钠，如产生紫红色，表明可能含有强心苷类。

③ 冰醋酸-三氯化铁反应　取1mL供试液于洁净的蒸发皿中，水浴上蒸干，残留物加0.5mL冰醋酸-三氯化铁试剂溶解后，置于试管内，沿管壁加入1mL浓硫酸，使分成两层，如上层为蓝绿色，界面处为紫色或红色环，表明可能含有2,6-二去氧糖的强心苷类。

④ 呫吨氢醇反应　取1mL供试液于洁净的蒸发皿中，水浴上蒸干，加呫吨氢醇试剂，置水浴上加热2min，如溶液显红色，表明可能含有2,6-二去氧糖的强心苷类。

本实验也可取强心苷固体试样少许，加入1mL呫吨氢醇试剂振摇，置水浴上加热3min，如呈现红色，表明可能含有2,6-二去氧糖。

(2) 香豆素、内酯类

① 异羟肟酸铁反应　取1mL供试液于洁净的试管中，加7%盐酸羟胺醇溶液及10%氢氧化钠溶液各2～3滴，置沸水浴上加热数分钟至反应完全，放冷，加1%盐酸调pH 3～4，再加1～2滴1%三氯化铁试剂，如溶液为红色或紫色，表明可能含有香豆素或内酯类。

② 开环-闭环反应　取1mL供试液于洁净的试管中，加2～3滴1%氢氧化钠溶液，于沸水浴上加热3～4min，得澄清溶液，再加3～5滴2%盐酸使溶液酸化，如溶液变为混浊，表明可能含有内酯类化合物。

③ 重氮化偶合反应　取1mL供试液于洁净的试管中，加数滴5%碳酸钠试剂，于沸水浴上加热数分钟，冷后，加数滴新配制的重氮盐试剂，如呈红色或紫色，表明可能含有香豆素类化合物。

④ 间硝基苯反应　取供试液点于滤纸片上，喷洒2%间硝基苯试剂，待乙醇挥发后，再喷洒2.5mol/L氢氧化钾溶液，置70～100℃的恒温箱中加热，如呈紫红色，表明可能含有内酯类化合物。本试验也可在试管中进行。

⑤ 荧光反应　取供试液，点于滤纸片上或硅胶色谱板上，干燥后置紫外灯下观察，如呈现蓝-绿色荧光，再喷洒1%氢氧化钾试剂，荧光加强，表明可能含有香豆素类化合物。

3. 石油醚溶性成分的检查

取药材粗粉1g，加石油醚（60～90℃）10mL，室温下浸渍提取2h，滤过，滤液做下列成分检查。

(1) 甾体、三萜类　同醇溶性成分甲项检查。

(2) 挥发油、油脂类

① 油斑试验　取供试液点于滤纸片上，室温下挥去溶剂后，滤纸片上如留有油斑，表明可能含有油脂或挥发油，若稍经加热，油斑消失或减少，表明可能含有挥发油，如油斑无变化，表明可能含有油脂。

② 磷钼酸试液　将石油醚提取液滴于滤纸片上，形成斑点，再将25%磷钼酸乙醇液滴在该斑点上，于110℃烘2min，如该斑点呈蓝色，表明可能含有挥发油或油脂。

③ 香草醛-浓硫酸反应　取供试液点于硅胶色谱板上，挥去石油醚，喷洒香草醛-浓硫

酸试剂，如产生红、蓝、紫等颜色，表明可能含有挥发油、萜类和甾醇。

4. 实验说明及注意事项

（1）本实验所用的供试品，可根据具体情况灵活选择，但应包括试验材料项中所列出的成分，提倡尽可能使用有代表性的化学对照品。

（2）预试验反应完成后，首先对反应结果明显的成分进行分析判断，做出初步结论。而对某些反应结果不十分明显的，应进一步浓缩处理供试液，再进行检查或另选一些试剂进行检查，有时可配合色谱法检查。

（3）判断分析各反应结果时，应综合考虑，例如异羟肟酸铁反应为阳性的有酯、内酯、香豆素类等化合物，要配合香豆素的特有反应，将香豆素与其他酯类化合物进行区别。

（4）预试验结果一般只能提供试样中可能含有哪些类型的化学成分，然后设计提取分离的工艺方法，通过对提取分离得到的成分进一步检查，才能确定该药材中含有哪些成分。

五、思考题

1. 中药化学成分预试验有何实际意义？在判断预试验结果时应注意哪些问题？
2. 怎样才能提高预试验的准确性和灵敏度？在具体操作中应注意哪些问题？

（龙红萍）

模块三

生产性实训

项目十一　六味地黄浓缩丸原料药的生产

一、实训目的

1. 能依据药物性质，综合选用提取、分离、干燥方法，进行生产加工。
2. 以工作任务为导向，强化制药生产情景培养，提高学生原料生产技能。
3. 培养学生的企业意识，增强岗位责任感。

二、实训仪器与试药

1. 仪器

模拟提取生产线（多功能提取罐、浓缩罐、油浴、蒸汽发生器、冷却器、离心泵、油水分离器、萃取罐、储罐），喷雾干燥器，硅胶 G 薄层板，紫外灯，密度计，量筒，烧杯等。

2. 试药

莫诺苷、马钱苷、丹皮酚，甲醇、硫酸、乙醇、4-氯甲烷、丙酮、环己烷、乙酸乙酯、三氯化铁、盐酸等。

三、提取原理与工艺

六味地黄丸（浓缩丸）具有滋阴补肾的功能，用于肾阴亏损、头晕耳鸣、腰膝酸软、骨蒸潮热、盗汗遗精、消渴。

【处方】 熟地黄 120g，酒萸肉 60g，牡丹皮 45g，山药 60g，茯苓 45g，泽泻 45g

【制法】 以上六味，牡丹皮用水蒸气蒸馏法提取挥发性成分；药渣与酒萸肉、熟地黄、茯苓、泽泻加水煎煮两次，每次 2h，煎液滤过，滤液合并，浓缩成稠膏；山药与剩余酒萸肉粉碎成细粉，过筛，混匀，与上述稠膏和牡丹皮挥发性成分混匀，制丸，干燥，打光，即得。

1. 工艺

（1）丹皮酚提取

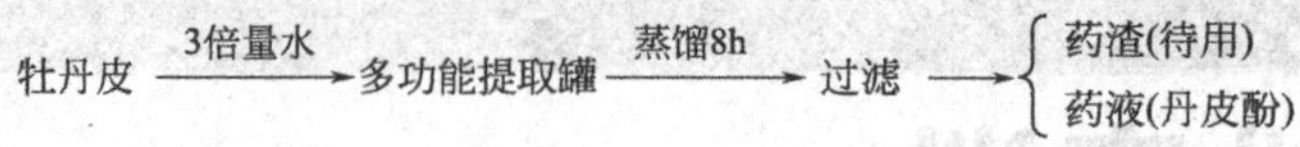

（2）其他成分提取

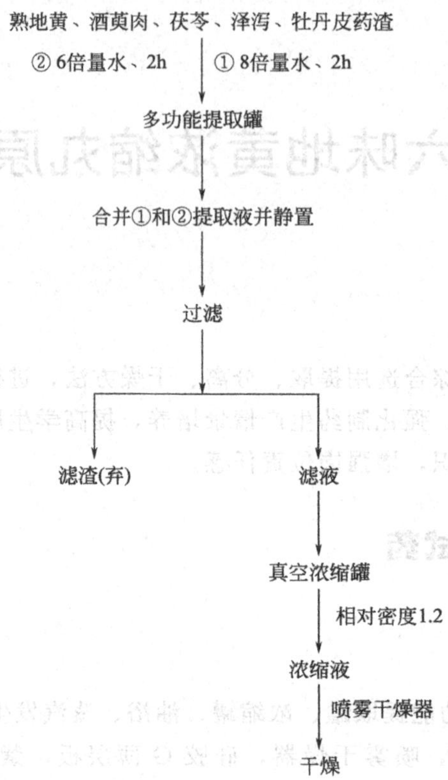

2. 工艺说明

牡丹皮中含有丹皮酚具有挥发性，糖苷易溶于水；酒萸肉中含莫诺苷、马钱苷；山药富含淀粉，煎煮时易成糊状造成浓缩困难，可直接入药；熟地、泽泻、茯苓中含有糖苷类、脂肪醇类、有机酸类、萜类，这些成分可溶于水，因此提取分两部分，一部分提取挥发油，一部分用水作溶剂提取有效成分。为了能全面提取有效成分，将提取挥发油后的渣子与其他药合并提取。

四、操作步骤

1. 挥发性成分提取

取处方全量的牡丹皮饮片，均匀装入多功能提取罐，按多功能提取罐操作规程进行规范操作。为了能完全提取丹皮酚，蒸馏 8h 即可提尽。从出油管排出丹皮酚，密封保存。从卸料口排出药渣，可与其他药物合并提取将糖苷再提取出来。

2. 煎煮

取处方量的熟地黄、茯苓、泽泻饮片，部分酒萸肉饮片和全量的牡丹皮药渣，均匀装入多功能提取罐，按多功能提取罐操作规程连续进行两次提取。第一次加入8倍量水，煎煮2h，药液打入储液罐；第二次可加入药物6倍量水，煎煮2h，合并两次提取液。从卸料口排出药渣。

3. 沉降、过滤

储罐内药液经自然沉降后，打入板框压滤机内，过滤，除去药渣和泥沙。

4. 浓缩

过滤后的药液打入浓缩罐，真空浓缩，每半小时从取样口检测浓缩液的密度，使达到1.1～1.2时，结束浓缩。

5. 干燥

喷雾干燥：按喷雾干燥机操作规程进行干燥，出风温度达到80～90℃时，打开喷料泵。观察雾化情况以及出风温度，若出风温度高于90℃，则可以调节泵转速，调节最佳物料流速。产品呈棕褐色粉末。

停车操作：一批物料干燥完成后，打开热水开关加入热水，清洗雾化器、雾化盘、料管、泵等。停蒸汽，关供料泵，关电加热器，关雾化器，关闭干燥排风机，关送风机，关闭电源。

干洗：用刷子、扫帚、吸尘器清扫。湿洗：用60～80℃的热水进行清洗。

酸洗：将硝酸（HNO_3）配成1%～2%浓度的溶液，加热温度不超过95℃进行洗涤，然后用水清洗。

碱洗：氢氧化钠（NaOH）配成0.5%～1%浓度的溶液，加热到60～80℃进行洗涤，然后用水清洗。

湿洗和化学洗涤后，应将设备和各部件安装好，进行高温消毒，时间15～30min。清洗时，不能用氯及其化合物洗涤。空气过滤器的清洗，应按周围环境条件，即空气中含尘量的高低而定，一般含量高的3～6星期清洗一次，含尘量低的6～8星期清洗一次。

注意事项：

① 以上操作程序因设备差异而有不同。

② 熟地黄、茯苓、泽泻饮片，部分酒萸肉饮片，和全量的牡丹皮药渣混合煎煮两次也可变化为80℃温浸两次，工艺可有差异。

五、成分鉴定

1. 莫诺苷、马钱苷检测

酒萸肉中含莫诺苷、马钱苷，取莫诺苷、马钱苷对照品，加甲醇制成混合溶液，作为对照品溶液，再取含酒萸肉提取产品少量制成甲醇溶液。分别在硅胶G薄层板上点样，用三氯甲烷-甲醇（3：1）为展开剂，展开，晾干，喷以10%硫酸乙醇溶液，在105℃加热至斑点显色清晰，在紫外光（365nm 处）下检视。供试品色谱中，在与对照品色谱相应的位置上，显相同颜色的荧光斑点。

2. 丹皮酚检测

取丹皮酚对照品，加丙酮制成每 1mL 含 1mg 的溶液，作对照品溶液；取丹皮酚油数滴，加丙酮制成样品溶液，在硅胶 G 薄层板上分别点样，用环己烷——乙酸乙酯（3∶1）为展开剂，展开，晾干，喷以酸性 5%三氯化铁乙醇溶液，在 105℃加热至斑点显色清晰，在相应的位置上，显相同颜色。

六、思考题

（1）为什么不将牡丹皮直接和其他药物煎煮，请分析原因。

（2）在煎煮第二次时加水量为什么比第一次少？在生产中能否煎煮三次，请分析说明原因。

（3）为什么要过滤？还可用什么方法过滤？

附：生产记录

1. 提取车间生产指令单

编码：

产品名称：	规格：	批量：	批号	
生产期限： 年 月 日— 年 月 日		接收人		
批准人：	批准日期：	执行日期：		
领料单				
物料名称	代码	理论用量	实际用量	备注
备注				

2. 称量岗位生产记录

<table>
<tr><td>产品名称</td><td></td><td>产品批号</td><td></td><td>规格</td><td></td><td>生产日期</td><td colspan="2"></td></tr>
<tr><td colspan="9">生产前检查</td></tr>
<tr><td colspan="3">执行标准文件是否一致</td><td colspan="2">物料是否一致</td><td colspan="4">现 场</td></tr>
<tr><td colspan="2">设备、岗位 SOP 文件</td><td>是□否□</td><td>品 种</td><td>是□ 否□</td><td colspan="2">清洁、清场合格标志</td><td colspan="2">是□否□</td></tr>
<tr><td colspan="2">清洁、清场 SOP 文件</td><td>是□否□</td><td>数量</td><td>是□ 否□</td><td colspan="2">设备、容器具清洁完好</td><td colspan="2">是□否□</td></tr>
<tr><td colspan="2">各种记录表格</td><td>是□否□</td><td>合格证</td><td>是□ 否□</td><td colspan="2">计量器具符合要求</td><td colspan="2">是□否□</td></tr>
<tr><td>温度</td><td colspan="2">℃</td><td>湿度</td><td colspan="2">%</td><td>压差</td><td colspan="2">Pa</td></tr>
<tr><td>检查人</td><td colspan="2"></td><td>复核人</td><td colspan="2"></td><td>QA 监督员</td><td colspan="2"></td></tr>
<tr><td>指令</td><td colspan="8">执行称量岗位操作规程、使用台秤</td></tr>
<tr><td>称料名称</td><td>代号</td><td>规格</td><td>检验报告单号</td><td>批号</td><td>领料量</td><td>实际投料量</td><td>剩余量</td><td>备注</td></tr>
<tr><td></td><td></td><td></td><td></td><td></td><td></td><td></td><td></td><td></td></tr>
<tr><td></td><td></td><td></td><td></td><td></td><td></td><td></td><td></td><td></td></tr>
<tr><td></td><td></td><td></td><td></td><td></td><td></td><td></td><td></td><td></td></tr>
<tr><td></td><td></td><td></td><td></td><td></td><td></td><td></td><td></td><td></td></tr>
<tr><td></td><td></td><td></td><td></td><td></td><td></td><td></td><td></td><td></td></tr>
<tr><td></td><td></td><td></td><td></td><td></td><td></td><td></td><td></td><td></td></tr>
<tr><td></td><td></td><td></td><td></td><td></td><td></td><td></td><td></td><td></td></tr>
<tr><td colspan="2">称量人</td><td colspan="3"></td><td colspan="2">复核人</td><td colspan="2"></td></tr>
<tr><td>备注</td><td colspan="8"></td></tr>
<tr><td>岗位负责人</td><td></td><td>QA 监督员</td><td></td><td>车间主任</td><td></td><td>日期</td><td colspan="2"></td></tr>
</table>

说明：检查是否符合标准，在□里以“√”、“×”表示。

3. 清场记录（称量）

生产岗位：　　产品名称：　　批号：　　编码：

清场项目	检查情况		清场者	清场日期
	已清	未清		
清除本批剩余物料及废物				
无本批产品的遗物				
取下本批生产标示牌				
生产设备				
工具容器、管道				
地面、门窗、顶灯等				
工作台面整洁				
衡器清洁、无粉尘异物				
其他				

备注			
岗位负责人		QA 监督员	

说明：凡符合清场要求，检查情况用“√”，不符合清场要求，生产清场，直至合格。

4. 提取岗位批生产记录（1）煎煮

<table>
<tr><td>产品名称</td><td></td><td>产品批号</td><td></td><td>规格</td><td></td><td>生产日期</td><td></td></tr>
<tr><td colspan="8">生产前检查</td></tr>
<tr><td colspan="3">执行标准文件是否一致</td><td colspan="2">物料是否一致</td><td colspan="3">现 场</td></tr>
<tr><td colspan="2">设备、岗位 SOP 文件</td><td>是□否□</td><td>品 种</td><td>是□否□</td><td colspan="2">清洁、清场合格证标志</td><td>是□否□</td></tr>
<tr><td colspan="2">清洁、清场 SOP 文件</td><td>是□否□</td><td>数量</td><td>是□ 否□</td><td colspan="2">设备、容器具清洁完好</td><td>是□否□</td></tr>
<tr><td colspan="2">各种记录表格</td><td>是□否□</td><td>合格证</td><td>是□ 否□</td><td colspan="2">计量器具符合要求</td><td>是□否□</td></tr>
<tr><td colspan="2">其他文件</td><td colspan="2"></td><td colspan="2">其他</td><td colspan="2"></td></tr>
<tr><td>检查人</td><td></td><td>复查人</td><td></td><td>QA 监督员</td><td colspan="3"></td></tr>
<tr><td>指 令</td><td colspan="7">执行煎煮岗位操作规程进行煎煮，过滤后合并滤液</td></tr>
<tr><td>工艺参数</td><td colspan="7">①总投料量：____kg，牡丹皮收集挥发油；药渣与熟地黄、泽泻、茯苓、酒萸肉合并煎煮；
②加水量：第一次加水量为 8 倍量，第二次 6 倍量；
③煎煮次数及时间：药渣与熟地黄等四味药材煎煮两次，第一次 2 h，第二次 2 h</td></tr>
<tr><td rowspan="2">煎煮</td><td colspan="5" rowspan="2">①投料量________kg 提取罐号：________
加水________L 开始沸腾：____时____分 温度____℃
放药：____时____分，收集挥发油____mL，放液：____L
贮罐号：____
②投料量________kg 提取罐号：________
第一次：加水____L 开始沸腾：____时____分 温度____℃
放药：____时____分，放液：____L，贮罐号：____
第二次：加水____L 开始沸腾：____时____分 温度____℃
放药：____时____分，放液：____L，贮罐号：____
③合并三次滤液共________L</td><td>操作人</td><td>复核人</td></tr>
<tr><td></td><td></td></tr>
<tr><td>过滤</td><td colspan="7">滤过目数：　　　目</td></tr>
<tr><td>备注</td><td colspan="7"></td></tr>
<tr><td>岗位负责人</td><td></td><td>QA 监督员</td><td></td><td>车间主任</td><td></td><td>日期</td><td></td></tr>
</table>

说明：检查是否符合标准，在□里以“√”、“×”表示。

5. 提取岗位批生产记录（2）煎煮

<table>
<tr><td>产品名称</td><td></td><td>产品批号</td><td></td><td>规格</td><td></td><td>生产日期</td><td></td></tr>
<tr><td colspan="8">生产前检查</td></tr>
<tr><td colspan="3">执行标准文件是否一致</td><td colspan="2">物料是否一致</td><td colspan="3">现 场</td></tr>
<tr><td colspan="2">设备、岗位 SOP 文件</td><td>是□否□</td><td>品 种</td><td>是□ 否□</td><td colspan="2">清洁、清场合格证标志</td><td>是□否□</td></tr>
<tr><td colspan="2">清洁、清场 SOP 文件</td><td>是□否□</td><td>数量</td><td>是□ 否□</td><td colspan="2">设备、容器具清洁完好</td><td>是□否□</td></tr>
<tr><td colspan="2">各种记录表格</td><td>是□否□</td><td>合格证</td><td>是□ 否□</td><td colspan="2">计量器具符合要求</td><td>是□否□</td></tr>
<tr><td colspan="2">其他文件</td><td colspan="2"></td><td colspan="2">其他</td><td colspan="2"></td></tr>
<tr><td>检查人</td><td></td><td>复查人</td><td></td><td>QA 监督员</td><td></td><td colspan="2"></td></tr>
<tr><td>指 令</td><td colspan="7">执行煎煮岗位操作规程进行煎煮，过滤后合并滤液</td></tr>
<tr><td>工艺参数</td><td colspan="7">①总投料量：____kg，牡丹皮收集挥发油；药渣与熟地黄、泽泻、茯苓、酒萸肉合并煎煮；
②加水量：第一次加水量为 8 倍量，第二次 6 倍量；
③煎煮次数及时间：药渣与熟地黄等四味药材煎煮两次，第一次__2__h，第二次__2__h</td></tr>
<tr><td rowspan="2">煎煮</td><td colspan="5" rowspan="2">①投料量__________ kg 提取罐号：__________
加水__________ L 开始沸腾：____时____分 温度____℃
放药：____时____分，收集挥发油____mL，放液：____L
贮罐号：____
②投料量__________ kg 提取罐号：__________
第一次：加水____ L 开始沸腾：____时____分 温度____℃
放药：____时____分，放液：____ L，贮罐号：____
第二次：加水____ L 开始沸腾：____时____分 温度____℃
放药：____时____分，放液：____ L，贮罐号：____
③合并三次滤液共________ L</td><td>操作人</td><td>复核人</td></tr>
<tr><td></td><td></td></tr>
<tr><td>过滤</td><td colspan="7">滤过目数：　　　目</td></tr>
<tr><td>备注</td><td colspan="7"></td></tr>
<tr><td>岗位负责人</td><td></td><td>QA 监督员</td><td></td><td>车间主任</td><td></td><td>日期</td><td></td></tr>
</table>

说明：检查是否符合标准，在□里以“√”、“×”表示。

6. 清场记录（提取）

生产岗位： 产品名称： 批号： 编码：

清场项目	检查情况		清场者	清场日期
	已清	未清		
清除本批剩余物料及废物				
无本批产品的遗物				
取下本批生产标示牌				
生产设备				
工具容器、管道				
地面、门窗、顶灯等				
工作台面整洁				
衡器清洁、无粉尘异物				
其他				
备注				
岗位负责人		QA 监督员		

说明：凡符合清场要求，检查情况用“√”，不符合清场要求，生产清场，直至合格。

7. 岗位批生产记录（2）浓缩

<table>
<tr><td>产品名称</td><td></td><td>产品批号</td><td></td><td>规格</td><td></td><td>生产日期</td><td></td></tr>
<tr><td colspan="8">生产前检查</td></tr>
<tr><td colspan="3">执行标准文件是否一致</td><td colspan="2">物料是否一致</td><td colspan="3">现　场</td></tr>
<tr><td colspan="2">设备、岗位 SOP 文件</td><td>是□否□</td><td>品　种</td><td>是□ 否□</td><td colspan="2">清洁、清场合格证标志</td><td>是□否□</td></tr>
<tr><td colspan="2">清洁、清场 SOP 文件</td><td>是□否□</td><td>数量</td><td>是□ 否□</td><td colspan="2">设备、容器具清洁完好</td><td>是□否□</td></tr>
<tr><td colspan="2">各种记录表格</td><td>是□否□</td><td>合格证</td><td>是□ 否□</td><td colspan="2">计量器具符合要求</td><td>是□否□</td></tr>
<tr><td colspan="2">其他文件</td><td colspan="2"></td><td colspan="2">其他</td><td colspan="2"></td></tr>
<tr><td>检查人</td><td colspan="2"></td><td>复查人</td><td></td><td>QA 监督员</td><td colspan="2"></td></tr>
<tr><td>指　令</td><td colspan="7">执行浓缩岗位操作规程，使用双效外循环蒸发器进行浓缩</td></tr>
<tr><td>工艺参数</td><td colspan="7">浓缩温度：一效　80～90℃，二效　60～75℃
浓缩负压：一效　－0.04～－0.02MPa，二效　－0.08～－0.06MPa
浓缩物料：　　　　　数量：约　　L
浓缩后相对密度：1.2±0.05(50℃)</td></tr>
<tr><td rowspan="2">煎煮</td><td colspan="5" rowspan="2">①来料名称：__________　数量：__________
②开始浓缩时间：______时______分
温度：一效　______℃，二效　______℃
负压：一效　______MPa，二效　______MPa
蒸汽压力：______MPa；
浓缩物料：__________浓缩后体积：__________
③浓缩结束时间：______时______分；浓缩后体积：______</td><td>操作人</td><td>复核人</td></tr>
<tr><td></td><td></td></tr>
<tr><td>备注</td><td colspan="7"></td></tr>
<tr><td>岗位负责人</td><td></td><td>QA 监督员</td><td></td><td>车间主任</td><td></td><td>日期</td><td></td></tr>
</table>

说明：检查是否符合标准，在□里以“√”、“×”表示。

8. 清场记录（浓缩）

生产岗位： 产品名称： 批号： 编码：

清场项目	检查情况		清场者	清场日期
	已清	未清		
清除本批剩余物料及废物				
无本批产品的遗物				
取下本批生产标示牌				
生产设备				
工具容器、管道				
地面、门窗、顶灯等				
工作台面整洁				
衡器清洁、无粉尘异物				
其他				

备注			
岗位负责人		QA监督员	

说明：凡符合清场要求，检查情况用“√”，不符合清场要求，生产清场，直至合格。

（王云云）

附目标检测参考答案

绪　论

单项选择题　1. E　2. C　3. B　4. B　5. D

第一章

单项选择题　1. E　2. B　3. A　4. D　5. A　6. B　7. D　8. C　9. D　10. D　11. B　12. C　13. B　14. E　15. A　16. A　17. B　18. E　19. B　20. B

多项选择题　1. ABC　2. ACE　3. ACDE　4. ABCE　5. ABCDE　6. ACDE　7. ACD　8. BC

第二章

单项选择题　1. A　2. B　3. E　4. B　5. B

多项选择题　1. ABCD　2. ABDE　3. ABCDE　4. ABE　5. ABE

第三章

单项选择题　1. B　2. A　3. A　4. A　5. D　6. E　7. E　8. C　9. D　10. C　11. D　12. B　13. D　14. B

多项选择题　1. AC　2. ABD　3. ABD　4. ABCDE　5. ABCD

第四章

单项选择题 1. A 2. D 3. B 4. C 5. E 6. A 7. D 8. A 9. B 10. A

多项选择题 1. ABCE 2. ADE 3. ABE 4. ABE 5. ABE 6. ABCD 7. ABD 8. ABCDE

第五章

单项选择题 1. E 2. B 3. E 4. D 5. B

多项选择题 1. AE 2. ADE 3. CDE 4. ACDE 5. AC 6. BE

第六章

单项选择题 1. D 2. D 3. A 4. A 5. A 6. E 7. C 8. D 9. E 10. D 11. B 12. C 13. D 14. C 15. B

多项选择题 1. AB 2. ADE 3. CE 4. BC

第七章

单项选择题 1. E 2. B 3. A 4. A 5. B

多项选择题 1. CD 2. ABCDE 3. CDE 4. CDE 5. ACD

第八章

单项选择题 1. D 2. A 3. C 4. A 5. E 6. B

多项选择题 1. ABCE 2. BE 3. BCDE 4. ABE 5. ACE 6. ABDE 7. ABD 8. AD 9. ABC 10. ABCE

第九章

单项选择题 1. C 2. B 3. E 4. C 5. A 6. A 7. C 8. C 9. A 10. E

多项选择题 1. ABCDE 2. ABCDE 3. ABCDE 4. AC 5. ABC 6. BD 7. ABC 8. ACDE 9. ABCE 10. ABC

第十章

单项选择题 1. C 2. C 3. E 4. E 5. C 6. C 7. E

多项选择题 1. AB 2. ABCDE 3. AB 4. CDE 5. ACDE 6. ABCDE 7. BCDE 8. ACDE

第十一章

单项选择题 1. B 2. D 3. C 4. E 5. C 6. D

多项选择题 1. ABCDE 2. CE 3. BCD 4. BC 5. BCDE

参 考 文 献

[1] 李成靓．天然药物化学．北京：化学工业出版社，2013.

[2] 董小萍，罗永明. 天然药物化学. 北京：中国医药科技出版社，2015.

[3] 罗永明. 中药化学成分提取分离技术与方法. 上海：上海科学技术出版社，2016.

[4] 阮冲等. 天然产物有效成分提取分离制备方法研究进展 [J]. 化学试剂，2014，36 (3)：193-200，258.

[5] 聂莹等. 植物源天然产物提取方法研究进展 [J]. 超星期刊，2015，24：220-222，224.

[6] 吴剑锋. 天然药物化学. 北京：人民卫生出版社，2016.

[7] 吴立军. 天然药物化学实验指导. 北京：人民卫生出版社，2011.

[8] 沈志滨. 天然药物化学. 北京：中国医药科技出版社，2012.

[9] 杨月. 天然药物化学实验. 北京：中国医药科技出版社，2013.

[10] 国家药典委员会. 中华人民共和国药典. 北京：中国医药出版社，2015.

[11] 邱峰．天然药物化学．北京：清华大学出版社，2013.

[12] 吴立军．天然药物化学．北京：人民卫生出版社，2016.

[13] 李端，陈斌．中药化学技术．北京：人民卫生出版社，2014.

[14] 姚新生. 天然药物化学. 北京：人民卫生出版社，2002.

[15] 李端．天然药物化学．北京：中国医药科技出版社，2013.

[16] 吴剑峰. 天然药物化学. 北京：高等教育出版社，2006.

[17] 杨宏建. 天然药物化学. 郑州：郑州大学出版社，2004.

[18] 匡海学. 中药化学. 北京：中国中医药出版社，2005.

[19] 李端. 中药化学. 北京：人民卫生出版社，2005.